艺术与心灵丛书

戏剧的时刻就是解放的时刻

ACTING FOR REAL
Drama Therapy Process, Technique, and Performance

Renée Emunah

演出真实的生命
戏剧治疗的过程、技术及展演

【美】蕾妮·伊姆娜 著

徐 琳 别士敏 译

陈 燕 审校

U0363571

北京师范大学出版集团
BEIJING NORMAL UNIVERSITY PUBLISHING GROUP
北京师范大学出版社

译者序

戏剧的时刻就是解放的时刻
——化茧成蝶的生命剧场

起源

化茧成蝶。

没有这个"化",蝴蝶还在茧里挣扎。

读研究生时跑去旧金山的加州整合学院 (California Institute of Integral Studies, CIIS),是因为向往 CIIS 的整合心理咨询专业,其对于"自我转化"能力的关注非常符合我对"完整人格"的理解。而我到了学校才知道,同一个系里还有一个戏剧治疗专业,是北美培养专业戏剧治疗师的两大学术基地之一。与另一所戏剧治疗基地纽约大学不同(其戏剧治疗专业属于音乐和表演系),CIIS 的戏剧治疗专业从属于心理学院,其理论基础是精神分析、行为主义和人本主义的整合架构,与整合心理咨询、身体导向心理学等同属一个学科。

自一百多年前弗洛伊德在古希腊悲剧《俄狄浦斯王》和莎翁的《哈姆雷特》中发现人类命运推手"俄狄浦斯情结"之后,戏剧艺术与个体心理、社会生活的关系便引起了学界大量的研究和实践。戏剧治疗还是一门年轻的学科,20 世纪 70 年代,戏剧治疗才在英国发展为一门独立的学科;美国对此学科的探索也不乏先驱者,如心理剧的创始人莫雷诺,将戏剧和心理学进行整合,正如舍恩(Schon)所说,是在行动中反映。历经各种探索和尝试,美国于 1979 年才正式成立美国国家戏剧治疗协会。

自加州整合学院成立的 20 世纪 60 年代末到戏剧治疗兴起的 70 年代，美国社会也正经历转型。出于对源自旧金山的嬉皮运动及意识革新运动的反思，人本主义创始人马斯洛在旧金山南部的伊莎岚学院开始探索个体成长发展的更高层级。马斯洛认为，在自我实现层级的人是有创造力的人，而这些人的更高层成长需求是自我转化与升华（self transcendence）。近 20 年，美国心理学界对《精神障碍诊断与统计》（DSM，Diagnostic and Statistical Manual of Mental Disorders）也产生了越来越多的质疑：心理学发展的最终目标是治疗，还是支持个体人格的独立发展和整合？

所以，戏剧治疗在加州整合学院心理学院的落地，一定不是偶然。而诞生于这个历史大背景下的戏剧治疗，出现在美国充满前沿意识的旧金山，必然会带着时代的使命和创新——行动探询、反思、整合及转化，将艺术和疗愈融合的戏剧治疗则是代表这种整合转化的一支非常具有突破性的力量。推动这一切发生的，正是蕾妮·伊姆娜（Renée Emunah）[1]——美国国家戏剧治疗协会前任主席、CIIS 戏剧治疗系的创始人和系主任。

相遇：自我启示表演[2]

> 当美学和疗愈的元素彼此相依，再加上观众的见证时，便成为意图当下力量的的升华。

> ——蕾妮·伊姆娜

曾经在洛杉矶有过演员经历的蕾妮，拥有美国联合学院临床心理学博士学位，主修剧场艺术和临床心理学。艺术和心理学跨学科的专业背景，为蕾妮带来了开拓性视野。她创建的"戏剧治疗五阶段整合模型"是集合了"戏剧性游戏、剧场、角色扮演、心理剧和戏剧性仪式"五大戏剧治疗源流的一套整合体系，也是戏剧治疗领域的基础范式及最有影响力的流派之一，因此被学界尊称为"戏剧治疗之母"。

---

1 在蕾妮·伊姆娜的努力下，CIIS 的戏剧治疗项目成为美国仅有的几个获得北美戏剧治疗协会地区认证和批准的硕士课程之一，也是世界上少数的这类课程之一。CIIS 的戏剧治疗项目是美国唯一达到国家心理咨询师执照（LPCC）要求的，毕业生除可申请成为北美认证注册戏剧治疗师之外，还可申请成为国家认可的心理咨询师。CIIS 也成为国际公认的严格的戏剧治疗师培训基地之一。

2 也称自剖演出，源于戏剧治疗五阶段整合模型。

她在经典之作《演出真实的生命》（*Acting For Real*）一书中首次提出了"自我启示表演"的概念，培养了一批批戏剧治疗师，通过"自我启示表演"的形式，帮助平凡人演出真实的生命，完成生命转化。这一方法也广泛应用于个人、家庭和团体治疗，"主角"在戏剧治疗师的帮助下探索自己的生命议题，"编导"自己的故事，最后结合剧场的神圣空间，在观众的见证下呈现自己真实的生命故事。

　　我第一次看"自我启示表演"时，只能用震惊来形容。当我的朋友最后终于上台的时候，我看到那个平日里沉静的女生，突然有了"光环"；一个昨天还在处理伤痛的"受害者"，忽然间华丽转身成为主角。当她终于大声地喊出"我是谁"，同时又在台上泪如雨下之时，给我的感觉，像听到婴儿出生时第一声响亮的啼哭。她事后分享说："我几乎看不见观众，但是能感觉到在屋里有一群人和我在同一个空间里呼吸，他们在用敞开的心见证我的生命故事……而结束的时候，全场观众为我鼓掌。那一刻，我感受到一股看见和被看见的力量穿透整个剧场，直达我全身上下的每个细胞……"

　　其实演出前那三个月我们几乎日日夜夜在一起，我也参与了很多设计和探讨。这个过程中"主角"对于自己原生家庭、社会文化背景，以及内心潜意识的探讨，是我熟悉的心理学路径，但运用戏剧治疗的方式进行探索时，就很不一样。隐约之间，我觉得那群人真是奇妙。每一场演出前"主角"都会组一个小团队，这个团队每周在一起。他们有很多的游戏、很多的道具、很多有关心理咨询的讨论，还有大量即兴的自言自语和随时被允许的动作与哭泣。明明是个没有任何戏剧演员背景的姑娘，这期间每天写日记，为自己的故事哭哭笑笑，那种投入、进入感和真实感，令我这个旁观者暗自羡慕。

　　这是一个艺术作品的呈现，还是一段治疗成果的升华？是她创造了这个故事，还是这个时刻令她"诞生"？而观众在那一刻是作品的见证者，还是治疗的参与者？戏剧疗愈里经常会讲到悲剧美学，还有宣泄（catharsis）：宣泄之后的升华与"净罪"，转化的力量。而在观众的注视中被关怀、接纳和见证的力量，是传统的心理咨询多少年来都达不到的效果。

　　也正是在那天，我第一次见到了台上作为指导老师出场的蕾妮·伊姆娜，灯光下一如平日里的优雅淡定，很难想像她年轻时在洛杉矶做演员的样子。我忽然间对她充满了好奇，从演员到心理学家，创建"五阶段整合模型"，开创了"自我启示表演"，指导上百场人生故事，这是怎样的一条人生路？曾任美国国家戏剧治疗协会主席的蕾妮·伊姆娜身上同时还有一种淡淡的却是高雅的"距离"美，在灯光下温暖而慈悲。她是心理学家还是艺术家？如何能在个体和关系里将"亲密"与"距离"如此流畅地融合？我在黑暗的观众席中独自惊叹。

自我启示表演是蕾妮给我们带来的又一种艺术和疗愈结合的开创性形式。艺术不仅仅是个人疗愈的工具，它先于语言和思想而存在，表达着人类最深层的渴望，即对自我的超越与救赎。

在生活里，我们往往会因为过于情绪化，或者过于疏离，而无法看清我们经历的事情，戏剧疗愈给我们提供了一个适当的"距离"：一方面作为亲历者，我们全情投入演出自己的故事；另一方面作为观察者，我们又可以从现实中抽离，去见证和反思我们的角色。在这个过程中，我们看到了曾经被遮蔽的自我特质，也极大延展了生命的可能性。正如蕾妮·伊姆娜所说，戏剧疗愈团体是"从自我当中解放出来的地方"。

生命剧场

在美学距离中，一个人既能够保持那部分具有过远距离的、认知观察者的角色，也能够保持那部分过近距离的、充满感情的演员角色。当两个部分同时运作时，就会产生心理张力，而这种张力又将通过宣泄得到释放……

——罗伯特·兰迪

缘于戏剧治疗的自我启示表演，旨在让更多的人有机会成为自己生命的主角，展现自己的梦想。在深入体验和挖掘自己内在世界的同时，带着一种美学的距离和升华，学习观察和设计自己的人生故事。

我非常感兴趣的一个研究课题，是如何将"自我启示表演"的形式与荣格的"原型"理论相结合，挖掘个体生命故事的心理动力源头。在这一机缘下，我对艺术与疗愈融合之深、之美、之精致，日益着迷。这也促成了后来我与蕾妮·伊姆娜的紧密合作，包括在国内启动"生命剧场"的实验项目和推动《演出真实的生命》简体版的翻译和出版，在这里我也要感谢翻译徐琳、别士敏以及北京师范大学出版周益群老师团队的支持。

生命剧场，是之爱（STAGE AI）的一个在地实验，我们举办的一年一度的"夏之花"国际艺术疗愈节、阿曼德·沃卡斯（Armand Volkas）的"家庭创伤与代际和解"工作坊，蕾妮·伊姆娜的"演出真实的生命"工作坊以及未来的"一人一故事剧场"等，都是这个生命剧场的尝试。通过心理学和艺术的结合，呈现一个生命之爱的舞台，推行一种更加"我想"的生活方式。而如何重新定义和理解"艺术"，挖掘其间的人性力量，尤其激发艺术所带来的"魂"和"力"，使其可以在真实生命经验中反映、转化和行动，这都是我们所关切的。

艺术是一个时代和民族最高的表现形式，是打开人类心灵的密钥。

戏剧的时刻就是解放的时刻。

愿与更多的人分享这把钥匙。

愿艺术照进心灵。

陈　燕

之爱创始人

生命剧场发起人

2018 年春·北京

目　录

序

/ 亚当·布莱特内 (Adam Blatner, M.D.)

戏剧治疗将戏剧和心理治疗相结合，《演出真实的生命》一书首次为这个领域提供了整合与系统化的方法。本书作者蕾妮·伊姆娜是创造性和表达艺术治疗先驱者之一，她带领了最早的注册戏剧治疗师硕士培训项目。她在本书中凭借自身的临床经验，进行了有深度的探讨，对有经验的戏剧治疗从业者及学生而言，都十分有价值。

伊姆娜清晰地讨论了心理剧与戏剧治疗的关联，由于我本人是一名心理剧带领者，也为儿童和成人做精神分析，我很欣赏伊姆娜兼容并蓄的态度。她展现了心理剧为什么可以，以及是如何在概念和临床方面与戏剧治疗相整合的，并进而论证了戏剧治疗在某些方面能够作为心理剧的补充。书中提及三个例子：（1）许多来访者没有准备好直接探讨那些在他们真实生活中充满情绪的议题，所以通过虚构的角色表演一些相关主题，来使他们保持情绪的距离；（2）治疗练习的分级系列将"热身"延伸到许多治疗单元中，同时加强了来访者的自我意识，这帮助他们为参与更深、更为直接的以洞察力为导向的治疗工作（如心理剧）做好准备；（3）心理剧中洞察力的发展和情绪宣泄能通过戏剧治疗的技术（如表演或仪式）来实现。此外，作者也运用了大量技术进行临床论证，其中许多是她自己开创的，在其他地方没有被提及。

在人们的常规成长发展过程中，有些性格特质会被压抑，如童年时期的兴奋和活力，而戏剧治疗能帮助人们重新体验这些特质。的确，人们理解的精神病理学在一定程度上表现为兴奋和自发性的紊乱，并且这种表现无法与象征儿童天真活力的内在特质，如冲动、感受及相关情绪活动联结。这种原始的活力和弗洛伊德在他的理论中提到的"原型自恋"类似，然而"原型自恋"这个词却会引起误解，因为本质上来说，健康的儿童在他们的活力热情中不是在夸大自我，而是感受到享受、悲伤、愤怒、喜好、恐惧及其他情绪体验，并且这些体验得到确认时，他们的自我得到了自然的强化。

戏剧重新调动了人们的身体行动及与他人直接互动的这种更为原始的互动模式，这和传统的语言治疗形成反差。传统的方式更加刻意而且具有限制性，来访者只是为治疗师讲述自己的故事。而当来访者参与戏剧治疗、心理剧或任何艺术治疗时，除了洞察力得到培养外，还能够加深其受社会影响的"自我"与更深层的内在源泉的联结，这股源泉来自他们具有创造性的无意识，或者更直接地说，来自"灵魂"。

戏剧治疗引入了多种评估图像和情绪表达的方式，强化了心理治疗的过程，这就满足了人们希望心理治疗方式更加高效率、低成本的需求。在日间治疗中心、精神病院住院区、社会心理复原项目、自助团体及其他场合，戏剧治疗都能得到运用。作者在考量来访者潜在的心理过程时十分老练，这也表明戏剧治疗应该被看成是一种心理动力治疗。如此一来，戏剧治疗可以与其他形式的个体、夫妻、家庭和团体治疗相结合。戏剧治疗也可以作为其他艺术、职业和娱乐疗法的补充。例如，在药物滥用的治疗项目中，戏剧治疗能够帮助参与者以非药物的方式体验到快乐和社区感。

除了可对精神问题进行治疗，治疗师还可以对戏剧治疗的形式加以修改，并在以下情境进行运用。例如，在老年中心开展戏剧活动，促进老年人的活力并帮助人们进行口头历史传承；在宗教修行场所运用，以强调社会和精神问题的关联性；在学校运用，为学生创造更为活跃的学习方式和参与形式；在职业培训或继续教育项目中运用，培养教学的创造性以及教授者、学习者之间的沟通能力和共情能力；在社区教育中运用，以提升生活品质。所以，本书中的想法不仅对于戏剧治疗师、心理戏剧师、创造性艺术治疗师和其他类型的心理治疗师有用，而且对于不在临床情境下的团体领导也将有所裨益。

总体来说，《演出真实的生命》一书传递了标题的信息：在人们的心智层面有着巨大的未发掘的宝藏，而戏剧则提供了一个尤为有效的、多模式的工具来帮助我们使用这些内在资源。参与者拓宽了其自身的角色库，因为戏剧治疗培养了他们的自发性和自我反思能力。此外，在帮助来访者敢于放弃那些起到反作用的防御机制的同时，也有必要让他们接触到更为可靠的自尊源泉，而最自然的源泉就是活力、想象力和自发性的流动，这些如果能被恰当地欣赏，就能成为生命充满活力的核心。

致　谢

这本书从构思、写作到修改,经历了很长时间,许多人都直接或间接地在这段"旅程"中起了作用。

在戏剧治疗领域,我想特别感谢两位同事:大卫·里德·约翰逊(David Read Johnson),他的工作堪称典范,而且他认真阅读了本书的手稿并给出了有深度的建议;阿莉达·格丝(Alida Gersie),她提出了许多敏锐的建议,并始终对本书的写作予以爱和鼓励。

还有一些这个领域其他的实践者和学者,也对本书的写作给予了帮助,并贡献了智慧,尤其是罗伯特·兰迪(Robert Landy)、休·詹宁斯(Sue Jennings)、埃莉诺·欧文(Eleanor Irwin)。在相关领域的戏剧教育中,理查德·考特尼(Richard Courtney)的作品十分有借鉴性。心理学家布莱恩·贝茨(Brian Bates)有关表演的研究,也对我有重要影响;我亦十分感激贝茨博士对手稿的审阅,感念我们之间发人深省的讨论。

我十分感谢亚当·布莱特内(Adam Blatner)鼓励我写作此书,并对手稿提出了具体的点评。在我认识他本人之前,布莱特内博士的第一本书就给予我启发。我们之间多年的联系丰富了我的研究和创作。

我诚挚地感谢:纳塔莉·吉尔曼(Natalie Gilman)是布鲁纳/梅泽尔出版社的高级编辑,她对本书始终给予热情饱满的支持;龙尼·沙沃森(Lonny Shavelson)以他精湛的技术帮我设计了书籍封面;伊达贝尔·弗丝(Idabelle Fosse)为封面模特;保罗·彼肖普(Paul Bishop)给予了极大协助。

我的三位毕业生给予了本书很多帮助:德博拉·珀尔·斯泰尔斯(Deborah Pearl Styles)和斯泰茜·达拉奥(Stacey Daraio)在本书写作的多个阶段均是研究主力,道格拉斯(Douglas)和德博拉·斯泰尔斯帮助制作索引。我现在的学生沙法丽·库玛尔（Shefali Kumar）也在最后一刻提供了一些出色的帮助。我和他们每个人一起工作都十分愉快。

我也要感谢：阿利·布莱特内（Allee Blatner），威廉·麦凯尔维（William McKelvie），维罗纳·丰特（Verona Fonté），斯图尔特·坎德尔（Stuart Kandell），克莱门特·冯·科辰海姆（Clement von Kirschenheim），蒂娜·斯特思德（Tina Stromsted），迈克·拉弗蒂（Mike Lafferty），迪恩·伊莱亚斯（Dean Elias），苏珊娜·科托·麦肯纳（Susana Coto McKenna），约翰·阿格（John Argue）和斯图尔特·米勒（Stuart Miller）。

许多精神分析师、心理治疗师、行政管理者和监管者都直接影响或支持了我在此领域的早年临床工作。兰勒波特精神病治疗研究所的安·纳森（Ann Nathan）给我提供了对行为冲动的青少年进行治疗的绝佳模型。在格莱德曼纪念医院日间治疗中心的安妮·佩蒂（Anne Petty）和克雷格·史密斯（Craig Smith）不仅信任我的工作，而且也相信他们自己的直觉，早在戏剧治疗领域正式存在之前，他们就成了旧金山湾区首批支持和整合戏剧治疗项目的行政管理者。卡尔·诺布勒（Karl Knobler）和吉尔·拉尼斯（Gil Lanese）是格莱德曼后来的管理者，他们促使戏剧治疗成为该机构的临床治疗中更为完整的一部分，我在那里工作了十四年。在太平洋医疗中心住宿区的雷吉纳·史考特（Regina Scott）也同样对我十分支持；我对于她的支持和我们之间的友谊都十分感激并珍视。

我之前的剧场"超越分析"剧团公司的成员，使我对戏剧和治疗之间具有强有力的联结这一事实深信不疑，我也会始终记得对他们的喜爱和尊重。

我感激我的妈妈海琳·艾隆（Helene Aylon），她是一名视觉艺术家，她不仅仔细阅读了我的手稿、自始至终给予我支持，而且更为重要的是，她从一开始就培养我的创造力和审美敏感，让我受用至今。我也希望能感谢我的父亲——在他早逝之前给我留下了财富；还有我的祖母——她曾给予我充足的滋养；我的兄弟——感谢他牢固的情谊，他的风趣总能让我捧腹大笑。

我对我的前任爱人克里斯蒂安·马鲁比（Christian Marouby）有着非常复杂的感激之情。克里斯蒂安·马鲁比在这本书的想法形成之初的那些年几乎都在我的身边；在我成为戏剧治疗师的职业发展过程中，那段关系中深深的爱与支持都对我至关重要。

我对在加州整合学院的同事也深表感激，尤其是乔治·基塔哈拉·基什（George

Kitahara Kich）和伊娃·列维顿（Eva Leveton）对本书的鼓励，以及他们对我们这个项目的极具价值的贡献。基什博士和我在西线旅馆一同工作，我们长期的合作和友谊是无可替代的。我也非常感激加州整合学院的院长罗伯特·迈克德莫特(Robert McDermott)，以及前教务长尤尔根·克雷默（Jurgen Kremer）和副教务长保罗·史瓦茨（Paul Schwartz）的支持。

我在加州整合学院戏剧治疗项目（此项目开始在安提俄克大学）的学生们一直给我带来很多启发。在这个项目中，我看到了学生和校友的智慧、创造力、同情心和热情，这让我的教学充满快乐。这些新一代的戏剧治疗师们让我对这个领域永葆希望。

前　言

"我在戏剧中的场景扮演比真实生活中的表现要好"，我的一名来访者说道。我能理解他的满意和忧虑。的确，舞台为我们提供了超越自我局限的自由。但我知道，来访者所进行的戏剧性表演象征了他们真实生活中的可能性。果不其然，六个月后，这名来访者对我说："现在我在生活中的表现快要赶上我在戏剧中的表演啦。"

人们通常认为戏剧是生活的镜子，而不是生活的相反面。然而戏剧治疗中的来访者通常坚持认为"在戏剧中假装"之后，他们在真实生活中能够开始尝试去做之前感到困难或是恐惧的事情。因为很多时候，他们在戏剧的情境中第一次体验到在现实中显得难以触及的某些经历。这种体验不是幻想，而是一种对于未挖掘的自我的呈现。在一定程度上，他们感受到场景中即兴演出的角色源自他们真实的自我。角色蕴含在自我中，自我包含了角色；角色是他们自我的一部分，在他们的真实生活中也能够找到。

在生活中，我们屈从于行为模式和习惯性的反应，我们都是有限的自我觉知的俘虏，同时他人局限性的期待对我们也有影响。而在戏剧表演这个假装的世界中，这些限制都不再适用。我们有自由，并被许可去做在现实生活中似乎非常困难的事——去改变行为模式和角色。在戏剧的外衣下，我们终于能以新的方式行动。戏剧为我们提供了和现实的距离，给予我们对真实生活中自我角色、模式和行为的洞察力，并促使我们去积极地尝试改变。戏剧让我们从限制中解放出来，无论这种限制是由社会还是个人心理造成的。戏剧的时刻就是解放的时刻。

生命有限，我们能体验的东西只有那么多。时间和环境都会限制我们将扮演的角色、遇到的情境以及能实现的幻想和希望。然而，通过戏剧表演，我们就拥有了无限可能性。戏剧表演和梦境都有机会为我们带来新的体验。在十分钟的梦境中，我们能体验成为囚徒或是公主，我们能对生命中的某人表达无尽的愤怒或爱，我们能谱出一首绝妙的乐曲、写出一篇出色的文章——这一切都和真实生活中的体验一样逼真。事实上，当我们醒来时，我们通常都会惊叹，"这些竟没有真实发生过，这些都只是一场梦"。与此相似，在戏剧表演中，我们的感官、思想和身体都以这样的方式参与其中，在那个时刻，体验是如此真实。梦境和戏剧都调动了我们的想象和视觉化能力，在其中我们的体验都像真实发生过一样，然而它并不是真的。我们从这种体验中获益，却不需要对结果负责。我们的体验被放大，这些体验能够拓展我们对生命的思考，并扩展我们作为人的可能性。

梦境和戏剧表演之所以能够扩展我们作为人的可能性，是因为当鲜活的梦境与严肃中正的戏剧表演参与者形成对比时，它们得以成为我们生活体验的一部分，就像生活中的体验一样，它们都具有影响我们人性的力量。著名戏剧导演约瑟夫·蔡金（Joseph Chaikin）曾说过："以前，表演仅仅意味着戴上伪装。当你摘下伪装时，在其之下还是那张旧的面孔。而现在很明显的是，伪装改变了伪装者。当伪装者摘下面具，他的面庞已经由于这个伪装而发生了变化。舞台表演展示了生活，同时也被生活所渗透影响。"（1984, p.6）

我们在舞台上的表演和我们在梦境中的表演都能够反映并且影响我们的生活。有一种梦叫作清醒梦，做梦的人知道自己正在做梦，并能够影响梦的发展，与此同时仍然保持熟睡。斯坦福大学睡眠研究中心的史蒂芬·拉伯奇（Stephen LaBerge）在他的《清醒梦》（*Lucid Dreaming*, 1985）一书中阐释道："实验表明，在梦境的内在世界所发生的一切——尤其是在清醒梦中发生的——能够在做梦者的大脑里产生物理影响，就像外在世界发生的相应事件对其大脑产生的影响一样。实验的结果表明梦境中的某些行为对我们大脑和身体的影响完全能够和相应的真实行为造成的影响相提并论。我们在梦中所做的（或是没完成的）和我们在醒着时做了的（或者没做的）事情对我们的影响可以同样深刻。"

对于戏剧来说也是如此。在舞台表演和生活行为之间有着强大的关联。戏剧行为也影响着我们的大脑和身体。戏剧表演中的行为、角色和情感成为我们自己角色资料库的一部分，这个资料库在我们的真实生活中也能被调用。在生活中，我们很难、也很少对熟悉的情境做出新的反应，而在戏剧场景中对同一个情境做出新的反应就没有那么困难。在戏剧场景中体验到的新反应模式会促使我们在真实生活中做出新的尝试。我们通常能够自发地寻找到戏剧中的选项，并演化为生活中的选项。心理学家欧内斯特·罗西（Ernest Rossi, 1985）曾写道，梦境是"反映我们心理状态的戏剧，也是变化产生的过程"。罗西将梦境描述为"一个在我们心理生活中尝试改变的实验室"（p.142），我相信这对于戏剧也同样适用。当然，梦境主要是无意识的产物，而戏剧则主要是意识的产物。梦境的创造不受约束，它的舞台既不会太精致，也不会太笨重。尽管戏剧有着更为现实的约束，它却是在人们意识清醒的状态下发生的，这使它更容易与真实的生活同化。戏剧和真实生活之间只有一条很细的界限：戏剧性的经历是近乎真实生活的体验。在所有的艺术形式当中，戏剧与我们每天的互动最为接近。

戏剧不仅是体验和整合我们自己新的面向的工具，同时也能够表达我们被压抑的阴影面。我们向他人隐藏甚至向自己隐藏的性格特质能够通过戏剧角色得以释放。戏剧角色使之前不被认可或不被容忍的性格层面有机会得以表达，与此同时，也能够将这种表达容纳在戏剧表演的安全区域内。

在表达未被激活或不被认可的自我性格部分的过程中，我们会发现共通的人性。无论我们是在扮演虚构的角色还是真实的自我，无论我们在表演还是在见证他人的表演，戏剧引发了我们与他人共情、认同他人的能力。职业演员们对于这种能力都非常熟悉：马龙·白兰度（Marlon Brando）在接受心理学家布莱恩·贝茨（Brian Bates, 1987）的采访时表示，我们将要扮演的任何角色原本就蕴含在我们每个人体内；西比尔·桑代克（Sybil Thorndike）曾说过，"当你是一名演员时……你就是一个体内包含所有其他角色的人"（*Lucid Dreaming*, p.80）；利瓦·乌尔曼（Liv Ullmann）宣称："如果我们不能够了解其他人，我们就不能够了解自己。"（p.114）表演的过程促进了一种意识，那就是我们之外的所有事物其实都在我们理解能力和行为的可能性范围内——这种意识能够带来深层的慈悲、灵性和联结感。

考虑到生活的复杂性和挑战，我们没有高度成熟的共情能力和视角是无法生存的。我们不仅需要理解自己，也需要了解我们生命中其他同伴的动机、驱动力和感受——以此来改善我们之间的互动关系和社会结构。对于这一点，除了让我们设身处地，我想不出更好的实现办法。通过戏剧表演成为另一个人，比在自己的脑海中想象另一个人的处境要更为有力量而且有效。戏剧，从本质上来说，能培养同理心和视角。

视角的形成和时间也有关。当一个人具有"更宽广的视角"时，他就能够更轻松地面对痛苦和挣扎的时期。有时我们通过对未来的构想和对过去的怀念才能忍受现在。未来有改变的可能性，当我们了解到自己不会永远困在原地时，方可得到片刻解脱。过去帮助我们理解现在，那些曾挑战我们、使我们变得丰富的经验能够给予我们能量。如果我们从未来的视角看待现在，那么我们对当前处境的观察角度或欣赏程度都会被改变或加强。在戏剧模式中，时间可以被轻易操控。我们能成为过去、现在或未来的自己。例如，一个人能够通过演绎五年后的一个场景，跳出自己当下的困境。而当其处于这个立场时，他（她）或许会被引导着对自己"五年前"的经历进行追忆。

在表演时，我们既是参与者，也是观察者；在表演的场景中，我们全情投入，同时我们也是这些场景的见证人。认同和距离、主观和客观的程度会依据场景和个人而发生变化，但都会同时运作，即使我们都"陷入"表演中，我们也能抽离出来，带有反思地进行回应。

我们的生活中，在过近距离（underdistancing）（过度认同他人以至于失去界限或被感受淹没而无法控制）和过远距离（overdistancing）（保持极度僵化的界限或与我们的情感失去连接）之间需要达到平衡。罗伯特·兰迪（Robert Landy）在《戏剧治疗：概念和实践》（*Drama Therapy: Concepts and Practices*, 1986）一书中指出，社会心理学家托马斯·希夫（Thomas Scheff, 1981）提出的距离的概念对戏剧治疗师也很有帮助。希夫的概念基于心理分析和戏剧的模型。希夫称作"美学距离"的概念，被兰迪描述为有效的戏剧治疗的成果："在美学距离中，一个人既能够保持那部分具有过远距离的、认知观察者的角色，也能保持那部分过近距离的、充满感情的演员角色。当两个部分同时运作时，就会产生心理张力，而这种张力又将通过宣泄得到释放……"（p.100）

同时，我们作为自己并观察自己，活在一种新的现实中又同时从中抽离，对自我放手又渗透其中……这些都是这种艺术形式所带来的一些矛盾之处，却也让这种疗法具有巨大的力量。我在精神治疗中心的来访者经常将戏剧治疗团体描述为"从自我当中解放出来的地方"。这种表达暗示了来访者对角色和行为反应的扩展，也显示了戏剧治疗突破局限的功效。然而，"从自我当中解放出来"也暗示了对自我的发现。"矛盾的是，人越多地放开自己，就越多地成为自己"，迈克尔·巴尼特（Michael Barnett）曾写道。"通过试图保护自己，人限制了自己，因为人不能够保护自己，而仅仅能保留一个自我的形象——而这个形象绝对比我是谁要狭隘。"（Michael Barnett, 1973, p.31）如果有人将戏剧看成是一种逃避，这至少是一种走向更好的自我觉知的逃避。有趣的是，来访者提出的、第二常见的对于戏剧治疗团体的描述就是："那是我们真正能够走进自我的地方。"

将戏剧作为治疗方法，能够使人解放、扩展，并取得新的视角。戏剧治疗邀请我们一同揭示和整合曾经被隐藏的自我特质、延展自我认知的概念、体验自我和他人之间固有的联结。

这个过程从戏剧模式开始。但是，幕布最终会拉起，我们会发现这些由戏剧所庇护和揭露的，并不需要舞台也能够实现。

引　言[1]

　　1972 年，我在一家州立精神病院第一次接触戏剧治疗。当时，戏剧治疗还没有在美国发展成一个专业领域（直到七年后才独立发展出来）。七年之后，我发现在英国有"戏剧治疗"的培训，那时人们才正式使用这个词。后来我去了英国，在那里学习戏剧治疗。正是在那家州立医院，以及在大学时期半工半读的背景下，我亲身体验并发现了戏剧的转化力量。那年，我十九岁。

　　那时，我在医院的长廊悬挂了很多吸引人的彩色海报，希望能"销售"我的戏剧工作坊，那些患有慢性病、抑郁症，以及无生气的采用休克疗法的病人们被我的海报吸引过来，他们纷纷溜达到举办工作坊的大礼堂。在短短一小时内，这些人通过戏剧模式从他们"病人"的角色中解放出来，并且展现出自己从未在医院任何人面前表现过的一面。那些被认为严重孤僻的人与其他人热情互动；那些"正常情况"下极少表露情感的人兴致勃勃地进行了表达；而那些被认为缺乏动力、不负责任的病人则每节课都会忠实出席。

　　这很令人震惊，却并不出乎意料。社会心理学家和戏剧导演们将戏剧运用在特殊人群中时都有过类似体验。1961 年，社会心理学家欧文·戈夫曼（Erving Goffman）曾写道："在监狱和精神病院里，有些病人或许始终展现极不合群、不合作、傲慢无礼和好斗的状态，然而同样是他们，却完全可能在戏剧情境下对文明、理智和顺从的角色进行绝佳的扮演。如此显著的转变却是可以理解的。由于对这些角色编排的情境并不是病人真实面临的，所以他也没有必要远离这些情境。"（p.132）1968 年，著名戏剧导演彼得·布鲁克（Peter Brook）在一家收容所带领戏剧工作坊，他曾写道："任何一节工作坊开始两小时后，人们之间的关系全部发生了细微改变，这和他们共同投入的体验有关。体

1　作者注：由于同时使用阳性和阴性代词通常会较为累赘，本书以平均分配的比例在一些章节使用了阳性的代词，而另一些章节则使用了阴性的代词。
　　为确保匿名性，具体案例的姓名、事实和背景都做了修改。

验的结果是气氛变得更欢快，有些东西能够自由流动，而有些先前尘封的灵魂之间的联结开始萌芽。当他们离开房间时，他们已经和从前不是同一个人了。"（p.134）

当时我很清楚，我在医院进行的活动并不仅仅是开展戏剧工作坊，因为有一股疗愈的力量点燃了舞台,这股力量是不容忽视的,也不可能单纯以戏剧工作坊的"附带利益"来进行分类。我知道那和心理剧不同，因为其中并没有重演病人真实生活中的问题。在某种程度上，我明白，我在之后的很长一段时间都将一直从事这件事。然而，我也遇到了很多无法回答的问题。我对于这些惊人的行为改变感到十分好奇：这些变化在病人离开舞台后会与他们的真实自我融为一体吗，还是仍然会有差别？在如此短暂的时间内（通常是通过一节工作坊活动）他们就发生了戏剧性的变化,那么如果长期参与这项体验，他们会有怎样进阶式的变化？哪些戏剧过程和技术最具有疗愈的潜能？在戏剧模式下进行哪种类型的干预行为能够加深疗愈的体验？

在 1979 年美国国家戏剧治疗协会成立之前，那些戏剧疗愈的从业者没有模型可以效仿，亦没有导师可以跟随。这也有一些好处。如此一来，从业者就被迫去寻找自己问题的答案,利用直觉,"在行动中反思"（reflect-in-action）[这是唐纳德·舍恩（Donald Schön, 1983）提出的术语，指个体有意识地、持续性地对自己直觉性的决定和判断进行反思]，按照具体来访者的需求创造独特的技术和操作程序，从每一次相关的体验中学习，并从相关的学科中吸取经验。

我在本书中探索了自己作为一名戏剧治疗师在多年的从业经历中所遇到的某些问题和它们的答案。对以下的渴望是写作本书的动机：（1）为戏剧治疗实践提供一个整合的框架，从而使该领域的概念和技术具有连贯性；（2）无论从业者在该领域内选择何种研究方向或研究主题，戏剧治疗的实践都具有一些根本性技能，我希望对此进行描述；（3）结合组织的原则和疗愈的启示，编纂一本全面系统地介绍戏剧治疗技术的书，使这些技术不会碎片化，而是使其临床的艺术性和完整性得到应用；（4）清楚介绍持续性的戏剧治疗疗程的发展过程，并阐释一节工作坊的流程，将戏剧治疗的过程当作一件有连贯性的"作品"来看待，提供一种疗愈的美学；（5）描述临床干预如何以戏剧的模式进行实践；（6）通过举例来描述戏剧模式所具有的令人难以置信的力量和美。

《演出真实的生命》第一章探讨了戏剧治疗首要的、跨学科的核心源头，提出了整合的戏剧治疗理论框架，并列出了主要的疗愈目标。当读者能够理解概念源头与戏剧治疗实践的关联和应用时，这些源头才能更有意义。第二章将戏剧治疗中的五个不同阶段与首要的概念源头：戏剧性游戏、剧场、角色理论、心理剧和戏剧性仪式相关联。第三章中的案例故事阐明了这些阶段，证明戏剧治疗的过程是如何影响人们的生活的。在对这些戏剧治疗过程进行概述后，第四章和第五章将详细描述这些过程：第四章对戏剧治疗单元的发展进行了分析，第五章对戏剧治疗场景的发展进行了分析。

一旦人们掌握了戏剧治疗的过程，就能够运用这些技能。本书的第二部分是关于戏剧治疗技术的系统性描述。这些技术中的大多数源于即兴戏剧，但是经过改编与修改，它们能够为疗愈的目标服务。我在给来访者治疗的过程中，出于必要而设计了一些技术，这些技术都是原创的，都是在临床工作中发展出来的，结合了疗愈的考量，并根据治疗的目标和在治疗单元中的阶段进行了分类。临床的案例在本书的第一部分和第二部分中都穿插出现，以便更具体、生动地描述戏剧治疗的过程和技术。

虽然戏剧治疗通常来说是以过程为导向的，而非以演出成果为导向，但一系列的戏剧治疗单元最终会以公共演出的形式作为高潮和终结，这也是戏剧治疗过程的一部分。本书的第三部分检验了戏剧治疗中以表演为导向的内容，叙述了七名来访者的戏剧治疗小组的故事，以及他们创作的关于自己生活的戏剧表演。

诚然，治疗师和来访者之间互动的质量比戏剧治疗本身的过程、技术和表演更为重要。在最终的分析中，模型和形态、方法和工具的有效性都取决于运用它们的实践者的个人特质。我同意卡尔·罗杰斯（Carl Rogers）的观点（1951, 1961），他开创了以来访者为中心的疗法，也率先将人本主义心理学运用到心理咨询环境中。他曾说过，治疗最重要的部分并不是治疗师对理论和技术知识的掌握，而是他/她本人所具备的真挚、接纳和关怀的能力，并能够理解每一位来访者的独特性。

Part 1
Process
第一部分
过 程

第一章

来　源

戏剧治疗的概念基础

戏剧治疗指通过有意识地、系统地凭借戏剧/剧场的过程，来实现表演者心理的成长和改变。戏剧治疗的工具源于剧场，目标扎根于心理治疗。尽管戏剧治疗能在任何已有的心理治疗学派的理论框架之内实践，但它也有自身独特的传统。戏剧治疗的概念可以溯源到多个学科上面，其中最显著的就是剧场的影响。以下部分将从我的视角探讨和戏剧治疗具有最基本关联的五个概念源头，它们和我自己的实践具有最紧密的关联。同时，我也将整合探讨与这些来源有明显关联的、重要的戏剧治疗师的作品。本章的第二部分将检验戏剧治疗的心理治疗维度，并为戏剧治疗的实践提供一个整合的理论框架。本章最后的部分描绘了戏剧治疗的主要治疗目标。

除了剧场以外，对戏剧治疗具有最明显影响力的概念来源就是它的前身——心理剧；第三个概念来源是戏剧性游戏，从人类发展历程的角度看，它比戏剧更为基本；第四个概念来源是戏剧性仪式，它在文明发展的层面比剧场和心理剧都更为重要；第五个概念来源是角色扮演，这个部分占据中心地位，因为戏剧治疗的核心是对角色的实验和呈现。本书第二章将探讨这五个概念来源和戏剧治疗过程的五个不同阶段之间的联系。本章将按照与之关联的治疗阶段的时间顺序介绍这几个概念来源，从戏剧性游戏开始，以戏剧性仪式结束。

（1）戏剧性游戏

"尽情释放和表演可以说是童年给予我们的最自然的疗愈方式了"，心理分析师埃里克·埃里克森（Eric Erikson）写道（1950, p.222）。儿童在未受到外在指引或是预先强加结构的束缚时,会自发使用戏剧表演作为疗愈方法。儿童通过戏剧性游戏进行象征性表达、解决内在冲突、释放压抑的情感、借助幻想来学习如何控制潜在的具有破坏力的冲动、表达不被接纳的自我、探索问题和发现解决方法、为真实生活中的事件进行演练、表达希望和心愿、实验新的角色和情境以及发展出自我身份感（Courtney, 1968）。这些在儿童生活中的基本功能,对于所有年龄段的人都有重大作用。从很多层面来说,戏剧治疗正检验了埃里克森笔下所指的儿童戏剧性游戏所具有的"自动疗愈天性"。

戏剧性游戏通常是戏剧表演中的一个重要组成部分,它的特点是以模仿和身份认同（Courtney, 1968）以及投射（Landy, 1986）为基础的。戏剧性游戏包含如下过程:木偶戏、故事叙述、即兴表演和角色承担。从本质上说,儿童游戏的媒介（如洋娃娃、木偶、玩具）在极大程度上都是戏剧性的（Landy, 1986）。游戏疗法和戏剧疗法密切相关,戏剧疗法中的焦点就是戏剧性游戏。当儿童戏剧的先驱者（Slade, 1954; Way, 1967; Ward, 1957）开始强调戏剧在儿童成长中的重要性,并将戏剧和儿童教育相结合时,儿童治疗师们也开始在疗法中增加对游戏的使用。

多年来,戏剧教育专家理查德·考特尼（Richard Courtney）就戏剧的本性进行了全面的跨学科研究（1964, 1967, 1968）。他发现在思考、学习和疗愈过程中,戏剧性游戏都占据十分重要的地位。的确,在生活的所有方面,戏剧性游戏都有重要作用。考特尼根据心理分析的研究发现,将戏剧性游戏描述为自我发展的一个阶段,随之而来的是行为上的付诸行动以及最终走向升华。他所写的《游戏、戏剧和思想》（*Play, Drama, and Thought*, 1968）是极具影响力的一本书,在书中他陈述道:"戏剧性游戏具有中心地位,它将无意识和智力联系起来……它是本能满足和成熟思想之间的联结纽带。"（pp.92-93）

"扮演"（acting out）和"表演"（acting）的区别非常关键,心理戏剧学家和精神分析师亚当·布莱特内（Adam Blatner）在他的《扮演》（*Acting In*, 1988a）一书中清楚地阐述道:"扮演是一种心理防御机制,通过这种机制,个体以象征性或是实际的扮演释放出他内在的冲动…… 由于这种机制的基本原理很大程度上是在意识以外产生的,个体通过这种行为不会体验到掌控感、得到成长或是增进自我理解。如果能够对促使行动产生的动机加以引导,那么这个人将有可能更好地运用他的感受。"（p.1）在戏剧治疗中,任何年龄段的来访者体验到的是表演,这也就削弱了对于"扮演"的需求。

戏剧治疗教育家、实践者和研究者罗伯特·兰迪（Robert Landy, 1986）将戏剧性游戏称作一种"在真实、日常的现实和虚构的现实之间的辩证法……（在游戏中）通过后者对前者进行探索"（p.63）。戏剧治疗的一个核心概念是通过戏剧的虚拟模式对真实生活进行探索。来访者在一个情境中表演或游戏，并假装这个情境是真实的，而与此同时又知道实际上它是虚构的，这是儿童的戏剧性游戏以及戏剧治疗的主要模式。令人惊叹的是，这种双重意识在人类的早期就已经存在了：游戏者同时存在于想象的领域和客观的领域。

每当我看着小孩子投入戏剧性游戏时，我不仅对他们的双重意识、他们交流和揭示的信息以及在此过程中得到的成长和疗愈感到惊叹，更对他们在游戏中所体验到的毋庸置疑的喜悦和愉快感到十分惊讶。同样地，在治疗中运用戏剧性游戏通常能令人愉悦，而且对个人也十分有益。这与许多来访者一谈到心理治疗就联想到虽然有用却令人痛苦简直是大相径庭！这样一来，来访者因为体验到令人愉悦的过程而对治疗建立起积极的联想，就能够提升其参与治疗的动力和融合度，同时在参与治疗后期，进行更为痛苦的自我检验时也会抱以开放的心态。

在《游戏的艺术》（*The Art of Play*）一书中，亚当和阿利·布莱特内（Allee Blatner）将戏剧性游戏中的愉悦感归因于上述的双重意识（1988）。"大脑似乎能够在同时包容矛盾的两极（真实和不真实）的过程中体验到愉悦感，它是精神杂耍的一种形式。"（p.29）布莱特内进而补充到，游戏中固有的克服明显悖论的体验或许体现了弗洛伊德的愉悦原则。布莱特内指出，成年人像儿童一样，对戏剧性游戏所提供的愉悦具有同样的能力和需求，他们将游戏推荐给所有年龄段的人，并且为他们提供指引，帮助他们重新找回孩提时的想象力和自发性。

大卫·里德·约翰逊（David Read Johnson）是在戏剧治疗领域最为多产的研究者之一（1981, 1982a, 1982b, 1986, 1991），他的著作和戏剧性游戏有着清晰的关联。约翰逊认为，戏剧治疗最关键的组成部分是戏剧性游戏最本质的自发性元素。通过对一个发展的模型和即兴过程的运用，约翰逊创造出一个"自由游戏"的环境，来访者能够在即兴演出的角色中反映其情绪和思想。他在诊断中运用的元素包括对来访者自发性程度的分析、来访者即兴演出的角色风格和他们展现出的对于边界的维护（这是约翰逊研究和实践的重要部分）。他开发出一种称为转化的戏剧过程，在其中"角色和场景会依据来访者当时正在体验的意识流和内在意象而不停变换和重新塑造"（David Johnson, 1991, p.11），这和儿童戏剧性游戏的流动且转化的本性十分相似。

另一位重要的戏剧治疗师埃莉诺·欧文（Eleanor Irwin）的著作（1975, 1981, 1983）也受到戏剧性游戏的重要影响，尽管她更多是偏向心理分析而非发展型的模型。受到以安娜·弗洛伊德（Anna Freud, 1928）、梅兰妮·克莱因（Melanie Klein, 1932）和玛格丽特·洛温费尔德（Margaret Lowenfeld, 1935）为典范的游戏治疗方法的影响，欧文强调了诸如木偶戏、故事叙述和沙盘游戏这类投射装置在对来访者进行诊断和治疗中的重要性。在许多方面来说，较之大卫·约翰逊使用的更为直接的即兴手段，欧文的方法和罗伯特·兰迪的距离模型更为接近。约翰逊带领的戏剧性游戏主要是个人的游戏，反之，欧文和兰迪则是强调投射的游戏。个人的和投射的游戏这些术语是由彼得·斯莱德（Peter Slade, 1954）提出的，他是儿童戏剧和教育戏剧领域的先驱。斯莱德对个人的游戏的定义是，参与者通过扮演角色，对自己的自我/身体加以有形且积极的运用。另一方面，投射的游戏可以将一种想象出的戏剧情境投射到外在的事物上（如洋娃娃、木偶）。与约翰逊相比，欧文和兰迪对待来访者的游戏过程更像是个观察者，而非总是全身心地与来访者一起浸没在游戏中。兰迪在戏剧治疗中的距离模型能帮助治疗师弄清楚在一个特定的治疗情境中使用何种戏剧性游戏最为合适。投射的游戏通常提供了更大的距离感，如果来访者缺乏明显界限和情感掌控能力，或是正在面对和处理一个非常具有威胁性的问题，那么投射的游戏对他们而言就十分必要了。另一方面，个人的游戏则提供了一个具有更大自由度和表达空间的环境。

在我自己的戏剧治疗系列疗程的早期阶段中，对于戏剧性游戏，尤其是个人游戏的运用，最为常见，其影响也最为显著，在下一章中我将这个阶段设为第一阶段。在戏剧治疗过程开始时，建立创造性、游戏性的环境十分重要，这种环境能够重新建立儿童在游戏时体验到的那种自由感和可能性。这样能够让来访者避免被要求表演的压力，他们的自发性和互动性会受到鼓励。

或许所有的治疗师最感兴趣的都是对自己生活最具有疗愈功能，或是和他们个性特征有关联的方法。在我7岁到15岁时，萨拉是我最好的朋友，我们时常在一起玩耍。许多小孩在青春期早期已经不再参与戏剧性游戏，而是开始加入带有规则的竞争性游戏。然而表演和舞蹈仍然是我和萨拉之间主要的游戏形式。根据皮亚杰（Piaget, 1962）作品中所提及的，尽管每个人在一生中都会和象征性游戏有接触，但通常以戏剧性游戏的形式出现的象征性游戏，在儿童大约7岁时就会转变为包含规则的实践游戏。有时候，萨拉和我会编写滑稽短剧、编排舞蹈，为我们的母亲或是邻居进行表演。但大多数时候，我们会进行关于希望、恐惧和冲突的即兴场景表演，对于这些，我们都没有剧本，也没有观众。基于我们的成长阶段、亚文化、家族情况而产生的困扰或是压力，都成为我们创作的素材。我们有时直接、有时则象征性地在嬉笑中演出那些各种各样使我们挣扎的生活困境。虽然在青春期之后，我和萨拉各自的生活走向了不同的方向，但最终的职业选择却非常相似：萨拉成了一名舞蹈治疗师。互动性的戏剧性游戏和创造性舞蹈对我们两人的童年来说都是深具自动疗愈功能的。成年之后，萨拉和我都从我们早期的疗愈体验中获得了如何治疗他人的启示。

（2）剧场

"人在以自己的身份讲述时最难做真实的自己，给他一个面具，他就会讲真话了"，奥斯卡·王尔德（Oscar Wilde）曾这样说道（in *Ellmann*, 1969, p.389）。他发表这番论断时并不知道这句话将会对戏剧治疗领域产生何其重大的影响。戏剧的角色或是性格就像面具一样，既有保护功能，又给人自由，从而激发我们去表达在真实生活承担的角色之下所隐藏的东西。"考虑到表达的危险，"戈夫曼写道（Goffman，1961），"伪装的功能不是去隐藏什么，而是为了去揭示，看看在一次与他人的相遇当中，对方能够多大程度地接纳你"。（p.77）戏剧治疗师认为在戏剧表演中固有的伪装的元素是心理治疗的宝贵资源。对某些事情隐藏，其实是自我暴露的一种工具，而不是一个障碍。戏剧表演中的幻觉并不会带来对真相的回避，而是能够激发参与者去对抗真相。

"凭着这一出戏，我可以发掘国王内心的隐秘。"戏剧治疗师休·詹宁斯通过引用《哈姆莱特》的台词，强调了戏剧表演和戏剧治疗中戏中戏的重大意义："本质上来说，戏剧治疗的模型创造了一出戏剧中的戏中戏，换句话说，是戏剧治疗团体中上演一出戏，而它又属于所有人真实生活这个剧场中的一出戏……"（1990，p.25）这就是在戏剧治疗中"当良知被发现，真相被揭露"（p.22）的时刻。

剧场从很多层面来说可以被看作戏剧性游戏的延伸。在剧场中，角色和自我的区别比在戏剧性游戏中更为明确。在戏剧性游戏中，参与者以自然且流动的方式自发地承担或放弃角色，而且某个角色或是场景的发展也相对来说并不重要。但在戏剧中，角色和场景的发展是被着重强调的。更为不同的是，剧场意味着观众的在场。而戏剧性游戏则通常由集体创作构成，集体中的每个人都同时参与到行动中。在以过程为导向的戏剧治疗中，观众仅仅指参与团体中的其他成员，或者对个体的治疗而言，仅指治疗师一个人。一人或多人的围观增强了表演者对审美特性的知觉，即使是在其无意识的层面上。即兴戏剧可以被看作由戏剧性游戏向剧场的转入，它运用了创造性戏剧的原则，并将游戏性的互动戏剧游戏（Spolin, 1983）延伸到戏剧扮演中。

戏剧性游戏在我与来访者进行的早期治疗过程中占据主导地位，在这之后，它将被剧场所取代，我在下一章中将对作为戏剧治疗过程第二阶段的剧场进行描述。在此阶段中，来访者的表演发展得更为成熟，角色和场景中所蕴含的种种自我面向能够得到更充分的表达。戏剧表演中蕴含的容许度则促使了这一表达。表演者通过角色表达出自我的某些面向，从而卸下了负担，也不必承担该行动带来的结果。戏剧中的伪装为来访者带来了自由且不用承担责任的独特体验。

在过去的几十年中，实验戏剧越来越重视表演的过程，而非仅仅聚焦在产品或是演出的结果上。不同戏剧导演和理论家对表演（acting）和演出节目（performance）的观点，以及对戏剧治疗的发展都有重要影响。俄罗斯著名戏剧导演康斯坦丁·斯坦尼斯拉夫斯基（Constantin Stanislavski）认为表演是一个情绪化的、心理的过程（1924, 1936）。演员通过找到自己和所扮演角色有认同的部分，从而找到并且将角色的"内在真理"揭露出来。认同是关键，无论在演员和角色之间，还是观众和角色之间。斯坦尼斯拉夫斯基提出了"神奇的如果"（maqic if）这一概念，意在扩展演员的想象力和对角色的认同度。演员通过这一概念将自己投射到角色的生活情境中，通过排练阶段的即兴表演，回忆起在他们自己的生命中哪些经历能够激起类似该角色所需要的情绪。[1]也是出于同样的原因，观众通过认同角色而使得情绪被激发，通常会回忆起与这些情绪相关的个人经验。

另一方面，德国导演贝托尔特·布莱希特（Bertolt Brecht）则不鼓励他的演员和观众对角色进行认同。布莱希特的目标更多是社会性的，而非心理层面的。布莱希特认为，人们需要在情绪上保持距离以客观思考，而非做出主观回应。而客观思考对于活跃的社会和政治改变来说又是必须的。在排练中，布莱希特的演员被要求以第三人称指代他们的角色，这和斯坦尼斯拉夫斯基在和他人互动中个人化的方法形成直接对比。在表演中，布莱希特创造了一种"间离／陌生人效果"（alienation effect），他不断使用间离的策略，如打断情节、在情节进行中投射带有信息的幻灯片、在场景到达高潮前将其终止、展示面具和木偶。与演员对他们的角色进行客体化展现类似，这些策略都是为了培养观众批判性思考的能力。（Willet, 1964; Roose-Evans, 1970; Landy, 1986）

这些看起来不同的方法，在戏剧治疗中都有重要的应用。将习惯同过去体验到的相关情绪保持抽离，更多是靠人的智性，而非感受，或是对认同他人及对他人移情有困难

---

1 这种演员通过从自己的情感经历中获取灵感的表演方法是由斯坦尼斯拉夫斯基的两位门徒带到美国的，他们是理查德·波尔斯卡斯基（Richard Boleskusky）和迈克·契诃夫（Michael Chekhov），该方法也被这两位门徒的学生李·斯特拉斯伯格（Lee Strasberg）和史黛拉·阿德勒（Stella Adler）继承和发展。

的人，有可能从斯坦尼斯拉夫斯基的方法中受益。另一方面，那些很容易被情绪冲昏头脑，或是无法客观看待个人境况从而做出清晰决定或改变的人，会从布莱希特的方法中获得帮助。斯坦尼斯拉夫斯基的方法强调了情绪的表达和释放，而布莱希特则强调了情绪的控制以及自我观察力的发展，这两者在戏剧治疗中都是首要的疗愈目标。

举一个例子，情绪控制方法可应用于行为冲动的青少年这一群体。一旦青少年不再抗拒参与表演，他们很容易在他们的场景参与中变得高度情绪化。为了不让情绪化的、潜在不稳定的情节继续发展，我会在他们的表演情节中大叫"定格！"并同时使用距离策略。例如，引导来访者／演员反转角色（从而减轻他们对于自己角色的认同，并加深其对其他角色的理解）；要求来访者／演员，或是观看该场景的来访者思考刚才发生了什么并决定接下来应该发生什么（从而培养他们的反思能力，以及对选择和选项的感知）；要求来访者／演员以一种电视访谈的方式来谈论他们的角色（促进对角色的客观分析）。

罗伯特·兰迪在戏剧治疗中的距离模型为戏剧治疗师提供了一个有帮助的框架，戏剧治疗师必须在保持距离的同时不断明确来访者变动的需求。兰迪的模型受到布莱希特在史诗剧中间离的概念以及社会心理学家托马斯·希夫（Thomas Scheff）美学距离概念的启示。希夫（Thomas Scheff, 1981）认为美学距离是过远距离（一种抑制的状态，在其中认知体验是首要模式）和过近距离（从压抑的情感回归，情感体验为首要模式）之间的平衡；正是在这个中间点，宣泄得以发生，从而实现戏剧治疗师在对来访者的治疗中想要达成的目标。通常来说，更加具有戏剧性风格的方式对于来访者保持过远距离更为合适，而更加实际和自然的方式则适合与来访者建立过近距离，然而这并没有严格的公式（Landy, 1986）。举例来说，兰迪解释了面具是如何在通常情况下造成"过远距离"，有时却又能够造成"过近距离"的。同样的技术在不同的场合有不同的功效。然而，来访者对于距离的需求是变动的，也就是说，戏剧治疗师必须十分谨慎地选取治疗方法。虽然以上是对行为冲动的青少年进行治疗的典型描述，但同一批人群也可能需要一种不那么间离的方法，或者同样的方式也有可能产生不同效果。

戏剧导演杰吉·格罗托夫斯基（Jerzy Grotowski）的作品对于戏剧治疗也同样具有深远影响（1968）。格罗托夫斯基的方法更接近斯坦尼斯拉夫斯基，而不是布莱希特，因为格罗托夫斯基聚焦在演员的情绪过程上。他承认受到斯坦尼斯拉夫斯基的影响，相信演员所具有的基本的创造力。但格罗托夫斯基认为，表演不仅仅是一个表达情绪和心理的过程，它更是一个精神性的过程。他将表演和雕塑进行比较：在两者中，人们都会将多余的部分凿去，以发掘和揭示最深处的形态。格罗托夫斯基"神圣的演员"的技术是消除障碍，而非积累技能。演员高强度的训练带来的是逐渐丢弃日常面具，直达本质以及核心。在表演中，演员与牧师类似，向观众暴露和奉献出这个核心或是真相，他这么做是为了邀请观众踏上一场"自我穿透"（Grotowski, 1968）和净化的旅程。

格罗托夫斯基的波兰戏剧实验室受到法国导演安东尼·阿尔托（Antonin Artaud）作品的影响（1958），阿尔托的演员邀请观众踏上一趟魔力之旅，在其中真相被揭示，观众获得情绪的和精神的净化。阿尔托运用了梦境、图像、手势以及诗歌语言，打破了他所处时代以文字和线性情节为主导的戏剧。巴厘岛戏剧典礼和仪式的本质深深影响了他的创作，那种戏剧形式更像是宗教仪式，而非大众娱乐。阿尔托的作品影响了许多其他重要的导演，而那些导演的作品又接连影响了戏剧治疗，包括朱利安·贝克（Julian Beck）和朱迪斯·玛丽娜（Judith Malina），他们是"生活剧场"（living Theater）的创始人。

格罗托夫斯基和阿尔托的作品对于戏剧治疗有重大意义，他们的作品所提倡的自我觉知和它所服务的精神需求启发了很多戏剧艺术家和团体。这种戏剧不是逃避现实，而是能帮助我们解开包围和束缚我们的虚假伪装。这种戏剧不是向外出走和远离（逃离我们的问题、伤痛、困境、渴望等），而是一段向内探索的深度之旅。诚实的表演方式，或是作为观众观看演员的真诚表演，是戏剧治疗者通向深层了解和疗愈的道路。据我所知，尽管格罗托夫斯基从未明确提及将戏剧用作治疗，但在过去十年中，他的实验室所进行的一些戏剧以外的实验以及仪式性的集会，似乎都蕴含着疗愈性质。凡是受到格罗托夫斯基影响的戏剧治疗方法，类似受到斯坦尼斯拉夫斯基的影响，通常都是过近距离的。而令人联想到阿尔托的超现实主义、意象和非自然主义风格的方法都同时包含了过近距离和过远距离两种元素。

戏剧治疗不仅受到实验戏剧的影响，也影响了实验戏剧，在很多情况下，很难分辨是谁先影响谁。戏剧和表演艺术家越来越能意识到他们的作品对于自己以及观众的疗愈功能。[1]自传性的戏剧正在增加，在其中人们扮演自己或是他人生活中的某些层面的角色。

1　在《演员的方式》（*The Way of the Actor*）一书中，布莱恩·贝茨（Brian Bates, 1987）讲述了演员们对表演这一媒介所具有的心理学和疗愈层面的功效都有所觉察。心理学家贝茨说道："……在一个创造出来的人物角色'之内'表演、行动和说话，都让演员自己和他人感到解放、惊讶，有时还能揭露深层的东西。"（p.98）利瓦·乌尔曼（Liv Ullmann）在采访贝茨时曾表明："有时在排练或演出时，受到角色塑造刺激或与一名虚构角色对话，我内在不为人知的秘密就浮出了水面。"（p.100）马龙·白兰度（Marlon Brando）则更为具体地说道："表演让我意识到自己具有的暴力倾向，并帮助我放下了它。在我演完《野蛮人》（*The Wild Ones*）这部电影时，我感到这种倾向已经永久消失了。"（p.4）

有更多戏剧对紧迫的社会和心理议题进行探讨（如药物滥用和性虐待）。有更多的非专业演员参与戏剧表演，他们被称作"特殊人群"，如发展方面或是身体方面有残疾的群体、情绪紊乱的群体，以及监狱的囚犯。戏剧世界的这些所有的变化都影响到戏剧治疗，同时也受到了戏剧治疗的影响。

我小时候接触的剧场是一种娱乐形式。那时面包和木偶剧团（The Bread and Puppet Theater）还没有出现在纽约街头，带着巨大的木偶和免费面包进行表演，生活剧场还没开始与人们直接面对、使人们震惊；安娜·哈尔普林（Anna Halprin）也还没有带领一大群人进行公开的舞蹈仪式。但在我十二岁时，我看了一部"外外百老汇"（Off-Off-Broadway）戏剧，它与我在那之前被带去看的所有音乐剧都迥然不同。那些表演者是一群正在戒毒的"瘾君子"（那时他们被这样称呼）。在一个窄小的、黝黑的简直不能被称作是剧场的房间里，在一个有着三十个观众的私密环境中，五位非裔美国男子透露了他们在真实生活中的挣扎。他们讲述了他们的麻木，以及对爱和重生的渴望。在表演的尾声，其中一名男子突然跨出窄小的舞台，走到了前排。他直勾勾地看着我，我的心一阵猛烈跳动，感受到了那看不见的第四面墙，这堵墙将演员和观众、戏剧和生活分开，而这面墙在当时开始逐渐崩塌。他站在离我仅有几英寸的地方，伸出了他的手。那个瞬间，我和他双手相握、目光交汇，我们之间那原本巨大的年龄、种族、性别和阶级差异都瞬间消融。他和我仅仅是两个认识到痛苦并与之斗争的人，也仅仅是两个体验到强烈渴望和希望的人。我记得当时自己在想，那出戏并没有结束，而是融入了我的现实生活。

受到这次经历的触发，我对戏剧和它与生命的关系产生新的视角，多年来对我一直有着影响。十五年后，我将要成立我自己的戏剧公司，由曾是精神病人的群体组成剧团，他们为公众表演关于他们生命的戏剧（细节请见本书第三章的内容）。虽然我对自传性质的表演尤其着迷，但是我也发现无论公开的表演是否发生，无论戏剧的扮演是否以个人体验为中心，戏剧作为治疗手段，都为揭露真相、实现深层次的交流和理解，以及将个体性变为普世性提供了舞台。

（3）角色扮演

对角色进行实验是戏剧治疗过程的基础。戏剧治疗系列的早期阶段包括戏剧性游戏和戏剧性场景。参与者在此阶段扮演的角色很大程度上是虚构的，而到了后期，这些角色则是直接从他们真实生活的经验中取材。无论虚构还是真实，对多重角色的扮演都扩大了表演者的角色库，培养了对个体自身多层面的检验，并且提高了个人与其他人的联结感。

雅各布·莫雷诺（Jacob Moreno, 1946, 1959）是心理剧的创始人，他不仅像心理学家乔治·赫伯特·米德（George Herbert Mead, 1934）曾提出的将人看作角色承担者，而且把他们看作角色扮演者，兰迪（Landy, 1990）曾对两者的区别特别强调："米德的概念首先是认知性的：我成为这样一个自己，那时我能够将他人的角色内化，并且按照他们看待我那样看待自己。而莫雷诺的概念更加积极和富有戏剧性：我成为这样一个自己，通过角色排练的过程，我能够扮演自己的多个角色，也能去扮演他人。"（p.224）

受到莫雷诺对于角色理论的重大贡献的启发，心理剧作家亚当·布莱特内（Adam Blatner, 1991）曾将莫雷诺的作品扩展并且系统化，发展出一套角色机制理论。布莱特内（1988b）提出的角色的概念，暗含了"心智上对于复杂行为的认同与自我具有的做出不同选择的潜力相分离"（p.103）。通过给我们的角色起名字，我们与它们保持了一定距离。由此产生的对于角色的客体化使我们对它们更加有意识、更具接纳度，同时也能够重新评估和修正它们，这种客体化暗指一种抽离。这令人想起了一些精神传统，它们通过训练，通常是通过冥想的练习，使人不再为思想和情感所束缚，从而由禁锢转向自由。

布莱特内（1988b）强调了人类体验的多维度。我们都在扮演多重角色，当我们对这些角色的理解能力和灵活度都得到提升时，我们的自我认同感会得到确认和扩展，我们的生活体验也会更加充实。与布莱特内的观点相通的是，我自己和来访者的工作同样强调角色的动因，尤其是当来访者进入第三阶段时（如第二章中所描述）。

所有的社会演员——也就是在真实生活中扮演角色的人——并没有意识到他们所扮演的角色类型以及他们的行动对同伴所产生的影响。曼厄姆（Mangham, 1978）曾在组织的环境下谈论社会演员，他提议组织中的社会演员"运用编剧框架并且采用一种'元戏剧'的视角，以此辨认出社会生活中许多内在的戏剧性，并且将他们自己视为社会戏剧的一分子——成为戏剧的剧本创作者、导演、演员、观众和评论家。在人们认清和意识到这些后，就有可能带来改变：有可能创造出新的剧本、新方向和新表演"（p.28）。这类似布莱特内的角色动力理论。

社会心理学家最早用剧场来比喻对社会行为的检验，尤其是戈夫曼（Goffman, 1959）曾指出，人们作为演员，扮演各种角色，通过运用固定的惯例以给某些观众留下特定的印象。戏剧治疗采用了这样的概念，即戏剧是一种有用的比喻，能够使我们的行为分析从术语层面转向行动层面。[1]在戏剧治疗过程的第三阶段，参与者对真实的互动和场景进行重放和排练，并不是以抽象的形式（即像我们都会做的那样在思维中演练），而是非常具体地通过戏剧的场景进行。戏剧场景的设定带来更宽广的自我意识，培养参与者对角色、对他人的反应、对试图控制他人反应的方式，以及对模式和习惯性剧本的洞察力。在真实生活中，我们是如此疲于扮演我们自己的角色，以至于很难对我们的行为保持觉知。从另一方面来说，戏剧自身就有可供反思的点——那就是当场景结束，或是导演治疗师在任意时刻说出的"定格"。在这些时刻，我们很自然就会谈论发生了什么、感觉怎么样、观察到了什么。角色理论家提出，戏剧帮助我们理解真实生活，因为真实生活反映了戏剧。戏剧艺术家指出，真实生活帮助我们理解和创造好的戏剧，因为戏剧反映了真实生活。在戏剧治疗中，两种说法都是正确的：我们的戏剧反映了我们的生活，从而使我们通过戏剧对生活有了更好的理解。

戈夫曼（Goffman, 1959, 1961, 1967）、曼厄姆（Mangham, 1978）、麦卡尔和西蒙斯（McCall and Simmons, 1978）的作品与戏剧治疗的人本主义方法相关，他们挑战了许多角色理论家的观点，那就是我们需按照规定的、确定的以及基本来说不可改变的方式遵循社会情境。在麦卡尔和西蒙斯的《身份和互动》（*Identities and Interactions*, 1978）一书中，作者将生活情境下的生活角色比作即兴戏剧，而不是已有剧本的戏剧（尤其是更加严格细化剧本的古典戏剧）。这是一个很重要的区别，代表了他们认为人类是由决定和限定事物组成的观点。虽然存在一些限制，但这个观点仍然将人本主义观点所秉持的人们在塑造自己的过程中具有主动性这一点考虑在内。同样地，在戏剧治疗中，参与者创作即兴戏剧，不仅为了更好地理解他们自己，也为了探索和实践新的角色、行为和反应。

角色种类的增加暗示了自我感知的扩展，尤其是如果一个人坚持"自我仅仅是由我们扮演的角色构成的"这样的观点时，这本质上是莫雷诺的观点。心理戏剧家彼得·皮策利（Peter Pitzele）使用了一个恰当的比喻来描述莫雷诺的概念："他似乎是在说，我们或许可以把自己看作一群角色的集合体，好像我们是一个戏剧公司，我们自身有可能包含了许多演员。"（1991，p.15）

兰迪在最近的大部分研究中十分关注角色和自我的关系，并且修改了他最初关于自

1　莎士比亚恐怕是首位运用这种戏剧比喻的人，他在他的名言（而且与本书十分相关）中说道："世界即舞台，所有男人和女人都是其中的演员，他们有属于自己的退场和入场，一个人在他的时代扮演诸多角色……"［选自莎士比亚的喜剧《皆大欢喜》（*As You Like It*）］。

我是多重角色的容器的观点。他现在认为自我的概念是神秘的,角色本身是"所有思想和感受的容器,这些思想和感受关乎我们所处的社会和想象世界里的自己与他人……通过扮演、看见、接受和整合我们的角色,在那个扮演者中揭露的'我'的部分才趋向完整"(1990,p.230)。

受到戈夫曼的启发以及两位推进生活即戏剧这一概念的社会心理学家沙宾和艾伦(Sarbin and Allen, 1968)的启示,兰迪强调了沙宾和艾伦提出的角色扮演的三个维度与戏剧治疗的关联:扮演角色的数量、有机的参与、参与的时间。扮演角色的数量关系到戏剧治疗中帮助来访者扩展角色资料库这一目标;有机的参与则是指在角色扮演中的强度或距离程度,关乎帮助来访者达成美学的距离以及在情感和认知间取得平衡的目标;参与的时间是指与其他角色相比在一个角色上所花的时间,目标是帮助来访者在她所扮演的各种角色中创造一个有益的平衡。

尽管角色理论很大程度上属于社会心理学家的研究领域,角色的概念最初是一个戏剧性的概念(Moreno, in Fox, 1987; Landy, 1990)。兰迪(1990)提倡戏剧治疗师需要更全面地对他们的戏剧根基加以运用,他曾对戏剧中的角色运用以及曾在戏剧史中出现的各种形式的原型角色进行了广泛研究,并且分析了该研究结果在戏剧治疗中的应用。[1]对于兰迪来说,角色和故事是戏剧治疗过程的两项必要元素。角色"容纳了一个人需要在戏剧治疗中扮演出来的特质。故事是语言或体态的文字,通常是即兴的,表达该角色并为其命名。来访者作为创作者发明故事……以作为揭示角色的方式。有时在数月或数年的治疗之后故事得以展开,在一个人故事的最后,来访者应该有能力回答这个问题——'我是谁?'答案包含了对于我扮演的个别角色的认同,以及我对许多角色的整合"(p.223)。

兰迪对故事的兴趣是受了沙宾(Sarbin, 1986)的影响,沙宾近年来从生活即戏剧转向了生活即故事的隐喻。兰迪(1990)描述沙宾的作品时提到过,人类不仅是角色扮演者,"而且是讲故事的人,他们通过承担讲故事的人和他们故事中的主人翁的双重角色来理解他们的人生"(Landy, p.227)。基于这个比喻,沙宾和他的同事假定了一个称为叙事心理学的新领域。故事和疗愈的关系在许多学科中都有关联,包括心理学、社会学、文学、戏剧和哲学。沙宾的作品与许多其他被讲故事吸引的人的作品相似,其中包括哲学家

---

1 兰迪写了一本关于角色这一主题的书《人物角色和演出:剧场、治疗和日常生活的意义》(*Persona and Performance: The Meaning in Theatre, Therapy, and Everyday,* Guilford,1993)。

兼作家山姆·基恩（Sam Keen），他近期提出以对个人生活的质问作为引起觉知的方式，使自我觉察到无意识的剧本，从而使自己有意识地写下并活出自己的生命故事。

戏剧治疗从本质上激发了由基恩和瓦莱 - 福克斯（Keen and Valley-Fox, 1989）所表达的关键想法："一个有成效的看待神经症的方法是将它看作一个循环磁带，是一个我们在与自己及他人的对话中会重复的、常讲的故事。'嗯，我不是那种能够……的人''我从来不可能……'为了在一生中保持生命活力，我们必须不停地创造我们自己，将新的主题编织到生命叙事中，记住我们的过去，修正我们的未来，给我们赖以生存的神话重新赋权。"（pp.xiv-xv）

这些想法和戏剧治疗的人本主义方法尤其相融，在人本主义方法中，最重要的就是相信人类有能力去做选择和做出改变。高度的自我意识（或者应该说是角色意识）是实现真正的自由和转化所必不可少的先行条件。考虑到我们在自己生命故事中扮演的角色、经历的主题及次主题的多样性，这种角色意识和故事意识的培养并非易事。来访者或许在进入疗程时有一个大致清晰的自我感知，然后发现这种感知与其说是稳固的，不如说是简化甚至僵化的，实际情况远比"双眼所见"要多，即使是在来访者自己的眼中。拉姆·达斯（Ram Dass, 1989）曾说过，两个人的相遇，几乎是个千人的演员阵容！在戏剧治疗中，我们通过戏剧性的设定和角色扮演来揭示和发掘我们所扮演的许多角色，从而实现我们内在角色阵容的综合体。[1]来访者发现她其实是个"一人乐队"，能够演奏比预想多得多的乐器，而与此同时仍然能够创造出一首连贯的乐曲，类似看顾自我 (observing self)。（内在）指挥家的在场非常关键，在戏剧治疗中，参与者练习如何同时成为音乐演奏者和指挥者；角色和演员；演员和导演以及观众。

在我年少时，我意识到当我和不同的人互动交流时，会出现自我的不同层面，以至于同样了解我的人对我的认知和看法是迥然不同的，这在我的青春期表现得尤为突出。出于对自我身份感的追求，多数青少年都会积极加入一个独特的同龄群体。这种群体通常是以小团体的形式向其他人，也向自己反映个人的身份，以及个人在更大的同龄社群中的位置和地位。我当时与几个群体结盟，而不是只融入一个团体。我既从属于它们，又与它们保持分离，我当时的朋友也有很多加入了与自身特质相矛盾的团体——包括最

---

1 "日常生活中最为限制性的神话是认为我们都只有单一的'个性'，它前后一致、完整并且稳定"，贝茨写道："我们每人都有一个个人的本质属性，一个本质的自我，我们同时也有多个不同的自我个性，这些自我的面向正常情况下被隐藏、封锁甚至压抑……但是演员的方式能够将这些元素都释放出来。"（Bates, 1987, pp.80-81）。

受欢迎的和最不受欢迎的。的确，我的一些朋友和另一些朋友或许永远不会有交集，而我的每段关系、每个扮演的角色、给他人留下的每个印象，都是我的真实流露。我并不感到分裂（不像那些贴有人格障碍标签的人所表现的症状）；不同的是，我的不同性格就像一种颜色的不同色调，每一面都同时对其他面的存在保有觉知。尽管如此，这些面向存在的绝对数量和种类有时令人难以应对，并使我困惑。随着时间的流逝，在后来，我能够更好地把握自我的不同面向，将它们都置于我的监护之下，选择让其中一些加强，让另一些隐退，去辨别哪些特质更为基本，在我生活中各方面的观众或许都能够见证我的这些变化。用布莱特内（Blatner, 1991）的术语来说，我开发了一个很好的"内在管理者"来确保"多重人格秩序"的运行。这是一个持续的历程，包括对新出现的人格的期许以及对已被埋葬的角色的挖掘，我也尝试运用这个过程来帮助我的来访者。

（4）心理剧

最广为人知的作为治疗用途的戏剧就是心理剧（Moreno, 1945; Cole, 1975; Johnson, 1982a）。心理戏剧的创始人雅各布·莫雷诺是一个十分出色的、多产而且有远见的人。他不仅将表演和情节的运用带入心理治疗，而且发展了一套给群体进行心理治疗的构想，以及评估团队动力学的方法（被称作计量社会学），激励人们意识到自发性和创造性的意义，提升了人们对角色理论的理解，改变了关于疗愈关系的观点（他将治疗师—病人的角色关系转化为导演—主角的角色关系）。他作品的范围相当广泛且影响深远，不仅对其他学科有所贡献（包括教育学、社会学、哲学和艺术），而且观照生活的方方面面。他十分关心我们的精神根源、互相依赖和共同责任，以及我们找寻创意补给的内在源泉。在《谁应该生存？计量社会学、团体心理治疗和社会剧的基础》（*Who Shall Survive? Foundations of Sociometry, Group Psychotherapy and Sociodrama*, 1953）一书中，他写道："我的立场有三层。第一，自发性。创造性作为人类前进的推动力的假设……第二，对我们的同胞的意图怀有信任……以及将爱和互相分享当作有力的、不可或缺的团队生活工作原则的假设；第三，基于以上原则的超动态社区的假设。"（p.xv）

20世纪20年代莫雷诺首创心理剧，成为心理治疗的一种形式，人们通过这种形式将个人问题演出来，而不仅仅是谈论它们。主角（扮演的主角）由导演（治疗师）引导，团队中的其他人或者作为表演的观众，或者作为表演中的辅助自我（在主角的人生中扮演其他人，或者扮演主角的另一个自我，即替身）。主角通过现场扮演，以描绘和探索他的生活戏剧。这种将他的内在世界外化的方式，使他能够见证并且让他人见证他自己的困境。"因为我们无法进入病人的脑海中，观察他到底在想什么、有什么感受，所以心理剧试图通过病人的合作、将他的思想转换到个人的'外部'，并且将它客观化，使它成为一种可触摸的、可控制的领域……它的目标是为了让所有的行为直接可视、能够被观察并且能够被测量。我们准备好让主角和他自己相遇……第二阶段开始了；这就是重新将那些已经被客观化的部分主观化、组织并且整合。"（Moreno, 1977, pp.xii-xxii）

生活戏剧的扮演暗示了一种复活，这通过主角和观众所体验的情感宣泄得以实现。心理剧的场景往往指向深层的情感，处理令人痛苦的记忆、儿时创伤、未被解决的冲突和决定性的生活困境（尽管更轻松和娱乐性的扮演也会发生）。莫雷诺将观众/团体的宣泄回溯到亚里士多德的宣泄概念，也就是观者会通过见证悲剧而得到情感的净化。而主角的宣泄则可以追溯到圣人的自我净化或是东方宗教的救世主，这样做是为了之后服务于他人（Moreno, 1946)。如此一来，心理剧就同时从舞台和宗教仪式中吸取了力量。

考虑到戏剧治疗和心理剧之间明显且深刻的相似性，我们很自然就会问到这两者的不同之处。的确，这是戏剧治疗师会问的第一个典型问题。尽管戏剧治疗无法（也不需要）从心理剧中分离，或是在心理剧以外去概念化，但两者之间的确存在显著的差别。心理剧一次聚焦在团体中的一个人身上，也就是主角，他重新扮演真实生活中的场景，或是至少与他真实生活中的困境有清晰关系的场景。尽管团体参与是作为观众或是主角的戏中的演员，该治疗却是以个人为导向的。

另一方面，戏剧治疗则是更加以团体为导向的：治疗过程聚焦在团体过程和团体互动上，而非聚焦在一个人身上。此外，戏剧治疗中的场景和人的真实生活体验并非必要相关。确切来说，戏剧治疗更多地即兴使用了虚构场景，并利用游戏和伪装能够带来自由和认可感这一点，促进参与者表达及自我启示，即便方式十分拐弯抹角。在戏剧治疗中广泛使用戏剧的过程，不仅包括角色扮演、场景重现、即兴表演，也包含剧场游戏、讲故事、木偶戏、面具表演、哑剧和脚本场景。与心理剧不同，戏剧治疗是从戏剧艺术形式中诞生的，并没有单一的创始人。戏剧治疗师为了得到专业认证，必须要有剧场的背景（类似于舞蹈治疗师需要有舞蹈背景，艺术治疗师需要有艺术背景，等等），重要的是，心理剧就不需要这种戏剧的经验作为获得资格证书的先决条件。

相比莫雷诺最初的意图和导向，这些区别在今天得到普遍实践的心理剧中表现得更为明显。考虑到莫雷诺对团体动力学、戏剧风格（如舞台搭建、舞台照明）和自发性的兴趣，人们或许会认为他更像是一名戏剧治疗师而非心理剧工作者！另一方面，莫雷诺的确清楚地承认心理剧的个人焦点："即使是心理剧所谓的团体方法，在更深层面也是以个人为中心的……导演的目标是触及每个人自己的世界，与他人分离。"（Moreno 1946, in Fox 1987, p.18）心理剧的热身环节通常比之后的场景表演更具互动性，也更有趣，但它是以目标为导向的，即选择一名主角，并使团体为心理剧的环境做好准备。此外，在我印象中，经典心理剧工作者的角色是每一场景中的导演，而戏剧治疗师则更像是一名同伴演员。自然而然地，个体从业者都有他们自己的风格，有些心理戏剧家确实自己也会参与到情节中。尽管如此，戏剧治疗师更倾向于将他们自己置于一个更加宽广的"与戏剧空间保持距离的连续体"中（Johnson, 1991），从全身心投入戏剧（同时也扮演引导的角色）到从舞台之外见证戏剧。戏剧治疗的元素越来越多地被运用到当代心理剧工作者的实践中（最出名的是 Blatner, 1988b；Sternberg & Garcia, 1989；Fox, 1987；Leveton, 1991）；多数戏剧治疗师在工作中都会把心理剧当作基础的一部分，这点已经得到默认。心理剧在我的工作中占据中心地位，尤其是在过程中的某些阶段，我在之后的章节将其描述为第三阶段和第四阶段。

莫雷诺也创作了作为中间形式的社会剧，它的焦点在于将团体当作一个整体，而非将焦点集中在个人上。举例来说，一群心理剧工作者或许会检验反移情作用的主题，或者一群男性虐妻者或许会处理身体虐待议题。社会剧通常被用来帮助社区处理社会问题。社区中的一个危机（如在一个区域内的反犹太言行）或是持续的问题（如种族主义、性别主义或是恐同症）都能够通过社会剧的过程进行有力的探索。

社会剧的参与者扮演假设情形中与他们共享议题相关的角色，但不会扮演与他们个人生活具体相关的角色。莫雷诺将这些角色的概念定义为同时具有集体和私人的部分。社会剧解决人们共同分享的集体领域的问题；心理剧解决对于个体独特的私人领域的问题（Sternberg & Garcia, 1989）。社会剧更像是戏剧治疗而不是心理剧，因为它具有团体导向性。但它又和戏剧治疗不同，它的社会剧场景明显是关乎真实生活中的问题的，尽管这些问题是集体性的而非个人的。

类似心理剧，社会剧是我工作实践的宝贵资源，我在青少年团体中使用这种形式是最多的。青少年在和他们生活阶段直接相关的问题上参与扮演现实的场景设定（与父母的冲突、同龄人的压力、毒品、约会等）是最为合适的。因为他们努力寻求同龄人认同和同龄人接纳，更为私人的自我揭露通常会令他们感到威胁。如此一来，社会剧的模式就和青少年尤其相关，并且对他们格外有效。对于儿童团体来说，运用假想场景是占主导地位的，它既不同于社会剧，也不同于心理剧。对于许多成人团体来说，从自己的真实世界逃到虚构世界是戏剧治疗过程的一个必要环节。在情绪紊乱的成人团体中，制造不具有威胁性的、高度互动的环境，对良好的自我感知的建立以及逐渐建立信任和承诺而言，是十分关键的。对于这些团体，社会剧和心理剧直到疗程的第三阶段和第四阶段才会被各自整合。

心理剧、社会剧和戏剧治疗的核心是角色扮演和角色反转。我们要感谢莫雷诺提出了这些必要的过程，它们能让我们设身处地地思考问题，从而增加我们的理解能力和共情能力，不单单是看见世界，更多的是从我们以外的视角经验世界。从更深层次来说，在这些过程中，我们承认了彼此的差异，也找到了我们的共性，以及我们作为人的联结。在这里，我们不仅来到了心理学和社会学的边界，也抵达了心理学和精神的边界。莫雷诺提倡表达个性、超越自我，实现对人际关系的更高意识，并使我们自身的神性以心理剧的形式更深层地展现。这将我们引领到神圣的领域——戏剧治疗的最后一个概念源头，也就是仪式。

（5）戏剧性仪式

1979 年，美国国家戏剧治疗协会成立之后，戏剧治疗被视为一个新的专业，然而，事实上，它是一种古老的模式：在早期社会中，戏剧和疗愈是不可分割的。社群曾运用戏剧习俗和仪式来对抗恐惧、象征希望、庆贺喜悦时刻、为真实生活中的事件做准备，并获取掌控和赋权的感觉。习俗和仪式也是一种联合的力量，同自然、神和灵性世界一样，联结个体与群体，给社群逐渐注入一种和谐感。

因而，人类学实践是戏剧治疗的重要资源。剧场起源于早期萨满及宗教的习俗和仪式中，这证实了戏剧和疗愈之间具有相互关系。佩戴面具、穿着戏服、装扮成人物形象、动物和神，这些对故事的扮演从古至今都存在（Schechner, 1973）。艺术治疗师肖恩·麦利夫（Shaun McNiff, 1988）相信在所有艺术形式中，"剧场中以行动为导向的艺术形式和萨满原型最为接近"。麦利夫认为，剧场和萨满主义的关联"解释了为何戏剧传统在西方文明历史中延续了心理学的艺术深度"（p.286）。科尔（Cole, 1975）从仪式和萨满实践的角度分析了戏剧和表演对戏剧治疗的发展所产生的重大影响。

在萨满带领的仪式性的戏剧中（从史前到当代非西方文化），个体或社群内在的、通常是无意识的挣扎被象征性地表现出来，帮助参与者和观察者释放情绪、进行宣泄。象征性的、比喻性的语言超越了口头语言和惯常参考框架的限制和约束；多重含义和多维度的感觉和体验得以传达。贝茨（Bates, 1987）将萨满称作"原始演员"，他描述了萨满或演员在看到和体现"病症"时的出神状态，补充说，萨满"像高强度的戏剧治疗那样进行疗愈"（p.22）。萨满文化将疾病定义为灵魂的丢失，麦利夫（McNiff, 1988, p.291）曾说过，"从摇滚乐到创造性艺术治疗"的艺术，"试图将被绑架的灵魂带回家"。

疗愈性的仪式能够表达和体现个人的和普世的以及世俗的和神圣的情感、心理和精神，需要治疗的个人、团体或是社群被全面整合地看待，对一个人产生影响的诸多方面是不会被分隔开来的。类似地，艺术是没有分隔的——戏剧、舞蹈、艺术、音乐和诗歌都是表达的整合形式。然而，戏剧是最能够清晰包含他人的艺术形式，他人也由戏剧而诞生。"戏剧是最古老的艺术——人们在戏剧中通过舞蹈动作来扮演精灵、动物或是其他人。舞蹈从中发展而来（表演时的动作），音乐（表演的伴奏）和艺术（表演的插图）也是如此。至少这是最早期的原始人看待艺术活动的方式。"（Courtney, 1968, p.159）

在仪式性的戏剧和剧场戏剧中，放下怀疑十分重要，这能够帮助人从日常现实中出离，从而踏上一条发现之旅。在这段旅程中，普通的或是世俗之事都被抛之脑后，人来到未知之境或混沌之域；接下来就是面对混乱和黑暗，逐渐创建秩序，找到光明，这个过程是极具转化性的。参与者受到影响，却未受到损伤，他由旅程归来，将只有置身事外时才能挖掘的新发现带回现实世界，那些发现来自于魔法的、神圣的领域。

戏剧的仪式创造了一个结构，在其中阈限（liminality）被包容，转化之旅得以发生。所有人，无论来自所谓原始社会还是当代文化，无论是来访者还是治疗师，都将穿越（或是企图回避）这混乱和黑暗、空虚和伤痛、阴暗和模糊、焦虑和恐惧。然而，在这里，在这片孕育创造性和精神养分的沃土上，如果一个人能忍受阈限，对自己和引领者保持信任，那么这就是一片孕育创造性和精神养分的沃土，就能够培养自己的心理洞察力和精神力量，以及使精神得到光明和净化、补给和革新。坎贝尔（Campbell, 1988）通过参照神话（坎贝尔认为仪式是对神话的表演），提出只有在谷底才能发生救赎，只有在黑暗中光明才能出现。萨满的旅程和深度心理学是平行的，或者更具体说，考虑到其对戏剧性表达方式的运用和体现，它与戏剧治疗的过程相似。

我在进行戏剧治疗时，经常使用戏剧性仪式，这在最后的第五阶段尤为突出。在最后阶段中，戏剧性的过程帮助参与者对已经发生的一切进行回顾、包装和庆祝。个人和团体通过这些仪式能够全面地表达他们在戏剧治疗中被触动的思想、情感和精神的强度及复杂性。这种表达同时蕴含了内化和外化——对经验的整合与同化（在自己内部），并具化、分享这些经验（朝向外部）。

仪式是一种容器，它承载了在疗愈过程中出现的有力量的、通常不可转译的感受、形象和无意识的联想。仪式可以被看作一个器皿，它包含了整个团体的生命，这生命充满各种变化和转换、冲突和危机、伟业和喜悦。各种各样戏剧的仪式散布在疗程中，就像参与者总会回到的，尤其在课程末尾会重复的副歌部分。这样一来，对一切发生之事的认可和净化变得让人习惯，让人想起早期文化中仪式的作用，戏剧过程为人们提供了一个表达和驱逐负面力量的工具，同时也帮助参与者承认和庆祝积极的力量。

在古老的仪式以及在早期希腊戏剧形式"山羊舞"中，圆圈常被使用，同时它也组成戏剧治疗，包括整体来说的心理治疗团体中戏剧性仪式的最常见形式（Jennings, 1987）。这种圆圈形式是宗教力量、精神和心理的象征，反映了人的心智（Jung, 1964; Campbell, 1988）。而且，它代表了完整性——时间和空间、离开和返回、向外的冒险和向内的回归、出生和死亡以及重生（Campbell, 1988）。这个圆圈意味着循环性。[1]在戏剧治疗中，戏剧性仪式在圆圈中开始，并在圆圈中结束，这是在团体过程中上演的对周期的庆祝，圆圈的形成促使仪式带来包容感和连续性，它以简单的方式承载了复杂的团体。更为有意义的是，圆圈体现并加强了团体的团结和互相联结感。

古老的戏剧仪式和戏剧治疗中的仪式，以及萨满和当代戏剧治疗师都有相似之处，而考虑到社会环境下的巨大区别，这些相似也明显有它们的局限。尽管如此，通过检验其他文化能够帮助我们学习到很多。在我与团体的治疗以及我的个人生活中，对戏剧性仪式的运用是很重要的一部分。无论在哪种情况下，我都努力对仪式进行设计，使它们能够表明时间中重要的点，能够在痛苦时期带来接纳和疗愈，包容混乱和困惑，并庆祝这样积极的能量。

作为当代的戏剧治疗师，我的角色和萨满是有差异的：我不是一名祭司，在我的治疗中也不会融合宗教体验。与萨满不同，我帮助来访者扮演他们内在的世界，而不是我擅自包揽他们的病症，为他们治病。然而，我的确会充分走进他们的世界、感受他们的世界；他们的痛苦和勇气包围着我并使我受到启发。像萨满一样，我像是一名受伤的疗愈者，将自己的苦难经历也带到我的疗愈工作中。

即使没个人苦难，也可能有同情和同理心，显然，它们也会因为个人的苦难而得

1　在古代和许多当代非西方、非科技型文化社会中，生命周期由仪式来标记；事实上，"仪式"（ritual）一词来源于斯里兰卡语中的"月经"（rtu）一词，而该词在拉丁语中意思为"月份"。最早的仪式与女性每月的流血有关，这被认为是一种神圣的宇宙事件，具有神奇的魔力（Gadon, 1989），象征了滋养（未出生者）和补给。

以加深。萨满从直接经历中获得知识（Halifax, 1982）。"美国西南部的圣胡安普伟布洛（San Juan Pueblo）有一名老者曾这样描述这个过程：'我试图表达的内容难以言说，也难以被理解……除非，除非……你自己曾亲身在深渊的边缘停留过，并毫发未伤地从那里回来。'"（p.10）从苦难中获得的情感成长就像修剪后的枝干生发出的新芽（Strauss and Goldfischer, 1988）。生活中的伤痕为我们提供了内在成长和拓展的机会。不论是萨满还是治疗师，我们踏上这段旅程，并从自己的生命经历中收集能够疗愈他人的能量，这背后充满了苦难的磨炼和胜利的欢欣。

像所有的"圆"一样，我们回到起点，从仪式回到戏剧性表演。考特尼（Courtney, 1968）曾说，戏剧性表演起源于早期文化中的戏剧性仪式，仪式中精神性的、心理的与社会的功能和儿童的游戏具有关联。这些关联不仅能在第一个和最后一个来源中找到，而且贯串在整个来源之圆环中：阿尔托充满象征意味的、梦幻的剧场毕竟令人想起萨满的仪式性的旅程（Landy, 1986）；莫雷诺发展的心理剧很大程度上源自他对小朋友戏剧性玩耍的观察；而角色理论家的分析则很大程度上依赖于戏剧的构建，等等。

当然也有其他有影响的来源，其中很多都和本部分讨论的五个概念来源有联系。这包括教育中的戏剧和儿童戏剧、游戏治疗、格式塔疗法，以及其他创造性艺术治疗和疗愈的休闲活动。本书不会对这五类来源及其概念做更精细的叙述，因为我们将聚焦在戏剧治疗的过程和技术上。

心理治疗的多种流派对戏剧治疗的发展和实践有重要影响，以下部分将展示一个戏剧治疗的框架，它整合了心理学的三个主要流派的核心理念。

戏剧治疗的整合框架

戏剧治疗中随处可见心理学中三大流派的影响：心理分析、行为主义、人本主义。我所指的戏剧治疗整合框架，是指这三大流派中的某些关键原则与先前章节中提及的戏剧治疗的五大来源的整合。

整合框架为戏剧治疗的实践提供了一个核心根基，或是必要的理论基础。从这个根基开始，读者可以深入学习到更为专业的方法，如发展性戏剧治疗（Johnson, 1982b, 1986），心理分析戏剧治疗（Irwin, 1983），或对于投射技术的强调（Landy, 1986）。整合框架包含了这些方法的所有元素。

整合框架是以过程为导向的（治疗过程中任何一个节点产生的持续动态议题塑造了

这个过程）、人本主义的、以深度为导向的和以行动为导向的。它不会提供公式，每一位来访者和治疗师之间的关系为心理治疗过程，以及从更宽泛的层面来说，为人类处境带来新的洞察力和视角。

心理治疗既是一门疗愈的艺术，也是一门疗愈的科学。从艺术性讲，一个人会留意到微妙性、复杂性和不协调性。在治疗的艺术中，治疗师必须对每个人的独特性都观察入微，像埃里克森（Erikson, 1958）所说，"病人就是一个宇宙"。每个人的多面性都构成了一个独一无二的生命，这要求治疗师始终极大程度地保持专注和直觉，必须始终留意模型叠加带来盲点的风险，而不仅仅将其视为一种指引力量。有效的心理治疗的重要组成部分就是来访者能够感到自己被真实看待。如果无法实现这一点，来访者就可能变得抵触，用马斯洛（Maslow, 1968）的话来说就是，"面对'标签化'的一个健康的反应——也就是随意被分类而失去了个体的个性和独特性"（p.126）。

戏剧治疗师为了能了解到来访者性格的多个层面，会使用在整合框架下组织的多种角度。特定个人和团体的动力学、特殊人群和年龄群体的问题以及疗程的设定和时长都会影响临床方法。在我的实践中，我常常发现某些个体的挣扎能够用心理治疗的一个特定理论典范进行极好的描述。[1] 于是相关的理论就成了我理解和治疗那个人的指引。围绕每个疗愈情境都会发展出一套理论框架，而不是将每一个情境套入一个僵化和预先设定好的结构中（Schön, 1983）。

对于有经验的临床治疗师来说，需要始终记住帮助人的过程是一个不断探索发现的行动，这称得上是一个挑战。

（1）人本主义心理学

在三大心理学流派中，人本主义心理学对戏剧治疗的基本实践影响最为重大，它提供了一个基本的治疗立场，并且和在戏剧治疗中被见证和看重的内容具有相似性。

人本主义心理学诞生于 20 世纪 50 年代，它成为心理分析和行为主义的另一选择，而那两个流派当时占据主导地位。人本主义心理学被称为"第三个流派"，目标在于强调人类的全部潜能，即人类具有创造、艺术、精神、自我实现和转化的能力。人本主义心理学并没有绝对的、确定的答案。它包含了许多其他心理学理论的主要层面，而不是

1　尽管由精神分析、行为主义、人本主义启发而产生的概念在整合框架中占据主导，但对其他理论模型也有运用，这些包括但不限于：荣格的分析疗法、格式塔疗法、家庭系统以及不可缺少的心理剧。

排它的。马斯洛是人本主义心理学的主要创始人之一，也是弗洛伊德学者、行为主义者和存在主义者，他曾经表明看见自己正在发展一种"超越的心理学"（Maslow, 1971）。

人本主义思想诞生于欧洲的存在主义和现象学，罗洛·梅（Rollo May）的作品是其中的代表（1961, 1975）。存在主义和人本主义的心理学方法有相似之处，它们都尊重来访者的主观体验、信任来访者的能力并且肯定个体的自由和选择。然而，存在主义假定"我们面临这样一种焦虑，即必须做出选择，从而在一个缺乏意义的世界中创造一个永远不安全的身份"，人本主义却认为"我们内在就有能够将事情实现的天性和潜能，由此我们能够找寻到意义"（Corey, 1986, p.101）。

这种趋于实现，也就是说，朝向成长和健康方向的发展趋势，成为人本主义心理学的基础。阿尔弗雷德·阿德勒（Alfred Adler, 1924, 1939）是个体心理学的创始人，他首先引进了创造性自我的概念。由于他对于人类的整合观点，以及他相信人们通过努力，能够进行自我实现并有能力做出改变，阿德勒被看作是人本主义心理学的先驱。"人类灵魂的生命，"他陈述道，"不是一种固定存在，而是一直在蜕变和成长。"（Adler, 1963, p.ix）雅各布·莫雷诺是心理剧的创始人，他同时也是人本主义心理学的先驱。早在 20 世纪 20 年代，莫雷诺将创造性的重要性带入精神病学的视野中，也提及自发的现象是发展个人自由和责任感的关键（Blatner, 1988b）。莫雷诺相信"人类的本质特性是进行自发性和创造性行动的无限能力"（Fox, 1987, p.39）。

人本主义心理学家对每个人既实事求是看待，也看到他的潜能；正如欧洲的存在主义所论述的，在存在的现状和发展的可能性之间有一道空隙。人本主义心理学家关心的是人类能够在何种程度上实现他们的潜能，从而实现自我。他们一方面承认个人历史的影响，同时也相信人们有能力积极塑造自己的生命。马斯洛（Maslow, 1968）曾写道，"我们既发现和揭露自我，也决定我们将要成为何人"（p.13）。

戏剧的扮演能在人类的局限和抱负之间、在我们是谁和我们希望成为谁之间搭建桥梁，这是人本主义心理学和戏剧治疗的首要关系。戏剧性的扮演是一种介于中间的状态，介于幻想和现实之间。这种模式是虚构的，然而体验却非常真实。虚构的模式使我们能够去做现实生活中无法完成的事情，如表达恐惧的情感、改变行为模式，或是展示新的特质。一旦我们体验了这种经历，即使它是虚构的，这种新的体验也能成为我们真实生活经历的一部分。戏剧治疗中的扮演不仅由我们当下的自我和过去的自我组成，也包含未来的自我。戏剧治疗吸取了人类影响个人行为和修改个人生命剧本的能力——这是人本主义哲学的信条。

马斯洛（Maslow, 1968, 1971），罗杰斯（Rogers, 1951, 1961），彪勒（Buhler, 1962），梅（May, 1961, 1975），莫斯提卡斯（Moustakas, 1966, 1967）以及其他人本主义心理学家都将他们的作品建基于健康模型上，而非病理学模型上，他们认为人类本性是良善和健康的。马斯洛（Maslow, 1968）认为，疾病是由匮乏所致，是由于基本需求得不到满足而引起的。在我所聚焦的团体治疗中，一个人早期生命中没有被满足的需求会得到处理。来访者能够经历安全、接纳、尊重、支持、归属感和亲密感。个体通过和许多的他者互动，而不仅仅是和治疗师一个人接触，能够加强这种弥补的体验。

在戏剧治疗团体中，最初的焦点是在一个安全和滋养的环境中的人际互动。一旦来访者收到并将这种滋养吸收，并为他人也提供同等的滋养，她就开始探索将这份滋养给予自己。在后期阶段，许多戏剧性的扮演都反映了来访者心灵内部的过程，这当中来访者扮演自己性格的多个面向，扮演与他人打交道的角色，承担起一个"更高的自我"的角色，或者简单地即兴表演一个独处的场景。心理健康关乎能否得到他人的支持，以及给予他人支持。我们必须能够开启内部的资源，向内找寻安慰和力量并最终依靠我们自己。

马斯洛描述了两种内在的力量：对未知的恐惧（导致了对熟悉事物的依赖），以及对成长和变化的渴望。成长的渴望从安全感中诞生，就像心理健康的婴儿会因父母的在场感到安心而进行冒险。[1] 我们只有在拥有一个安全的基地来运作，并且时刻都能够退回这个安全基地时，才敢于向前迈进。如果没有这个安全基地，成长的渴望就受到阻塞。在我的疗程中，我首先会创造一个安全的场所，而很可惜的是，我的很多来访者在此前从未体验过。治疗是渐进的、有节奏的，这样来访者的恐惧就会减轻，而对成长的渴望则加强了。每一步都为下一步铺平道路，让来访者有一种期待且准备就绪的感觉。

人本心理学家假设，如果正确的元素都出现（在童年早期或是疗愈情境中），成长的冲动就会显露出来。自我实现的概念（Maslow, 1968），或被罗杰斯称为"机能完善"的人（Rogers, 1961），都近乎于创造性的近义词。马斯洛认为创造性暗指了具有自发、游戏、表达、活在当下以及和个人的童趣相联结的能力。罗杰斯将创造的动机与自我实现的驱动力等同，梅（May, 1975）曾在书中写道，创造性过程代表了"最高程度的情感健康……是正常人在自我实现的行动中的表达"（p.40）。

---

1 这个概念与物体关系理论学家的观点相一致，包括温尼科特（Winnicott, 1958, 1960）所描述的"足够好的母亲抚养"和充分的"支撑环境"，以及马勒（Mahler, 1975）关于分离和个性化的分析。

戏剧治疗过程中经常唤起的特性与那些有创造力、自我实现的个人常被描述的品质类似。一个人的自发性、游戏性、表达能力、足智多谋、想象力、幽默感、同理心及童心都被带了出来。这些品质不仅符合马斯洛的描述（以上），也与"内在小孩"（这些描述来自酗酒、虐待儿童和家庭治疗领域的研究），"真实自我"（real self）（Horney，1939），以及"真我"（true self）（Winnicott, 1958; Miller, 1986）的描述相符。依照人本主义心理学，一个人健康的部分在戏剧治疗中总能够得到见证、强调和发展。心理治疗工作人员曾经只从病理学的角度看待来访者，所以当他们看到严重紊乱的来访者在这种治疗情境下所展示的力量时，会感到十分震惊。所有的来访者，包括那些受到严重创伤的人，仍有一盏健康的信号灯在闪亮，治疗师的目标是让病人看到这盏灯，不管它的光芒有多微弱。

（2）精神分析

若要恢复我们的真实、生机和童心，就意味着要修复我们曾受到伤害的内在小孩，并解决童年的伤痛议题。对基本需求的不够关注、自恋的伤害（Kohut, 1971）和童年早期的精神创伤都会导致心理疾病。再没有比精神分析更能让我们了解个人的历史和伤痛、内在生命的复杂性以及无意识的角色。在长期的戏剧治疗中，我相信精神分析所强调的通过揭示过去而与现在相联结是十分必要的，这和人本主义心理学的概念并不冲突。马斯洛（Maslow, 1968）自己曾谈论过需要进入我们的深处，了解更多的自我——包括首要的历程、记忆、梦境和无意识。他认为"如果保护我们自己远离内心的地狱，也就阻止了我们通向内在的天堂"（p.142）。

戏剧性的模式为象征性地表达压抑的感受提供了工具。一个人内在生活里不能言说、无法被吸纳，甚至无法在意识和口头的层面被容忍的部分，通过戏剧和其他创造性的艺术过程就能够被安全地探索。许多戏剧技术都包括自由联想，其中最有名的是转化（transformations, Johnson, 1991）。其他的戏剧手段，尤其是心理剧的扮演，涉及逐步加深地去再现重要的场景，为个人的过去和现在建立情感和认知的联结。

如此一来，精神分析和精神动力心理治疗（古典精神分析的衍生物）的主要特征就能够和戏剧治疗的人本主义方法相整合。关注的话题包括早期母婴互动与自尊（Kohut，1971），婴儿及童年时期的分离和个性化（Mahler, 1975），发展中的社会和环境因素（Horney, 1939），虐待儿童的现实和安全重现重要创伤的需求（Miller, 1986）。有情感地对过去进行探索、培养洞察力和自我力量，这些都是戏剧治疗长期的必要的组成部分。在一种信任和接纳的疗愈关系背景下，戏剧治疗师的解读会被有选择地采纳。治疗过程中的移情会被识别和留意，但不会像在精神分析理论中那样被强调。在团体治疗中，团体成员在对待他人时所呈现的多层次反应以及在处理这些相互关系时所学到的，与治疗师的移情关系一样受到同等关注（Yalom, 1985）。

戏剧治疗的整合框架中很重要的一方面就是共情，这也是卡尔·罗杰斯人本主义以来访者为中心的治疗方法的关键部分（Carl Rogers, 1961）。与古典精神分析中典型的中立和治疗距离相反，戏剧治疗师在来访者扮演的生命戏剧中会积极地表达她对来访者和参与者的痛苦的共情反应。当代精神分析师，如海因茨·科胡特（Heinz Kohut）将精神分析和人本主义之间的缝隙相联结，科胡特坚持认为共情、对来访者主观体验的尊重，以及"修正的情感体验"对治疗过程十分关键（Alexander & French, 1946; Kahn, 1991）。"对于共情的最好定义，"科胡特写道，"……就是一种进入另一个人的内在世界去思考和感受的能力。"（Heinz Kohut, 1984, p.78）这个定义让人想到罗洛·梅基于人本主义、存在主义传统提出的观点，即治疗师不仅要倾听，而且要从许多不同层面去"体验"与病人的交流（Ford & Urban, 1963）。

在我自己的实践中，一旦足够的自我力量形成，足够的支持和信任在团队中发展出来，我就会帮助来访者接近和拥抱他们受伤的自我，并让他们自己成为自己的"父母"。为了支持这个过程，加深和交流我的共情，我有时会扮演来访者的一面，或是扮演他的替身（Moreno, 1946），或者甚至我自己来扮演（来访者内心的）受伤的小孩的角色。然而，无论是否进行扮演，没有比表演更能让我们真正了解在进入他人世界的同时也维持我们自己的边界。戏剧治疗师受到的表演培训帮助她能够给予每一位来访者（和每一个受伤的内在小孩）所应有的共情。

米勒（Miller, 1986）认为在受伤的小孩之下是一个更为真实的内在小孩。戏剧治疗中引出的来访者的健康情绪，能帮助他表达主要的痛苦和渴望，同时，与这种原始伤痛和渴望的接触又能带来个人深层次的自我实现。

（3）行为主义

戏剧治疗不仅关乎挖掘原始伤痛和隐藏的力量，同时也关涉内在成长具体的、行为的显现。戏剧治疗是行为导向的，目标既包含洞察力和情感的成熟，也包括实践的改变。

尽管古典行为主义看起来和精神分析的思维及戏剧治疗相矛盾，因为它拒绝潜在的无意识冲突并将主观体验降到最低，然而它对可见改变的强调仍影响着戏剧治疗的基本实践。行为治疗关注如何打破固有的不良模式以及如何获取新的解决技能，这与戏剧治疗的目标十分相似。沟通技能、人际互动、习惯性反应在戏剧治疗环节中都被积极地检视。改变不仅变得可视，而且直接进行了实践。传统行为治疗中，为了给治疗师提供一个清晰的行为机制样本以供来访者发现、探索和演练不一样的行动，疗程中会包含模拟场景的角色扮演，这构成了戏剧治疗整合框架的重要部分。

认知治疗认为一个人的思维很大程度上取决于他的感受和行为（Beck, 1976），这与行为治疗相关，因为它以现在为导向、以解决问题为导向。然而，认知治疗与行为治疗（以及精神动力治疗法）不同，它假定行为是受到人意识觉知以外的信念影响的（Corsini & Wedding, 1989）。认知—行为方法的结合与戏剧治疗的整合框架相关，因为它检验了来访者对事件的解读，并且试图积极地修正那些可能限制来访者获得健康和实现自我的认知。

总体来说，戏剧治疗是一种主动积极的、创造性的心理治疗形式，它带动了参与者的力量和潜能，接近并拥抱个人隐藏的伤痛，使新的生命立场得以实践和上演。戏剧治疗的整合框架受到人本主义心理治疗、精神动力心理治疗和认知行为治疗主要概念的指引。在我自己的实践中，情感宣泄和掌控、认知洞察和行为改变都是治疗过程中不可或缺、相互交织的部分。某个来访者或是团体独特的性质决定了治疗的方向，同时我也相信在此过程中需要大量获取早期家庭、社会和发展的经验，并且相信人类在生命过程中有能力做出改变。

治疗目标

治疗目标的形成与对个体来访者（或团体）特殊的议题、需求、优点和缺点的持续检验相关。然而，有一些通用的目标超越了特别的个案。以下是对戏剧治疗主要目标的简要概述，代表了我个人的临床经验和视角。

第一个目标围绕情感的表达和抑制。戏剧为强烈和多样的情感表达提供了出口。恐惧的情感通常能在戏剧模式中得到安全地表达，部分原因是此过程不会带来真实生活中的后果，也由于戏剧能给参与者提供与所扮演角色的距离（或是分离）。演员在体验强烈情感的同时，也能够控制她的表达。戏剧治疗强调的是情感释放和情感抑制之间的相互作用。抑制并不是压抑，而是对个人情感的掌控，这能使人通过合适的、能够让人接纳的渠道释放感情。有些人需要更多的帮助去接近、表达感受，或者与他们的情感实现更深的联结；另一些人很容易就被情感淹没，他们需要更多帮助以达到情感的抑制和自我掌控。对很多人来说，这两者是相互交织的：对情感表达的恐惧其实是由于害怕失去控制。这样的人需要一点一点地同时体验情感的表达和情感的抑制，直到他们开始意识到并且信任自己能够包容涌入的感受，并将其放下。

发展看顾自我 (the observing self) 是第二个目标——也就是发展我们自身能够见证和反思自我的部分。戴克曼（Deikman, 1982）将看顾自我和观察自我（the observing ego）区分开来，认为前者是更超越自我的部分。我将这部分称为我们自身内在的导演。导演有宽广的视野，并且即使在情感旋涡面前也能够理性思考。导演有一定程度的抽离，从而能够带有反思地进行回应，并且对选择保持觉察。她或他拥有一个扩大的视角——包含过去、现在和未来，包括其他演员，以及存在于外界和自我之外的一切与自我有关的关系——"更大的画面"。这种视角即便不是一种精神意识和信念，也通常意味着抱有希望，这在心理治疗中十分重要，却时常被忽视。我所指的抱有希望和信念并非指不切实际或是无法获得，而是对所有人来说，不管从外在经验还是内在改变的层面上都是有可能实现的。

第三个目标是角色资料库的扩展。我们真实生活中的角色、反应和与他人的互动机制都是有限的，我们被自我的模式和他人对我们应该有何种表现的期许所禁锢。然而，在戏剧中，充满了无限可能性。我们能够去实验不同的身份，探索和表达潜伏的自我特质，练习叙述的新方式。对于角色资料库的扩展不仅涉及扮演大量角色，而且包括对每一个角色的扮演都带有灵活性、全情投入并且完整演绎。角色资料库扩展之后，我们就有能力处理更多样的生活处境，解决新任务，并以新颖和有创意的方式面对老问题。僵化被流动取代，我们曾感到受阻碍的方面、我们自己预设好的剧本里的演员，都被赋予了新的可能性。我们对待生命经验更为敞开，而这些经验原本看起来是几乎不可能获得的。更具有意义的是，我们越来越能够为自身蕴含的一切能量提供空间。

角色资料库的扩展带来了自我形象的改变（当戏剧治疗以一种活跃的、整合的方式发生时）。自我形象的修改和扩展成了戏剧治疗的另一个目标。角色和自我形象之间存在动态的、互动的关系：我们的自我形象决定了我们的角色资料库内容，而我们的角色资料库又反过来决定了我们的自我形象。许多来访者的父母都让这些来访者在其童年时期觉得自己糟糕且无价值。悲剧的是，这些来访者发展起来的，恰是与他人投射给他们的形象相匹配的自我形象，这种自我形象决定了他们的角色资料库。但是，来访者通过接触更多的角色类型，同时在参与团体治疗的活动中，突出的一点就是团体其他成员以更为宽广和越来越积极的角度看待该来访者，令其参与见证并反思，来访者就逐渐开始修正他们对于自我的认知。自我形象的扩展和提升使得来访者提升了自我价值感，这包含开始去认识、理解、接纳和尊重他们自身的多种面向。

最后一个目标是提升社会互动以及人际能力的发展。事实上，戏剧首先是一个集体的、合作的艺术形式，这使得它十分适合这个目标，尤其是在团体治疗中。对患有常见的退缩、与社会隔绝这一精神疾病的来访者来说，这个目标在戏剧治疗中尤为突出。通过戏剧治疗，参与者在口头和非口头的交流中都变得更加自信、更有能力。团体中发展出来的紧密关系和信任成为在真实世界中可能性的微缩情形，从而减轻了许多人在进入治疗初期所带有的深度的隔离感。即使参与者在社会化方面没有问题，戏剧治疗也能够为其提供一种探索复杂人际交往的工具。将戏剧用在治疗中将其作为一种治疗，这个过程就强调了人际关系，而这正确保了我们所有人实现最深层可能的检验和理解。

情感的表达和抑制、看顾自我的发展、角色资料库和自我形象的扩展以及人际交往能力的提升——这些治疗目标在戏剧治疗整个过程的每个阶段都将被证实。以下章节检验了长期戏剧治疗中的渐进阶段，并将每一个阶段和本章开头所提到的五大概念源头相联系：戏剧性游戏、剧场、角色扮演、心理剧和戏剧性仪式。

第二章

阶　段
——戏剧治疗的五个阶段

　　在长期的戏剧治疗中，我留意到在来访者和治疗过程中，戏剧的内容和特性都具有渐进性和连续性。本章将描述戏剧治疗过程的五个阶段。这些描述绝非来自于一个设计好的框架，而是基于对治疗团体的全面观察。总体来说，我发现从一个阶段到另一阶段的转换表明了团体疗愈性的成长，如果是在个人的戏剧治疗中，也象征了治疗过程有积极的发展。

　　本章所描绘的五个阶段与第一章描述的五个概念源头是相关联的。所有五个概念源头的元素在每个阶段都有显现，每个特定的阶段对应一个源头。第一阶段受到戏剧性游戏的影响最为显著，第二阶段对应剧场，第三阶段对应角色扮演，第四阶段对应心理剧，第五阶段对应戏剧性仪式。这五个阶段具体体现为互动式戏剧性游戏、有发展的戏剧性情景演出、解决个人情境的角色扮演、以心理剧的演出高峰进行深层问题的探索、以相关仪式进行完结。所以这些阶段有如下副标题：戏剧性游戏；情景演出；角色扮演；演出高峰；戏剧性仪式。

第一阶段：戏剧性游戏

　　第一阶段为支持接下来的演出奠定了基础，一个不具有威胁性的、玩耍的环境被建立起来。这个过程包括创造性戏剧活动、即兴表演、有趣的互动练习和有结构的剧场游戏。许多技术都要求参与者身体的活跃，多数都需要社交互动。个人和团体技能得到发展；这些技能反过来也促进了参与者自信心和自尊的提升，以及对于其他参与者品质的觉知和欣赏。第一阶段基于一个健康的模型，来访者的优点和健康的部分被激发；保持了人本主义典范，像表达性、趣味性、创造力、自发性、幽默和活力这些品质都得到滋养。这些品质帮助来访者增强自我力量，使他们能够承受更为退行（regressive）的治疗内容，通常包括在疗程后期会进行的痛苦的自我检验。

在第一阶段中，信任开始建立——包括对自己能力的信任、团体成员之间的信任、对疗愈师的信任。对自我及他人的接纳、团体成员之间强大的联结感、团体的凝聚力都是一个成功的团体疗程的重要特质。虽然这些特质需要时间逐步发展，而且通常缓慢且道路崎岖，但戏剧却能提供独特的方式来加快和加强这个进程。在以语言交流为主要治疗方式的团体初期，成员之间的互动是非常令人尴尬的，因而尽可能被降到最低，而戏剧治疗却能促进这种互动。戏剧是一种集体的、合作的艺术形式。戏剧的这个层面对于第一阶段十分关键。戏剧所具有的让人联合的能力被加以利用，集体的创意被鼓励。团体的互动和合作帮助团体发展出身份意识和成员互相间的支持。在个体的戏剧治疗中，第一阶段的互动戏剧过程则促进了来访者与治疗师之间的关系和信任的建立。

第一阶段中戏剧的另一个重要特质是自发性。自发性是即兴戏剧的关键要素。自发性这个词来自拉丁词根"sua sponte"，意思是来自一个人内心的自由意志。具有自发性特质的人与她最深层的渴望相联结，并能够随之付诸行动，而不是服从他人的期许。如果没有自发性，人就不能在当下行动；她也会被过去捆绑，对未来退缩。新的情境引出了习惯性的反应和未打破的模式。"通过自发性，"斯普林（Spolin, 1983）写道，"我们得以重组自我，它创造了一次爆发，那个时刻将我们从传承下来的参照框架和充满陈旧事实的记忆中解放……"（p.4）马斯洛（Maslow, 1967）曾说道："全面的自发性能确保天性的诚实表达，并确保有机体以独特的风格自由运作。"（p.54）

第一阶段的最主要概念源头是戏剧性游戏，它促使自发性的产生，并促进了参与者之间的关系和互动。第一阶段中运用的主要戏剧过程都和戏剧性游戏相关。参与者将个人或社会层面有意义的主题以象征性的、富有创意的、合作的方式扮演。当参与者进入想象的世界时，熟悉的主题和议题也被置之身后。

第一阶段在疗程系列中可以是最有组织，也可以是最没有组织的部分。当处于自由联想和不定向表演模式时，它是最没有组织的状态。治疗师通过观察和参与到来访者的戏剧性表演中，能够对潜在的问题和主题有更深的理解。如此一来，治疗师对来访者情况有所了解之后，在治疗的后期就能够进行干预行为。当治疗师作为主动的引导者将来访者轻轻带入戏剧的模式和治疗过程中，而不是强调诊断和解读时，第一阶段就成了最有组织的一个部分。有组织的、具有活力的表演和戏剧游戏（两者都适合于戏剧治疗）

会削弱来访者潜在的勉强、恐惧和自我意识，对于已经忘记儿时戏剧游戏的成年来访者来说尤其适用。在这两种情形下，无论是有组织的还是没有组织的，治疗师的角色和她或他此时使用的技术对治疗过程都有重要影响，然而在治疗的后期她或他所进行的干预行为则比对技术的选用要重要得多。

是否采取有组织的方式取决于个别来访者的需求，也由治疗师的路径决定。我自己倾向于在早期阶段趋于有组织，尤其是面对情绪困扰的成人团体。高度的组织性能够减轻焦虑，削减阻抗（这个是我的优先级，而其他治疗师可能会选择聚焦在这种阻抗上并加以解读），促进互动，并且反而能够释放自发性和创造力。这种组织性在治疗的全过程中逐渐减弱——直到最后阶段的有组织的仪式部分。相应地，我设计的绝大部分技术都是专门面向第一阶段的。

最初的活动要简单、能让人参与、不会失败，并且，与参与者的年龄适宜，这些都十分重要。戏剧治疗师需要特别留意年龄的适宜性，不仅因为在早期阶段来访者即便不怀疑，也会显现过分的谨慎；更因为在戏剧性游戏和"幼稚的"儿童游戏之间仅一线之隔。激发来访者的童心特质和幼稚的一面，这两者之间存有区别。在此时如果对技术使用不当，则可能使来访者的抑制和阻抗增加，这通常会令来访者对投入治疗变得摇摆不定，甚至退出治疗。承认来访者最初的焦虑并保持敏感是十分关键的。戏剧治疗中，来访者除了会产生通常加入任何治疗过程和一个团体时会出现的恐惧之外，还有特定的恐惧，这包括担心自己显得幼稚、必须要去表演（以及失败和犯错）、被要求去成为别人（或是去扮演非自己真实感受的状态）。治疗师应该避免使用任何有可能确认这些恐惧的技术。在第一阶段中必须赢得来访者的信任，建立一个积极的疗愈关系是最为主要的。在后期治疗中，来访者对治疗的投入和联结感也同样由同伴关系、整体的团体认同感所支撑。

在第一阶段中通过敏感的领导力，来访者能体验到被允许、自由和愉快的感觉，这让人想起儿时玩游戏的体验。这种被允许的感受延伸到第二阶段，会成为解放感，在此阶段将有更成熟的戏剧表演和情景演出。

第二阶段：情景演出

第二阶段由第一阶段的自发即兴玩耍和有组织的戏剧性游戏演进而来，为由发展成熟的角色和特质扮演的戏剧性情景提供支撑。本阶段中，主要使用的戏剧过程是情景演出，这通常是即兴的（虽然有些戏剧治疗师会使用已经存在的剧本）。虽然第二阶段中仍然能看到与戏剧性游戏的关联，但其最核心的概念源头是剧场。第二阶段的形式和技术虽然被改为适用于治疗过程的形式，但依然与剧场练习非常相似。事实上，从未参演过戏剧的普通人，在此之前认为自己完全不会表演，此时的表现却令人震惊。只要有一个安全、支持性的环境以及敏感的节奏和指引，所有人都能够以戏剧的过程表达和揭露自我。

在心理剧中的主角会扮演在不同情景下的自己，与之相反，在第二阶段的情景表演中，参与者扮演的角色不会反映自己的生活。这就允许参与者与角色之间存有更大的距离，并且减少即刻对自我的暴露，这对于培养参与者的信任和自发性是很有帮助的。

第二阶段中核心的戏剧概念就是表演能让人"变得不同"。不同的场景和角色使来访者有机会体验和展现他们新的一面。跳出自己、进入一个新角色令人自由，诱发人从日常生活中时常体验到从内在和外在的限制中解脱和释放。在戏剧场景下，潜伏的自我特质能够显现，压抑的情绪也能得到表达。参与者希望拥有的品质和性格能在此时进行尝试和展现。一个人的"阴影"也能被容忍，并通过被认可的角色表达和发声。

治疗师在此阶段关键的觉知是需要确保来访者自我表达和角色扩展的自由。具体来说，治疗师不应该坚持口头的"加工"或"占有"。如果强迫参与者去持有所有自发产生或是在角色情景下出现的特质，会让参与者压抑，而第二阶段的开端应该是解放的，而非压抑的。不破坏这样一个能够触发"转化"的情景，是非常重要的。

在第二阶段中期，来访者开始自然而然地对他们的表演进行点评和讨论。通常他们对在场景中展现的情感会显得惊讶，或是对自己扮演的角色表示吃惊。典型的评论有，"我简直不敢相信我在那个角色中表达了如此多的愤怒"，"我这辈子都没有像那样表现过"，或者"这和我一贯的作风太不一样了"。在第二阶段的后期，来访者会从角色中获得更个人化的理解。此时的评论或许会是："这是我的模式，所以扮演这个角色感觉挺熟悉的"，或者"那个部分帮助我表达了真实感受到的悲伤"。这是疗程中令人激动的时刻，因为此时来访者真的将戏剧和疗愈联系在一起了。对他们来说，这通常是一个"啊哈"的体验；他们也同时第一次将这个活动理解为戏剧和治疗的结合。在我首次体验戏剧治疗的州立医院，我见证了参与者有效且显著的转化及他们表演时的行为，但我的团体从来没有达到第二阶段的后期。毫无疑问，第二阶段的戏剧过程所带来的允许和解放的确发生了，然而对于表演和真实生活的关联的讨论并没有展开。

第二阶段完结的标志包括"演员"和"观众"的反应。观看场景表演的来访者开始表达他们由场景所引起的联想和被勾起的感受或回忆。一段夫妻吵架的即兴表演或许令某人想起他的离婚；一个关于失去的场景或许会引发悲伤甚至让人流泪，就像看电影或话剧时的情感宣泄。场景也帮助人们回想起生命中积极的时刻，并有机会将这些内容分享给团体。言语的加工不是被迫而为的，而是自发表达的，来访者会展现想要回顾和讨论这些场景的渴望。

由于个人的揭露和潜在的强烈情感回应会在这个时期发生，所以应当注意，当团体和治疗师之间已经形成了某种程度的信任之后才能开展第二阶段，这点是很重要的。技艺娴熟的治疗师不仅有耐心、容许每个阶段的自然发生，而且她可以欣赏每个阶段所带来的贡献，就像家长对她的小孩的每个成长时期所呈现的特性都会十分享受。

在戏剧治疗的前两个阶段，戏剧媒介提供了保护或者伪装，也促成了自我实现。参与者在这种背景下通常比在正常的每日生活中更能够暴露自己，同时也感到更为安全。然而，随着团体成员之间、成员和治疗师之间的信任持续增进，来访者对保护的需求消解了，从而被暴露的内容能够有意识地得到宽容和整合。第二阶段最后的语言加工将场景表演导向一个更为个人的方向。在戏剧治疗的后期，戏剧媒介会被用来更直接地探索个人素材。

第三阶段：角色扮演

第三阶段的标志是编剧由想象转向真实，来访者现在已经准备好运用戏剧的媒介探索他们自己生活里的情境。当前的困难、冲突和关系都会得以呈现并接受检验。此时，戏剧和真实生活中的那条分隔线尤为明显。这些基于真实生活的场景让人觉得"如此真实"，然而，事实上，它们是虚构的表演而非真实生活中发生的事件，这点对治疗可能性来说意义重大。这个阶段就变成了一个实验的环境，真实生活可以在这个安全的环境中被探索和试验。在虚构的世界中，人们能够对抗困难的情形，尝试新的选择，为真实生活中的事件做准备——而一切都不会产生后果。第三阶段的中心概念是"戏剧即生活的预演"。

第三阶段首要的戏剧过程是角色扮演。来访者能够回放与朋友之间令人困惑或心烦的互动摩擦、模拟面试、向生命里重要的人表达感情、对抗令他们感到愤怒的人。由一个特定群体共享的常见主题常常被探索。例如，一个滥用毒品者小组或许会角色扮演一些滑稽短剧，主题围绕处理酒精或毒品的诱惑。在团体中对人际关系问题会进行戏剧性检验，这很大程度上也是第三阶段会涉及的领域，该阶段会包含心理剧和社会剧的很多方面。

角色扮演和角色理论包含了对第三阶段最有影响的概念源头。通过戏剧扮演和随后的讨论，来访者对他们在生活中扮演的角色和与人互动时体现的模式有了更清晰的认识。在戏剧舞台富有启示性的灯光之下，真实生活中的时刻被放大并加以阐释。来访者一边表演，一边观看他们自己的表演，这在真实生活中是难以时常实现的。戏剧所提供的与现实的些许距离刺激了看顾自我的运作。这一距离可以得到运用，如在场景中间或场景刚刚结束时暂停片刻，演员们此时检验每个人的角色和行为，每个人是如何解读、如何被其他人的角色及行为所影响的，个人在她自己的角色中表现如何，等等。曼厄姆（Mangham, 1978）说过，由于我们的角色形式有限，多数（互动）行为，甚至思维的反应是可以预测的。例如，"一个悲观的人不太可能以相反的方式对场景做出反应，所以他的表演行为都会确认他的悲观论调"（p.28）。在戏剧治疗中，参与者不仅对自己在戏剧模式中所做的这类选择更有觉知，而且像戏剧治疗师这样客观观察者的在场，能够帮助确保这样的模式会被注意到。于是戏剧治疗在戏剧方向的保护下，逐渐开始进行干预，帮助参与者发展觉知力并改变，而不是任其不断重复。

戏剧治疗中有些场景是用来演练真实生活，而有些是为了在疗程中促进健康情绪的宣泄，却不是为了真实生活而准备的，戏剧治疗师在必要时必须向来访者澄清这两者的区别。当来访者将后者与前者混淆时，这样的澄清就十分必要。例如，一场与虐待儿童的家长进行的愤怒对抗，或许对某位来访者在虚构模式下是一种有帮助的经验，但在现实生活中却未必具有建设性，甚至是有害的。如果治疗师怀疑表演会潜在地促使来访者（或者团体中观看该场景的成员）将场景转化为真实情形（也就是说，在疗程结束后，在真实生活中她会去付诸实施），或者发现来访者由于认为被鼓动去做她在真实生活中不想做的事情而抗拒表演，此时治疗师做出以上的澄清也是十分必要的。

来访者不仅扮演他们自己，也会扮演生活中的其他人。例如，青少年或许会被当作他们的父母接受采访，继而表演父母和青少年之间的冲突场景。在扮演他人角色的过程中，来访者开始获得不同的视角，从而能够更好地理解他人的反应和动机。此外，正如前一章中对米德（Mead, 1934）角色理论的讨论，扮演和自己生活相关的其他人的角色（也就是以生活中其他人的眼光看待自己）能够促进自我观念和身份认同的发展。去承担这样的角色（例如，如果我扮演我的哥哥，而其他人扮演我）能够使人包容和吸纳在与他人关系中自我的多重角色和面向。

第三阶段的治疗通常是在行为的层面上。例如，自信训练的角色扮演就是第三阶段的素材。然而，在戏剧治疗师有技术的干预之下，同时也能收获对角色和行为模式的洞察，以及对其他方式的实验。此时的治疗师需要对场景的方向仔细留意，以确保引导来访者去理解和发觉更多选项，而非任其做出重复真实生活的表演。此时，语言处理与戏剧表演通常是整合的。戏剧扮演和讨论既能帮助来访者发泄情绪、练习新的行为方式，也能让他们理解和改变潜在的机制。至关重要的是，在此阶段来访者不仅具有演员的体验，也成为他们自己生命戏剧的导演、编剧、观众和评论家。

在第三阶段的结尾，来访者通常会开始清晰地体验到对他们生命所抱有的希望。这种希望来自于他们的亲自体验（而非想象）对个人场景做出回应（通过戏剧的模式），回应的方式不是他们在现实中深陷其中的非建设性模式。我们获得的启示是，如果他们能够在几乎是真实的场景中进行这样的表演，或许他们就能把这种行为带入现实。此处必须重申在第一阶段和第二阶段中提及的关于发展表演技能的重要性。如果没有一定水平的表演娴熟程度，这些场景就"不够真实"到能促使这种机制真实发生。也是在这个时期，通常有来访者汇报说他们对于真实生活中的一个棘手问题做出了新的、非典型的回应。许多来访者都告诉过我，他们实现这一点的方式是假装自己正在场景中表演。换句话说，这些来访者把在戏剧表演中显示的能力运用在现实生活中，以对生活中的事件进行更有效的、有益健康的处理。

第四阶段：演出高峰

对当前生活中的角色、关系和冲突的检验逐渐将来访者引领到一种深层次的内省当中。第三阶段中达到的角色和生活模式意识的提升，能帮助来访者进入无意识。伴随之前进行的练习，参与者自然而然就开始进入他日常生活表面之下隐藏的内容，质疑自我身份，如何看待自己，自己为何会有现在的行为表现，什么环境影响了自己的情感发展。第四阶段的标志是从具象的、当下生活中的问题转移到一个人生活中更为核心的问题。过去显现出来，无意识的素材变得触手可及。记忆、梦境、联想和形象（有些是关于家庭系统排列、童年创伤、重大事件）给未解决的问题、反复出现的主题和持续的挣扎提供了阐释。第四阶段的场景通常以影响或扰乱来访者现在生活的体验为中心。有些场景蕴含了自我显现，这些自我的面向在此之前对于团体、治疗师甚至是来访者自己而言，都是隐藏的。

第四阶段的首要概念源头是心理剧，最主要的戏剧过程是心理剧的形式。当主角的内在生活以戏剧的方式被探索、他们的生活重新上演时，在团体中就提高了对个人的聚焦。莫雷诺的许多心理剧技术，如替身，对第四阶段的早期而言都至关重要。到第四阶段中期，来访者开始进行演出高峰场景。演出高峰是指对于之前阶段中出现的主题或被暴露的模式进行阐释和深层探索。

尽管第四阶段的演出高峰类似心理剧场景，但它有两点独到之处。其一，只有当来访者已经对戏剧表演十分熟练、团体内部也已建立起很高的信任时才会在这些场景演出。其二，场景内容是产生于目前的进程、自然而然出现的。这些特征使得深度、敏锐和复杂性成为可能，而这些在来访者开始心理剧治疗时是不可能发生的。演出场景无论在戏剧还是治疗的层面，都带有真实感，具有强烈的能量。在以表演为导向的戏剧治疗团体中，最后的演出，尤其是自传式的表演，通常都由高峰表演组成。

在我自己对来访者的治疗中，到达这个阶段需要一个进化过程，我认为至关重要的原因是自我显现的程度和情感的强度，是与团体的凝聚力和支持程度密不可分的。在心理剧中，场景通常能达到一种有力量且深刻的水平，而远远超过了团体成员之间联结的程度。在一次性的或者"插班"的疗程中非常强烈的场景也很常见，其中的风险之一就是表演结束后的疏离感。同时，在戏剧治疗中渐进的、有节奏的过程中所浮现的重要问题（来访者和治疗师都无法对其进行预测）就促成了惊奇和发现之旅。假装或是伪装的概念带来了揭露和曝光，这在早期阶段被运用，在第四阶段也十分需要再次强调。在戏剧治疗中，参与者从表演开始，而非重新扮演。在表演中，来访者不会从熟悉或者可预测的问题上开始治疗，因为这些问题通常被他们无意识地当作一个盾牌，好让自己不用面对和处理更重要的问题。渐进、有节奏的过程也使治疗师能够在踏上第四阶段强烈的场景高峰之前，估测并帮助来访者发展对情绪化和自我曝光的容忍度。

演出高峰在团体过程中是一个高潮点，该过程强调揭露、曝光和分享，参与者的洞察力也更加深刻了。当尘封的情感涌出并获得表达的出口时，一个强有力的宣泄体验就发生了。治疗的强度与场景的戏剧力量相吻合，两者都与团体的支持度和凝聚力相关联。内在的资源、创造性能力以及未被挖掘的力量在发展这些场景时都被唤醒。探索有几个不同阶段和水平、来访者的演出高峰或许由几个部分组成，均需要超过一个单元的时间来呈现。与表演随之而来的是艺术成就感和对于痛苦内容的掌控感。

第四阶段中有多个重要的戏剧层面:(1)重新上演事件（而非仅仅谈论它们）能够调动参与者在事件真实发生时的感官体验。表演使压抑的情感复活，这些情感通常会被抑制，因为来访者在事发当时没有能力去处理，或者因为在那个时间点表达情感可能会遭致惩罚或其他负面结果。然而压抑已经带来了毁灭性的影响，揭露源头则是治疗过程的一部分。理智的防御机制（或者其他形式的保持距离）是谈论一种情感体验时经常出现的，在此处被规避了。当心理戏剧场景与感觉、情感和认知相整合时，来访者就不能在处理情感问题时只停留在认知的维度上。事实上，戏剧的语言非常丰富，通常能够比单纯的文字传递更多细微复杂的意思，这就促进了整合的过程。（2）这种戏剧表演的直接和潜能加强了团体其他成员及治疗师的共情作用。共情对于治疗来说非常重要，无论从治疗师对来访者的理解的角度，还是来访者对他人的共情，都能帮助他们对自己具有同理心。（3）在戏剧扮演过程中，内在得以外化。在分享和展示自己的内心世界的过程中，重担被举起，内在的沉重就被消除；曾经是私密的部分，如今得到见证。当来访者向他人暴露自己曾经被隐藏的层面，通常能获得深切的支持和谅解，这些层面甚至对来访者自己而言也是隐藏的。在与治疗师进行的个人治疗中、与团体的集体治疗中，以及与外在世界的以表演为导向的戏剧治疗中，随之而来的是免罪与交融的感觉。这种感受令人想到原始文化中仪式性、有净化作用的庆典活动，邪恶的力量在全体部落面前被驱逐（Collomb, 1977, in Emunah & Johnson，1983）。遍及第四阶段结尾戏剧的仪式性层面为戏剧治疗的最后阶段创造了过渡。

第五阶段：戏剧性仪式

第四阶段的高潮和高峰场景之后（这个过程可长可短），疗程到达尾声。这个尾声本身是十分重要的发展过程，促进之前阶段中治疗过程的整合与同化。第五阶段的功课将帮助来访者把在戏剧治疗情境下做出的改变付诸外部世界的行动中。个人在团体中所实现的和他自身改变之间的关联得以加强，来访者开始意识到这些改变在疗程结束后也不会停止。与此同时，也会探索关于终结的多重和复杂的感受。第五阶段关乎转化和完结。

第五阶段从概念上来说与仪式相关，其首要的戏剧过程是戏剧性仪式。在早期社会中，戏剧性仪式被社会用来记录转折点、分享祝福和成功、庆祝事件。第五阶段的中心是戏剧的庆贺性。通过对仪式和其他戏剧过程的运用，能够帮助来访者回顾整个疗程、评估进程、互相给予反馈、体验成就的奖励并表达完成的悲伤和喜悦。这个过程也是为了反思和加强与团体成员之间的团结和亲密感。由团体形成的独特的实体以及团体内特定的相互关系都被承认和尊重。

戏剧性仪式经常能够表达仅靠言语无法表达的内容。戏剧治疗过程和完结所激起的团体成员的强烈感受，以及团体内所经历的深层次亲密感，都能通过戏剧性仪式得到最好的表达。团体成员集体开发出可以重复的团队作品，由有力量的图像、比喻和故事、富于韵律感的声音、诗歌和节奏组成，能够帮助表达那些很少被戏剧治疗提及的一个维度——精神/灵性的维度。我指的是参与者在过程中可能经历的敬畏感，这个过程蕴含层层揭露、发现曾经的未知、接近无意识、将痛苦转化为艺术。治疗过程中在或大或小的范围内都发生过转化，这种转化被他人见证、被自己所体会、在团体中被分享。这些转化不仅可以从心理学和美学的立场理解，也能从精神领域去觉察。

第五阶段中的许多描述也都适用于疗程中的每个单元的最后阶段。整个疗程和个人疗程的完结并不表明解决方法已经存在，甚至参与者必要的决心已经存在。更确切地说，完结为已经发生的部分提供了一个回顾的场所，让参与者认识到已经走过的路，从而从戏剧治疗过程转向现实的外在世界。戏剧治疗师设计和使用创造性的技术以促进这个回顾的过程。重要的时间点、有力的场景、曾作出尝试的时期、关键的冲突或挑战、重要的洞察都在此时进行回忆和进一步消化。这个回顾过程加深了参与者的内省程度，以及对于过程中所有方面的觉知力。某种意义上讲，这个旅程被封装，帮助来访者全方位地抓取和拥有这段体验。第五阶段的仪式提供了一种对于治疗过程的定格。

在第五阶段末期，来访者感到对于他们经历的过程非常认可。戏剧性仪式能帮助人实现这一点，因为像其他所有仪式一样，它们标记生命事件，而不是让这些事件消逝和被人遗忘。它们使我们能够把握我们的体验，而不是让体验未经标记、未被承认、未被同化就从我们指尖溜走。以这种方式，我们感受到的就不仅仅是对已过去的事情的失落感，也同时有对所收获的欣赏。当经历和这些经历的终结都被认可，最终，参与者就不会有空虚感，而是有一种生命的完整感。

第五阶段高强度且精心设计的完结过程不仅帮参与者反思及整合过去，同时也创造了对未来的开放心态——他们能够面向前方的道路和可能性，并拥有继续前进的希望。

总　结

五个阶段应该被看作对逐步展开的治疗过程的分析，而非僵化的实体。这些阶段是流动的，经常有重叠。例如，第一阶段在疗程中会以某种程度始终出现，不要丢弃有趣的部分是很重要的，即便当来访者进入更为情感化的领域时也是如此。几个阶段的元素经常在一个单元中同时出现，这些阶段不是戏剧治疗的方案，而是有帮助的指引，能够帮助治疗师把握节奏、找出来访者的需求、评估进程和决定合适的技术和干预方式。

　　一个团体如何经历这五个阶段并没有一个固定的公式，有些情形中，前两个阶段可能非常简洁；在另一些情况下，它们却成为疗程的主体。有些人群或许会强调某一个阶段的方式能够获得最好的效果。比如，儿童或是发育性残疾的团体可能从第一阶段中收益最多；另一方面，第三阶段的内容则可能对于高功能的成人支持性团体（处理某些特定的问题）最为合适。治疗的导向或是时间长短也会影响阶段的选用。

　　此外，由于不同的戏剧治疗师具有不同的倾向和技能，他们可能对于某一个特定的阶段情有独钟，而在治疗中很少使用其他的阶段。例如，那些有更强的创造性戏剧背景或是相信游戏和自发性的重要性的人，或许会倾向于使用第一阶段的过程，而与这样一位治疗师进行治疗，可能整个疗程都停留在这个阶段。有较强心理剧背景并且倾向于深度心理治疗工作的戏剧治疗师可能会集中在第四阶段。那些认为"此刻和当下"更为舒适的治疗师喜欢使用具象的方法进行心理治疗，则有可能对第三阶段使用最多。而以剧场为导向的戏剧治疗师或许会认为第二阶段最为自然和有趣。这样一来，这些阶段不仅可以被看作是团体发展的阶段，同时也能被看作实践模型。然而在我自己的实践中，我对所有阶段都有同等的运用，每一个不同的阶段会针对特定的团体。我对那些情绪紊乱、行为冲动的青少年团体会更多使用第二和第三阶段；而对高功能的成人来访者则着重倾向于使用第四阶段。然而，决定侧重点的不仅仅是人群，也包括在一个团体中独特的来访者配置。在多数情况下，我回顾时发现，所有五个阶段都以惊人的平等程度得到呈现。

　　英国戏剧治疗师苏·珍妮斯（Sue Jennings, 1983）曾对戏剧治疗的三个实践模型进行描述：创意或表达式、学习式和治疗式。第一个模型被看作"健康模型"，强调"通过积极参加戏剧的创意过程而达到的自然疗愈属性"（p.4）；同时，也包括在团体层面将创意分享给他人。这个模型和我描述的第一阶段最为相符，与第二和第五阶段也有一些联系。珍妮斯的学习模型强调了参与者通过戏剧表演对技能的习得，具体来说包括角色灵活性和角色资料库。考虑到它对"日常戏剧"的聚焦，因而和第三阶段相匹配。治疗的模型则聚焦在潜伏的、无意识的问题上，被描述为"一种心理治疗的形式，在紧密的团体环境下运用表演和讨论"（p.5）。这和第四阶段的特质相关，尽管在我的估测中所有阶段都既有疗愈性，也具有创造性。

　　尽管五阶段的模型是基于长期的治疗过程（通常来说，至少二十个单元）并且具有固定的团体成员，但该模型也可以应用到短期治疗或滚动招收的团体当中。在短期治疗中，从第一阶段到第三阶段的进程通常会加快，团体很少会进入第四阶段，而第五阶段则没有长期治疗和固定团体时那么重要。最后两个阶段的相对缺席并不会降低短期戏剧治疗的重要性，即使几个单元也经常能够作为在其他治疗领域进展或在生活中做出改变的重要催化剂。对滚动招收的团体来说，在阶段中的变动性会增加（由于团体机制和需求会使每个单元有所不同），这与固定成员团体典型的稳定进程不同。对变化的团体成员来说，第四阶段和第五阶段很少使用。我个人倾向于让固定成员的团体接受渐进式进程，培养相互关系以及团体的凝聚力，我相信这对他们迈向健康和幸福的人生之旅而言至关重要。

如果人们看不到这些阶段和模型、概念和技术对真实的人生来说意味着什么，那这些就没有意义。本章的聚焦在于戏剧治疗自身的进程，而下一章将会描绘个体成员在一个固定成员的戏剧治疗团体中所经历的进程。你会读到四个案例故事，它们都是关于人们所经历的挣扎以及发生改变的过程。

第三章

故 事

——以过程为导向的团体戏剧治疗中的四个个人成长案例

本章中例举的四个案例，都是从医院精神病科日间治疗中心治疗的团体中选取的。四名来访者的年龄都在二三十岁，每人分别参加了两到四个戏剧治疗的疗程，疗程为期六个月到一年，团体成员每周见两次。每个疗程约十二周，由每次九十分钟的治疗单元组成（每个疗程约二十五个单元）。这些案例突出了第四阶段的演出高峰。出于保密的原因，我对他们的姓名和部分资料做了修改，但会尽可能真实地描述治疗过程中发生的事。多数情况下，对话都被一字不差地录了下来。

日间治疗中心面向一个广泛的、不同年龄段、不同种族、不同阶级和不同能力的患者人群。他们中的大多数都接受过住院治疗（住院时间有长有短，或已多次住院治疗），住院的原因为情绪紊乱，包括精神分裂、躁郁症和边缘性人格障碍等。许多患者都长期服用精神疾病药物。许多人住在保健中心，由社会安全资金救助；其他人则独自居住，并且有固定的工作。治疗中心是自愿报名的，也有很多患者是被其他治疗师推荐过来的。一旦患者报名成功并入住日间治疗中心，他们就必须确保出席各项活动。患者将参加每天七小时、每周三至五次的跨界治疗（包括团体、个人和家庭治疗，舞蹈和戏剧治疗，生理反馈治疗，艺术和手工，非正式的远足和社交活动）。他们在日间治疗中心接受治疗的时间从三个月到两年不等。日间治疗中心鼓励每个人培养责任感、社交和互动能力，识别和表达感受以及发展自尊自信。

本章所例举的来访者都有精神疾病历史和诊断史，如果仅仅把他们看作病人，将会使治疗受到限制，也是非人性的。每个人都是复杂的、具有多面性的个体，每个人在生命中都扮演着不同的角色，都是"一个完整的宇宙"（Erikson, 1958），像我们所有人一样，他们所经历的成长环境深深地影响了他们的成长发展。我的戏剧表演背景使我会从每个角色中认识自我。作为一名治疗师，我需要深入内心，寻找在我内心、我的经历中有哪些东西能够使我理解来访者，并与他们深深相联。治疗中，治疗师和来访者的界限就像表演中的自我和角色一样，界限分明。但是这些只是边界，而非障碍。

在肖恩（Shawn）、伊凡（Ivan）、丽莎（Lisa）和克里斯汀（Christine）的案例中，我见证了在他们的成长中所经历的各种痛苦和美好。当疗程结束时，我对他们产生了更多的尊重、关怀和爱。以下是关于挣扎、勇气和胜利的故事。

肖恩的案例

我和肖恩接触并治疗了她一年，包括四个疗程，每个疗程三个月，每周两次。肖恩是我在日间治疗中心接触的众多来访者中社交最为活跃、能说会道且富有创意的成员之一。她三十二岁，是位非常聪明、敏感、迷人的澳大利亚女性。她有一头卷曲的红色长发，这凸显了她美丽且富有表现力的面庞。肖恩已经离婚，她二十多岁时曾结婚四年，嫁给一位比她大十五岁的艺术家。她有一个七岁的儿子，儿子周末和她住，其余时间和他父亲住。

肖恩住在她自己的公寓，她有艺术史的高级学历，在一间小型美术馆任助理策展人，曾小有成就，她也曾因为自杀未遂而两次短暂住进精神病院。她有时会厌食，有时会因情绪冲动而自残。她被诊断患有边缘性人格障碍症。肖恩来自一个富有的、有专业背景的家庭。肖恩的双亲都酗酒，并且无法为她提供持续的关爱。她的母亲现已患病，曾对她疏于照顾，并且无法提供情感关怀；她的父亲是一名放射科医师，对她有过精神虐待和引诱（但无明确的性侵犯）；她的姐姐是一位有才华的音乐家，同时也沉迷于毒品；她的两个弟弟一个酗酒，另一个是一名成功的律师。她的祖父母仍然健在，似乎对她十分支持，却远在澳大利亚，而肖恩仅在十岁前住在澳大利亚。

在治疗之初，肖恩非常抑郁，经过早期的治疗，她那被埋藏在内心的有趣和好玩的天性被激发出来。至少在疗程期间，她的抑郁程度被减轻了。她在第一阶段（戏剧性游戏）的滑稽短剧中表现得非常具有想象力、富有创造性，而她也很惊讶于他人对她演技的认可。她对于戏剧性游戏尤其感兴趣，因为这能让她安全且随性地表达愤怒，如在表演中使用胡言乱语（用一些虚构而非实际的语言），这种对愤怒的表达减轻了她的抑郁程度。

然而当团体进行到有更多即兴表演的第二阶段（情景演出）时，与她童年有关的经历和感受很快被激发出来，她为此而感到很难过。例如，当一名成员在虚构情节的剧中扮演一位酗酒的继母之后，肖恩沉默了，之后我发现她那天晚上用一把刀片割了自己的手腕。她那么做似乎是为了用身体的疼痛来转移情感的伤痛，也是为了让情感的伤痛更加有形、可以触碰。疗程到了这个时期（大约经过一个月共八个单元的治疗之后），我开始鼓励她在戏剧治疗过程中识别其中出现的情绪，这样做对她来说十分困难，因为她倾向于将反应延后，暂时将感情隔离起来，而过后会感到被摧毁。在小时候，肖恩从来都不能够表达她的感受，她也从未对她的家庭成员直接表达过她的感受。取而代之的是，她的父母会通过酗酒来逃避和否认对她的感受。我试图在治疗过程中经常"查看"肖恩的状态，并在疗程的结尾给她额外的支持，她所有的感受都被认可。这个过程也帮助她对我和整个疗程建立起信任。

然而，当她对我的信任增加时，她对被抛弃的恐惧也增加了。每当我们的疗程时间表有所调整，我都能感觉到她所表达出的沮丧和被抛弃感，她表现出对我的移情倾向。例如，当我宣布由于赶飞机我需要提前十五分钟结束本单元的治疗，或是我提前一个月通知我们在感恩节后的周五不会碰面时，肖恩都会指责我对她或是团体并不关心。我于是试着让她消除顾虑，并为她提供持续的支持和关怀，而不是去解读她的移情行为。

当治疗进行到第三阶段（角色扮演）时，团体大部分的活动是帮助肖恩辨别哪些情景会使她被情绪控制，以至于伤害自己。她要么感觉不到将会发生的事，要么对自己照顾不够以至于不能很好地保护自己。例如，她计划在圣诞节去旅行，看望很多年没见面的父亲，我请她作为导演，指导团体内其他成员去表演这次拜访可能会出现的情景。当她看着团体成员所扮演的酗酒和引诱她的父亲时，她逐渐认清了两件事情：其一，仅仅是看到角色表演带给自己的感受就已经非常难受了，所以她还没有完全准备好在现实中如何去应对这次拜访；其二，她意识到她的厌食症以及自我惩罚的行为，都和她父亲曾表明喜欢她胜过喜欢她母亲这点有关，尤其是父亲对她的身材曾做出带有性暗示的评论，这让她产生负罪感。

到这个阶段，我在任何一个能唤醒她过往感受的场景之后，都会加入一个她能够对这些情绪进行处理的场景。在表演拜访她父亲的场景之后，我们又表演了拜访之后那天晚上她有可能感受到的寂寞，以及她除了自残之外还能做什么。这就让她能够预见自己的反应，也包括去练习回应自己伤痛的新方法。

在自我雕塑的练习中，肖恩创作了自我多面的不同角色，这帮助她深入了解自残行为背后的因素（自我雕塑）。肖恩在自我雕塑中的主要角色是她自我惩罚的那一面，我请她加入这组雕塑并且扮演这个角色。在扮演这个角色时，她大声叫道："我是你的妈妈！"这令她自己和全体成员都十分吃惊。在接下来的治疗单元里，从"地狱"给她已去世的母亲打了一个非常戏剧性的电话（打电话）。她以幽默作为与她母亲保持距离的方式，对抗母亲对她的负面且惩罚性的态度。她也指出她母亲的自我毁灭倾向以及她感受到母亲希望她（肖恩）在情感上与她一起死去。肖恩在下一次治疗中，向团体报告说，当她想要自残的冲动涌起时，另一种更为强烈的冲动占据了她，这令她屈服：她给自己买了个洋娃娃，那是她的第一个洋娃娃。她说，小时候她从来不想要洋娃娃，她不知道要它们做什么。

在第四个月的末尾，肖恩自残和自我毁灭的行为减少了。接下来的治疗重点是指导她如何照顾自己。与她自残行为相关的，是她自己内心的悲伤和对受伤的内在小孩的拒绝，她一直希望能接纳这个内在小孩。当她开始理解并接纳自己的这一部分时，她同时感受到其他人对她这个特质的同情与理解，她开始通过场景演出寻找照顾自己的方式。演出中许多表达的悲伤都是和她被抛弃以及自我抛弃相关的。现在她挣扎着去靠近她的内在小孩。在一个场景里，即使有苦难或是要付出代价，她也几乎绝望地试图给她的内在小孩打一个长途电话，要她的内在小孩坚持下去。在另一个场景里，她运用自己的创造力和想象力设计了一个星球（理想星球），在这个星球里的人们彼此间相互关心，而且没有虐待儿童的人。她在很多场景里扮演了需要被照顾的小孩的角色，在其他人的帮助与合作下，她也越来越能够扮演一个会照顾人的家长。

有时，她仍然会陷入失望和被情绪支配的日子，此刻的任何痛苦都会刺激到过去的伤痛。有一次，她得知一名邻居被诊断患有艾滋病，她的情绪受到影响。如同在受到更大的情绪压力时她通常会被要求的那样，我让她去挑选演员并且指导其他人去扮演她的角色所具有的感受。她一边观看，一边指导，这有助于她发展对自我的观察，以及去认识和包容她所有的情感。这个过程也帮助她区分现在的压力和她过去遗留的感受。我开始鼓励肖恩逐渐修改场景——例如，指导演员将愤怒释放，而非压抑在自己内心，或是引入一个善于照顾人的角色来照料自己内在悲伤的小孩。一天，我请肖恩进入场景，并扮演她自己心中的悲伤小孩。我和另外两位成员坐在她身旁，扮演她的替身，我们对她表达的感受进行重复和补充。我们的表演让她重现了她儿时经历的孤独感，只不过这一次，她身旁有一些支持她、理解她的人。

当肖恩开始和内在被忽视的小孩建立联系时，她也开始对检视她和儿子之间的关系产生了兴趣。通过角色扮演，她回顾了一些和儿子之间具有对抗性的互动关系，练习更开放地交流和更完整地表达她的爱。作为母亲，肖恩在感受处理母子关系的能力方面明显超越了处理自己情绪的能力，并且肖恩也开始主动通过对前者的探索来提升后者的能力。

伴随着越来越多的有趣的表演的进行，肖恩同时展现出对即兴表演的热情。她似乎在通过这部分的团体治疗过程来经历她从未有过的一种童年。事实证明，肖恩非常具有表现力，她即兴演出的角色越来越坚强和自信。我指导她在场景中把这些品质运用到角色上，包括面对她自己生活中的困难情景时也要拥有自信。我也设计了一些场景，在其中她必须学会拒绝她同伴请求帮助的要求，将全部精力都用于照顾自己，或是在这些场景里她必须礼貌拒绝那些她不感兴趣的男人的邀请。

到第七个月，肖恩已能够觉察到她自己的力量，她开始能够信任我和她的同伴，而不再有被抛弃的恐惧。尽管即将结束治疗，特别是离开团体会让她仍然有焦虑，但她对未来抱有更多的希望和乐观。她开始在表演场景中探索学习她所渴望的未来生活情境（因此也在思想和情感上做好准备）。

在一些情绪变化强烈的表演场景里，肖恩不再是导演这个唯一的角色，她也是演员，她对自己已有了全新的认识，虽然她在控制自己的痛苦方面仍然需要帮助，但她已不需要刻意保持距离也能够处理情绪问题。毕竟长期以来，她对她的内在小孩都抱有惩罚的态度。如今，她需要拥抱这个小孩，像她对团体中的其他人展现的那样温和富有同情心。

在第四阶段中肖恩的演出高峰之一是与母亲道别的场景，而不是和自己道别。在这个场景中，她扮演自己，并且向她的母亲表达了许多强烈的情感，包括愤怒、爱和失望，这一切她现在已经能够承受，她学会了包容情感，她已能够去了解和表达她的情感。

"我不明白你为什么从未活过，"肖恩一边说一边凝视着空椅子，"从我了解你开始你就死了。你总是在抽烟、酗酒、跑来跑去。而现在你真的要死了，你却不愿意去死。这有点晚了，你不觉得吗？我不想在这看着你死去。我一辈子都在看着你死去。"

悲伤的语调开始变为愤怒："为什么你就不能好好地活一次？该死！你为什么从来都看不到我？为什么你会不记得我在车里而将我留在那儿自己却离开了？你还把我留在商店里，还有其他那些破事。"

现在悲伤又出现了，包含在愤怒和伤痛里："我有那么糟糕吗？"

这时，她停顿了很长时间，我能看到她内部正发生转变。此时肖恩在治疗中已经自己主导了，我的指导已经减少到最低。正如马斯洛描述的与生俱来的力量（通常被恐惧所抑制），她内在自我实现的冲动现在得以清晰地显现——肖恩想要变得更好。"就算你要去死，也不代表我就得去死。虽然你一辈子都没有活过，也不代表我要和你一样。"我请她重复最后这句话。她重复了，经过沉思后补充道："我在过去两年中几乎那么做了，但我现在不需要继续这样。我现在渴望有我自己的感受。这是你从未尝试过的。这也是家里的所有人都害怕去做的——他们都通过酗酒、自杀来回避感受。但是现在我有了我自己的感受，即使它很不容易；但是拥有感受也没有杀了我。"

乔安是团体里和肖恩关系很近的一位敏感的成员，我请她扮演肖恩被忽视的内在小孩。肖恩在过去都试图毁掉这部分。我温和地请肖恩去逐渐接受自己的这一部分。她首先以身体动作去尝试，双手抱住了乔安的手臂；没过多久，她就开始用她的语调和言语去尝试："你非常特别，也非常可爱。有时我看不到这些，但现在我越来越能看见你了。当我自己出问题时，并不是你做错了什么。只不过这与我以前学到的东西十分不同，如今我能以现在学到的新的方式去处理这些难题。但是你是我十分重要和特别的一部分，你也值得被拥抱，你值得被爱，你也值得去拥有你一切的感受。"

在不打扰这个场景的情况下，我轻声地建议肖恩向她的内在小孩保证，自己永远也不会和她分开。肖恩在做这个尝试时十分挣扎，她停顿了很长时间。这是目前她最大的挑战：去承诺再也不抛弃自己。然而她也慢慢地抵达自己内心深处，找到了表达的语言。"我知道我们需要对生命中的许多人说再见，也还会有更多。但是有一个人我永远不会说再见，那就是你。"

在戏剧治疗的最后疗程中，肖恩在第五阶段的结尾仪式中终于能够对我和整个团体说再见，而不会像之前在我们团体治疗结束时那样感到被抛弃。在结束时，她表达得更多的是收获而不是失去，因为她找到了自己。

伊凡的案例

三十一岁的伊凡是一名白人男性同性恋，曾参加过两个疗程的戏剧治疗。在他十九岁时，曾经试图从窗户跳出去自杀，带来的后果是腰部以下瘫痪，这导致他永久残疾并受到轮椅的制约。虽然伊凡不是精神病患者，但他已经在他的自杀尝试后六次进入精神病科住院治疗，他正在康复，但他仍然酗酒。来我们日间治疗中心参加治疗的前五年，伊凡并没有住院治疗的需要，也都很清醒。他做出参加日间治疗的决定，是由离开他的恋人所导致的。

在日间治疗中心，伊凡属于较为喜欢社交的人，他非常友善、乐于助人，可以开诚布公地谈论自己的问题。他说，这对他来说很容易，因为他"有多年作为病人的实践"。伊凡十分聪明，外表"坚强"，富有洞察力，但对他侃侃而谈的个人问题却保持情感上的分离。在有些日子，他惯常的社交能力会被焦虑、抑郁和弥漫的愤怒所取代。

在早期治疗场景中，伊凡在即兴表演中常常扮演的角色是叛逆的青少年。他声称热爱表演，实际上他真正热爱的是扮演这样的角色。在每个场景中，他通过扮演青少年的角色来表达内心中越来越多的愤怒，直到第六个治疗单元时，他对自己所"释放出来"的愤怒程度表现出惊讶。在之后的单元中，他承认他受到角色的吸引，因为这能让他表达自己的愤怒。

在接下来的几周中，随着团体进展到第二阶段（情景演出）的后半部，伊凡继续扮演一名青少年，但是场景变得更为复杂。在一幕即兴表演中，青少年要求加入现代舞俱乐部作为课余活动，然而他的父亲拒绝了，并解释青少年必须将精力更多地投入学习。此外，在我要求伊凡把角色转化为他的父亲时，他补充道，"男孩子对舞蹈感兴趣是不对的，他们应该参与体育运动"。有一个场景是父母拒绝了少年想要去看治疗师的请求，他们声称"我们家是非常正常的，我们不需要精神病医师"。表演的主题一直围绕少年的沮丧展开，这个沮丧源自少年的家人对他外在形象的要求以及少年的感受及需求不被接纳。少年开始产生对男性的渴望，而在家庭和文化的恐同氛围笼罩下，他感受到更深的沮丧、困惑和痛苦。"这个场景和我的家庭情况真的很接近，"伊凡终于有一天说，"这唤醒了我童年时期的记忆，让我想起我因此变得有多么生气和沮丧。"

当他在场景中表达愤怒并探讨他对表演内容的认同时，他的抑郁似乎被减轻了，然而，演出场景的强度仍然在增加。在一次即兴演出中，他扮演一名酗酒的少年，少年几乎绝望地想要吸引家长的注意力，然而他的父母却连他在晚餐中喝醉了都没有注意到。至此，我非常清楚地感知伊凡需要重演他在悲剧发生之前的深层痛苦，并呼求帮助。通过戏剧，他竭力去理解并设法应对之前改变他生命轨迹的那些事件。

在戏剧治疗的第三阶段（角色扮演）向第四阶段（演出高峰）过渡的一个单元中，我请来访者创作一个雕塑（通过和其他成员合作）来展现他们自己或他们生活中重要的一面。伊凡将另一位来访者"塑造"为一位割腕自杀的角色。过去几周中的场景甚至比伊凡十多年前经历的还要生动和情感强烈，现在，他被带到了试图自杀的那一刻。他的雕塑是对他自己和团队的测试：自杀本身能够被抗拒吗？

在接下来的单元中，来访者被要求塑造他们最经常体验到的三种重要情感（自我雕塑）。伊凡的雕塑只包含了两种情感：愤怒和悲伤。

我引导雕塑们"活了起来"，每名演员都夸张地表演他的角色。在几分钟后，我请伊凡扮演其中的一个角色。他选择了在我们的治疗环节中感受最强烈的：愤怒。愤怒时，他将悲伤推开，他无法忍受两者同时存在。当我建议他做角色切换时，他僵住了。

在他企图自杀之前的深层悲伤和寂寞被长久地掩埋起来，这比愤怒更为恐怖；同时，还有他从未表达过的对成长过程中所造成的身体残疾的悲痛记忆。

我问伊凡是否有第三种情感的存在。

"没有，但我真希望有。"

"那会是什么？"

"接纳。"

于是我们在表演中加入了接纳。伊凡看着，能看出他被打动了。在之后，当他以身体表达这种接纳时，脆弱的部分显露出来，而他一直以来都是用愤怒去守卫这些脆弱的。在接纳的角色中，他留下了眼泪，随着扮演这个角色的深入，伊凡号啕大哭，心中的堤坝终于崩塌。

在接下来的环节中，我开了一家魔法商店。来访者来到商店，为购买人类的特质或情感而讨价还价。意料之中，伊凡要买的是"接纳"。

"你想要怎样的接纳？"作为店主我问他。

"那种能够原谅的接纳，原谅我自己。"

于是，治疗的系列场景围绕原谅展开。他几乎已经准备好了，开始进入演出高峰阶段。

我在接下来的治疗单元里，请伊凡用他在魔法商店买的东西创作一个场景。我们脑海里都设想好了同样的场景。他说道："我想成为十九岁的自己，去和他交谈，并原谅他。"

每当这种时刻，我都被人类具有的治愈自己的渴望和能力所深深打动。

伊凡选择了杰斯来扮演十九岁的自己，杰斯是团体中很具有同理心的一员。我建议杰斯回应时不要说话，这样就不会将场景带偏或是打扰伊凡。我希望这个场景是属于伊凡的。

这个场景是戏剧中、治疗中乃至生命中的一个十分微妙的时刻。我们能看到杰斯在缓慢被改变，他在伊凡的眼中是一个更年轻的、被深深困扰的伊凡。与此同时，在这个转变中，杰斯也保持了独立完整，为成年伊凡提供了支持和爱。

通过与十九岁的自己对话，伊凡感受到情感的各个阶段和层面。首先出现的是愤怒，它一路飙升成为狂暴：就是因为这个十九岁的男孩，伊凡在余生都只能半身不遂。这其中包含了伊凡难以承受的沮丧和悔恨。但是也出现了理解——对于引起男孩为何会跳楼的伤痛的理解，伊凡在过去六个星期已重演了这种伤痛，于是这种苦难得到分担，伊凡也就产生了同情。尽管成年伊凡仍然无法宽恕年少时自己的行为，希望这一行为从未发生过，却也对曾经年少的自己产生了爱。这并不容易，但是最终他原谅了自己。只有当自己不用伪装时，伊凡才能对自己表达原谅。这个时刻是真实的。

杰斯在沉默中发散出更多的同理心和友善，这些都超越了言语的表达。

当伊凡开始和自己交流，他也在内心找到了更多的原谅，我们和他一起留下了泪水，在他结束演出时，全体成员都落泪了。

此刻是戏剧中的一个美好时刻，因为这个场景能够在任何舞台上演。它包含了好的戏剧必备的真实、深度和力量等一切要素。

这也是治疗中的一个重要时刻，因为这关乎一个男人因为难以承受伤痛而与自己的感情分离，这个人曾经与自我抗争——一个是求死的自己，一个是努力求生的自己。通过原谅自己，他被感受包围，却不会淹没其中。原谅是对生命的拥抱。

另外一个演出高峰出现在伊凡第二个戏剧治疗系列的第四阶段末期。他在日间治疗中心参加的十个月治疗接近尾声，当这个戏剧治疗系列结束时，他就可以被获准出院。

伊凡说他想表演一个他和恋人结束关系的场景。

我知道他们已经分开两年，伊凡经常在谈话治疗小组和个人治疗单元中谈论他们的关系和分离。

他从未谈论过的是关于即将离开日间治疗中心的感受。他对于即将要面临的转折感到焦虑，而相较于直面他现在的处境，谈论更为熟悉的之前的分离似乎更为容易。考虑到他对我和治疗的信任，我感到在此时有可能（也是非常重要的）对其进行引导："你正在发起的主题是关于分离和转折，而每一次分离都会带来我们曾经经历过的其他分离体验。为什么不从你即将面对的一次分离开始——那就是将要离开治疗中心——然后看看会把你引向哪儿去？"

当他点头表示同意时，我注意到他的表情发生了变化，他看起来更为脆弱。我问他面对此次分离在惧怕什么，他描述了自己独自在公寓时的场景。

"有时在夜里，我会感受到一阵阵寂寞，那种寂寞真的令人心痛，这几乎是一种存在性的感受。我于是感到非常悲伤和空虚。我担心如果没有日间治疗中心，没有这里给予我的训练和人际交流，那些寂寞的时刻就会变得难以忍受。这不仅仅是寂寞，更是独自和我的感受在一起。"

我建议他向我们展示那是一种怎样的状态:独自一人待在公寓里。我们的演出从探索这个状态是如何被激发开始。

伊凡布置了几把椅子；一张桌子，上面有一盆植物；地板上放着一个坐垫，旁边是一个道具电话，把环境布置得和他的公寓很像。然后，他将自己置身于这个场景。我对他从容的样子印象深刻，这令我想起斯坦尼斯拉夫斯基的"体验派表演法"中演员需要保持全神贯注，直到角色开始充满感受、情绪和动机而变得真实。只是这里伊凡试图创作的角色是他自己，是他自己的一种特定状态。

伊凡四处张望，看起来有些迷失。然后，他挣扎着从轮椅上撑起来，坐在垫子上，拨打电话。从他的独白中，很明显地看出他打给了一个正在准备考试的朋友，朋友并没有时间交谈。伊凡挂了电话，感到沮丧。

在很长的间隔之后，伊凡摆脱了场景的束缚。"现在如果我父亲给我打个电话，我就会感觉更糟糕了。"我让电话响起，伊凡接起电话，再一次投入场景中。

"嗨，爸爸。是的。不，没什么新鲜事。（长停顿）我不想感到很忙碌，爸爸。不，我对那个不感兴趣。（停顿）爸爸，你总是和我说我应该忙碌，我应该做这做那，这或许对你有用，但我需要有时间感受我的感受，而不是去逃避它。"

当他放下听筒，很明显他已经全神贯注于场景中了，在他的想象中，此事此景是真实的。对于观众来说，这几乎像在偷听一样，我们见证了伊凡的私人生活和内在状态，不同的是我们是受到邀请的。通过这种方式，我们能够观察到伊凡的感受。相较于伊凡讲述这个场景，作为观众的我们，随着情景的深入展开会感同身受，使我们更能够理解他。这是一个安静、微妙的场景，没有剧情或情节，所以和他之前活跃的场景十分不同。然而，由于这个场景充满了真挚，因而十分丰富和吸引人。伊凡开始哭泣。我温和地问他将如何面对这些情绪。伊凡没有打破自己的投入，此时他已经回到轮椅上，打开了一个抽屉，拿出一支蜡烛，慢慢地将其点燃。他移动到音响边上，播放了一张鲍勃·迪伦的唱片。他所选择的音乐强化了他的情绪，他哭得更厉害了。整个房间非常安静。

过了一会儿，为了不打扰他营造的氛围，我再一次以很低的声音问他接下来将发生什么。"我可能会出门，我喜欢去沙滩，看看海浪。"

"海洋在那边"，我指向房间对面的一个角落。伊凡缓慢地移动轮椅到那里。然后，他望着海洋，凝视了很长时间。

这种静止和放松在戏剧场景中不很常见，更加让人感到生活被搬到了舞台上，十分令人净化。对观众来说，此场景的辛辣之处在于与一个孤独的人同在；对于演员来说，则在于将孤独与他人分享。

斯坦尼斯拉夫斯基会感到骄傲的：这个人没有台词或是情节，也只有很少的道具，不同于戏剧，没有要扮演的角色，却能够完整地重现生命时光中的某个时刻。演员如此强烈地感受到大海的存在，也感染了观众。每个人感受到这一时刻收获的心灵慰藉。很快，伊凡的状态变得更像是在冥想和反思，而不是伤痛。

现在他将轮椅移动到场景中的咖啡馆。他叫了一杯卡布奇诺，我们也几乎能闻到咖啡的香气，然后他开始写日志。很明显，他将感受转化为语言，十分勇敢地将他所感受到的空虚作为创作的素材。再一次，舞台上几乎没有动作——只有一个人在写作。过了几分钟，他放下手中的笔。他已经准备好与我们直接交流。他找到了从场景切换出来的最佳方式：他向我们朗诵了他刚刚写的诗。

这是一首关于痛苦与力量、空虚与充实、接纳一个真实的自我的诗。

整个小组成员都受到了感动，但在有些成员的面庞上我看到了抑郁的迹象。伊凡的痛苦和寂寞让他们看到了自己。这个场景使团体中的许多参与者感到了他们通常压抑的情绪，伊凡与这些情绪的对抗驱使他们去做同样的事情。治疗单元快结束了，我提议大家围成一圈而坐，发起了一番讨论，关于我们每个人是如何经历和处理空虚和寂寞状态的。小组成员开始谈论他们在这些时刻会做些什么，或是希望能够做些什么。一些人讲述了逃避的方法，一些人选择释放，另一些人则选择表达或创作。对于有些人来说，这是他们第一次想到要深度进入这种状态，全面体验它，而非试图逃避。我观察到，当小组成员对这种内在冲突的联想从孤寂和旧病复发转变为安抚和新生时，抑郁得以溶解，希望开始生发。

伊凡的演出高峰是用温柔与力量直面自己。第一个治疗系列中的演出高峰是关于他的过去；第二个治疗系列的演出高峰是关于他的现在。我希望他在日后的生活中，能够从这些场景里找出对策，因为有时通过回忆舞台经验能够帮助人处理真实生活中的挑战。

丽莎的案列

丽莎肤色白皙，及肩的金发衬托出她那近乎稚嫩的脸庞。她来自南方，并且保持着她的南方口音。她的风格简单自然，穿着灯芯绒长裤和T恤，没有化妆。她说话时会直视你，眼神中充满专注。她有一双令人难忘的浅绿色的眼睛。有时候，丽莎表现得有点顽皮，而有时候她又流露出孤独的气质。她已经二十七岁了，对此我很惊讶，因为她看起来只有十七岁。她的嗓音和举止比她外表看起来还要年轻。

由她的记录显示，她最早从小学开始看心理治疗师，在大学里修哲学学位并且几乎修完，在过去七年内经历过七次短暂的住院经历，目前被诊断为非典型偏执性精神障碍和边缘性人格障碍症。她拒绝了所有精神药物，并保持着一个严格的长寿饮食方式。丽莎在童年时期由寄养家庭、叔叔婶婶和一位精神分裂的母亲抚养长大。她父亲是一名军人，他在丽莎一岁时就离开了丽莎的母亲。丽莎的经历中有一处非常令人震惊：丽莎五岁时，她妈妈造成了她的双胞胎弟弟在床上窒息死亡。

日间治疗中心的员工认为丽莎是一个情绪化、沉默寡言、压抑而且控制欲强的人。他们对她似乎丝毫不想在她生命里的重要问题上"下功夫"以及她的单调和无动于衷的感情而感到沮丧。丽莎对许多事物有坚定的观点——关于节食、日光灯照明、肤浅的对话，这都让工作人员认为她既死板又具有控制欲。丽莎和工作人员或是同伴来访者只有很少的互动，她更喜欢在黑暗的角落阅读或者冥想。

而对于我而言，她的魅力极具魔力。她眼神发亮，语言具有诗意——如果你对她足够用心倾听，会发现她的话有精确的含义——她的创造力也令人愉快。我也看到了她阴郁的、过于敏感的一面，但是在戏剧治疗团体中她更多展现的是天真简单、富有想象力的一面。在哑剧中，她发现了幻想出的物体；在即兴表演中，她创造出丰富多彩的角色。她设计的场景轻松又有幽默感。工作人员都很惊讶她竟然会如此活跃地参与到团体中。

在她戏剧治疗的早期系列的某些单元中，她会表现出紧张症，在这些情况下，她拒绝参与、说话或是移动。但即使在这种时刻，她也在整个治疗单元里与团体一起停留在房间里。事实上，丽莎从未错过任何一次治疗。

有时，在团体表演开始前她会在走廊里拦住我，咧着嘴调皮地冲我笑，问道："今天我们能好好闹腾一下吧？"在做镜子练习时，她有时以简单缓慢的动作开始，然后突然爆发出天崩地裂的尖叫，让整个团体都很吃惊。她也会突然敲击地板并且突然停下。她在表达这些恐惧和愤怒时，事先没有任何明显的情感发展的表露，这令人惊奇。这是一种对之前经历的伤痛还未愈合的"后续"的创伤。这也是之后她的演出高峰的内容。

起初几个月，她表演了许多有创意的滑稽小品。她在第一和第二阶段（戏剧性表演和情景演出）中创作的角色和场景都很生动幽默，尽管它们完全没有情感流露。我记得她表演的一个抱怨邻居家的孔雀闯入她家后院的奇怪的郊区家庭主妇，或是演一个邋遢又不爱干净而又自以为是的室友，或是演一个永远睡不醒的监狱看守。我记得当我表扬丽莎的创作想象力时，她非常吃惊但又高兴。她说以前从来不认为自己有创造力。

她变得越来越前后一致，不再出现不参加团体活动的情况。随着她对我、整个团体以及她自己的信任的增加，当团体进入第三阶段（角色扮演）时，她开始创作一些与她个人经历相关的场景。当我在场景中加入电话时，她"鼓起勇气"（如她自己所描述的）去表现一个给她父亲打长途电话祝他生日快乐的场景，她表示自己需要这个练习。她父亲的生日已经过去，而她还没有"收拾好心情"给她爸爸打个电话。在电话之后，她谈论了他们几乎不存在的尴尬的父女关系，她从未在治疗过程中，或是疗程的其他方面提及她的父亲。利用电话的自发表演既是她对这种关系的渴望，同时也保持了距离感，这情景也反映了她与父亲的真实情况。

在接近丽莎戏剧治疗的第二系列的第四阶段（演出高峰）中期，也就是在第三十五个治疗单元之前，她来找我说想在表演里加入她弟弟去世的情节。我私下里找她坐下来聊天，问她为什么在这个时刻想要处理这个事件，我不认为重演这件伤痛性事件对她来说必然是有益的，我也没有想当然地认为这个过程中会有情绪宣泄发生，即使发生了，它也不一定都是疗愈的。什么时间、以何种方式、是否要去处理一个过去的事件，都需要经过深思熟虑。丽莎解释道最近有一个工作人员就她封闭情感这个问题进行了争论，于是丽莎对此事考虑后，怀疑自己封闭情感的起因是她见证了她弟弟的死去，或许当她重现这个场景之后，她也就会开始重现自己那份感受。

我请她给我讲这个故事，我想了解她的记忆中的那些情景，以及那些情景带给她的对于情感表达的影响程度。

"嗯，我当时五岁，"她以她平淡、稚嫩的嗓音开始叙述道，"我弟弟给我看了他给妈妈做的圣诞卡片，他让我保证不和妈妈说，因为这是个惊喜。然后我妈妈进来了，说要给我弟弟读一个睡前故事，她把弟弟带到她的卧室。我在客厅喊妈妈帮我把唱片机打开，当她来到客厅时，我悄悄拿出那张圣诞贺卡给妈妈看了，然后她回到了卧室。我回到了我的卧室，它就在我弟弟房间的隔壁。我听见我弟弟在咳嗽和窒息中叫着，'放手！我无法呼吸了'。我走到他卧室门口，看到妈妈正在把一个枕头压在他的脸上，妈妈猛地把门关上了。我回到房间，坐在床上。妈妈出来之后在啜泣，并且给消防部门打了电话。我当时想，'她哭什么？是她干的'。"

尽管她回忆故事的时候语调平平，我仍然发觉她有着强烈的感受。"我能今天表演这个场景吗？"她问道。

治疗单元的团体活动即将开始，我脑子里也在飞速思考着。现在是周五，我十分确定到下一个单元也就是周三再做这个场景会更合适。在周末之前，我并不想尝试如此强烈程度的内容（为了丽莎同时也是为了团体的其他成员）。在周三表演这一场景时，一旦需要，就能即刻获得团队成员的跟进和支持。同时，到周三再表演这个场景能让我观察她对处理这个场景的持续兴趣，以确保她有能力处理接下来的情绪，并证明她目前的渴望并不只是一时冲动。这会给我时间去和治疗人员讨论和反思如何处理这个场景。然而延迟处理这个场景的明显缺点就是丽莎想要表演这个场景的"时机"很可能就丧失了。当其他来访者陆续进入时，我也在考虑他们的需求。我今天原本计划让那些较为安静的成员参与更多。在丽莎的案例中，"时机"不是一个关键因素，于是我决定最好还是再等等。在治疗单元结束时我向丽莎解释了这些。

到了周三，丽莎早已和上周五一样做好了准备，对于她情绪的稳定以及团体所给予的凝聚和支持的感觉更为确定。丽莎从未和其他成员分享过这件事，在她表演将要发生什么事之前，我告知团体成员接下来的场景可能会让人十分痛苦。

当她选取演员时，我发现丽莎的选择很具有洞察力。[1]她选择了团体中情绪最紊乱的一个女人玛丽扮演她的母亲，玛丽是一名年轻的、有魅力的女性，被诊断患

---

1 通常，来访者如何在表演中选择其辅助者，展现了团体成员之间微妙的关系，莫雷诺称此为"心灵亲和"（Moreno, 1969）。

有妄想精神分裂症。玛丽有时温暖友善，有时冰冷和充满敌意——她非常难以被预测，她也是两个孩子的母亲，她把孩子们放在寄宿家庭。丽莎找了一位受到轻微脑损伤的年轻男子扮演她的哥哥，这名男子看起来就像是一个天真的、富有爱心的小孩。丽莎则扮演二十二年前的自己。

通过丽莎细致地将舞台布置成客厅和卧室，我知道这将会是一场保持"过远距离"（overdistanced）的表演（也就是说，她会保持情感的抽离）。表演开始后，她既当导演又是演员，此时的距离感对她来说是一种保护屏障。她按照和我描述的那样让场景上演，加入了一些谋杀的动机：她的母亲因为某些原因非常生儿子的气，于是她抓住他并将他的脸摁压到枕头里。

这出表演有些超现实的特质。导演和演员的表演让这次演出显得没那么特别和令人吃惊，被压抑的情绪以细节展示和有秩序的形式显现。丽莎在指导时的清晰和细致让这出场景的演绎几乎是非常简单的。然而，在这幕场景难以承受的顺利外表之下的某个地方，我能听到丽莎通过自由发声和舞动练习所爆发出的令人震惊的尖叫。那是她抛弃许久的感受，或者说，这些感受以前几乎被她封闭了。

观众们安静地坐着观看这场表演，我想他们一定已经完全融入这部戏中，因为坐那儿观看这出戏中残酷的情景会激起他们无助的感受，我想办法让他们充当消防队员进入场景，丽莎补充说，消防队员们必须将她妈妈带走，"当时就是这样"。

当歇斯底里的母亲和已经死去的弟弟被拖走后，丽莎独自留在了舞台上。我站在她旁边，她解释说此刻她的寄养家庭的妈妈进来带走了她。我开始建议有人过来扮演她可以倾诉的角色并与她交谈，她立即坚决反对，因为事发后没有人过来与她谈论发生了什么，甚至没有人在乎地去问一句她有什么感受。这是一个很困难的转折点：表演未真实发生的事，相当于放弃了她对场景的掌控。在她的控制欲和执着终于有所减轻时，她同意由我来担当导演。

我告诉她，那时她才五岁，身边有一个能够理解她的成年人，她可以对她表达任何自己的感受或是想法。我让坚强而又富有同情心的简扮演这个角色。当这幕场景开始没多久，丽莎就停了下来，不断重复说这从未发生过，然而在我持续的认可之下，她继续扮演了下去。她的嗓音比往常还要孩子气，有些话虽然出自她口，却完全没有情感。简很明显地感到不自在。然而突然，我发觉丽莎在对话中开始喃喃自语，"我想要我的弟弟回来"，与此同时，是一阵微弱的颤抖。我知道这会让她感到很受伤，但还是温和地请她重复这句话，她这么做了，而这次，她的嗓音沙哑了。

当她第三次说出这句话时，她的眼睛湿润了。

这句话现在成了以后我们对话的核心。在某些时候，她省略了回来这个词，也没有全然表达其中的感受。我请她完整保持这句话。丽莎已处在哭泣的边缘，而随着她强忍了很久的泪水而来的，是整个团体的泪水。简无助地看着我，"我不知道要说什么"。"你不需要说任何内容。"我回应道。"我能想到的能做的事情就是抱住她。"简说道。"是的，就这么做。"

丽莎扮演小孩的时间已经足够长。我走近舞台，让她现在开始扮演成人角色。我这么做的时候，已经发觉此时对整个团体来说，让丽莎扮演小孩实在太困难。虽然总体来说我保持在舞台之外进行指导和监督，但有的时刻我最好是扮演一个角色（为主角或是为这个团体），现在就是其中这样一个时刻。

当我开始扮演这个刚刚看着自己母亲杀了自己弟弟的五岁小孩的角色时，我意识到只有富有感情地扮演才能起到疗愈效果——去表达丽莎自己刚刚开始表达的感情，此时这个情感伤痛需要被认可，也有利于治疗。我现在既是演员，也是治疗师。我开始说那句一定会引起感受的话："我想要我的弟弟回来。"我找到了能够放大这种感受的想法。在体会丽莎痛苦的同时，我也在想着我对自己弟弟的爱，我在想我小时候亲历过的一次死亡。我再一次说出台词，就像是一个五岁的孩子。我感受到眼里充满泪水，并开始哭泣。

这是一个奇怪的现象。治疗师受过培训，需要在自己和来访者之间保持清晰的界限，并控制自己与来访者（或为来访者）表达的情感程度。然而在这里，通过我的戏剧性的角色，我可以去展现丽莎的痛苦，并让我为她以及所有受难的孩子们去呈现感受到的痛苦。丽莎通过我认清了自己的情感痛苦。

我的台词是基于她扮演这个角色时说过的话或是几乎说出的话来创作的，其中有恐惧和困惑。在回来这个词背后所掩盖的不只是深深的悲伤，更有愤怒的暗示。当我开始运用这些情绪，作为成人的丽莎开始和我沟通，但这对她来说很困难。她很勇敢，我知道她正和退缩的渴望抗争。很快，我就要向她保证，她会克服困难，但是首先，还有一件事我认为必须要提出。

"我是不是应该做些什么来阻止她？"我问道。

丽莎专注的目光似乎在说："是的，我也有这个问题。"她转而说道："你又能做什么呢？"

"我也不知道，我能做什么？"

丽莎退出了一会儿她的角色，对我轻声地说："我总是在想我是不是本来有可能阻止她。"在我回应之前，她就回到了角色中，问道："你当时害怕吗？"我点头："真的非常害怕。"

"害怕她对你做什么？"

"害怕她也会伤害我。"

我离开了椅子，在地板上卷曲身体。丽莎沉默了。我看着她问道："我是不是做错了什么。"她温柔地摇了摇头。我再一次看着她，带着困惑和受伤的神情，问："没有做错吗？"

"不，当时你做不了任何事情。"当她轻声细语地回答时，她哭了起来，"相信我，这不是你的错，你那时只有五岁而已。"

然后她抱住了我。

我们内心都有那纷扰、惊吓、撕裂和挑战我们的情感深井，这也是一个生命的重要支点，靠着从中吸取的养分，让我们内在的生命力获得重生。然而对于丽莎，从她的弟弟窒息而死的那天起，她的情感也窒息了。而今她又重新找到了这口深井的入口。在接下来三个月的戏剧治疗中，她从中持续挖掘，既带着谨慎，也充满好奇。

克里斯汀的案例

我必须要查看录像带才能想起克里斯汀在我们初见时的样子。因为我脑海中她的样子是在和她相识三年后焕然一新的样子。三十七岁时，她的外表就像是一个有慢性精神疾病的病人。当时她弓腰驼背、衣冠不整、沉默寡言。她常常戴着塑料面具以隔离细菌，因为她对环境的过敏非常严重。自然地，她的面具进一步让她与其他人隔离。在我认识她之后，我理解了她为何对人如此谨慎，以及为何如此绝望地需要保护。我们能指望一个像她这样受过深深伤害的小孩长大后相信世界吗？

四十岁时，克里斯汀看起来只有三十岁。她的非洲式短发已经长长，身着休闲迷人的衣裙，她的脸上闪烁着智慧，表情也很温柔，而这些以前总是隐藏在她的许多面具之下的。她看起来神采奕奕而且迷人，向我讲述她最近在南美洲进行的两个月探险之旅。

在日间治疗中心的工作人员没有将克里斯汀引荐给戏剧治疗团体，因为她的出席非常不连续，同时也极度躲避与人接触。她从整体上对治疗是缺乏动机和投入的，故工作人员判断她不会从戏剧治疗中获得任何效果。事实上，他们认为她自五个月前开始治疗项目以来就毫无进展，这使得她会被开除。然而克里斯汀在走廊里和我简短地聊过，表达了对"戏剧治疗团体都在干什么"的好奇。"你会有兴趣参与下个系列疗程吗？"我问她。她的回应是："我不知道我是否会做得好，但我或许会试试。"我不确定是不是她眼里一闪而过的光让我看到了她外表下的微妙暗示，或是对于我和她未来关系的难以言说的预感。我猜想情侣间的化学反应也适用于其他关系当中，包括治疗关系。我告诉工作人员，我想给克里斯汀一个机会，为此没有人后悔过。

克里斯汀具有双重种族身份，她从十八岁开始就有很长的精神病院住院史。九次住院治疗是因为严重的抑郁症、自杀倾向和精神恍惚。克里斯汀六岁时被一对瑞典夫妇收养。她在被领养前是和她情绪不稳定的、偶尔对她疏忽的白人母亲以及充满爱心却不总是在她身边的祖母住在一起的。她的生父早在克里斯汀出生前就离开了。克里斯汀的养母服用安定药成瘾，在克里斯汀十岁时去了一个药物康复居住中心进行了近一年的治疗。克里斯汀和她的养父母住在一起，到她三十五岁（而养父母已经七十岁）时，她有了自己的公寓。尽管有这个成就，但克里斯汀在情感上依然难以和共生家庭分开，也很难和同龄人建立关系。她的过敏反应是由于身心失调，以及其他的身体疾病所致，她在日间治疗中心和生活中的活动都受到了限制。

在开始为数不多的几次戏剧治疗单元中，克里斯汀一直在回避。第一阶段中肢体活跃、社交互动性强的游戏让她难以承受。有些单元运用了如扔球的练习，在其中我们会投掷想象的和真实的球；胡言乱语练习，在其中整个团体都会编造语言；情感问候游戏，团体成员根据我叫到的情感类型互相握手。尽管我注意到克里斯汀专注地看着其他成员互动，但她只是站在旁边。在信任练习中，她拒绝闭上双眼，并且在跌倒扶练习中（人向后倒，其他成员将其接住），她身体僵硬，没有丝毫挪动。当我们鼓励她去尝试时，她只是说："我已经跌倒太多次了。"

然而，当我们从第五个单元开始进行即兴情景演出以作为向第二阶段的转变时，我捕捉到了她内在的创造力。第一个情景发生在餐厅，她扮演了一个服务员和两个角色的中间人。一名年轻的女客户因为太紧张而无法点餐，她向服务员透露自己很喜欢邻桌正在吃可丽饼的男士。虽然克里斯汀的表演很简短，但她在两位客户之间周旋时非常睿智、富有想象力。例如，当女客户热切地问克里斯汀："他是做什么工作的？"克里斯汀回答道："哦，他有好几座油矿。"人们在即兴演出中自发出现的想法通常和个人的内心世界有关。当被问起那位用餐的男士为什么没有穿鞋时，克里斯汀嘲弄道："他对鞋子过敏，他的毛孔想要呼吸。"

她下一出即兴场景表演从重复台词的练习（两个人只用两句台词进行对话）中产生，台词是"我想要它"和"你不能得到它"。克里斯汀扮演一名商店主人，她拒绝销售一个已经被预订的大酒杯。然而她的客户，由查理（一名二十一岁的男性，曾有反社会倾向记录）扮演，非常固执，坚持要买这个大酒杯。此处克里斯汀比之前情景中扮演了更长时间的角色。当最终我要求克里斯汀和查理达成一个解决方法时，查理当下的反应是："你最好把那个该死的大酒杯给我，否则我就用它砸你的脑袋。"克里斯汀的反应是大叫起来："警察，警察！"我对此毫不惊讶。查理处理冲突的方式是典型的行为冲动型的青少年的行为，通过暴力或是毁灭的威胁加强力量感。克里斯汀的反应模式则是属于许多被动、依赖性强的成年人惯有的方式——向外界求助。

在这个系列中，录影是完整的一部分，除了录制和观看多数系列的各个选段，来访者在治疗系列中被要求三次坐在电视屏幕前，与他们自己的影像交流（在第七章中将此描述为对抗视频中的你自己）。他们被独自留在房间里，经历这场私密的体验。克里斯汀的立场是具有攻击性的和自我贬低的。

看着荧幕上的自己，她轻蔑地说："蠢货。你看起来真愚蠢。看看你，你那么胖，又那么丑陋。你就是个婊子，在我和你说话时看着我，你不听吗？你怎么回事？你真是太蠢了，你让我感到紧张，我一点也不喜欢你。事实上，我恨你。我巴不得你死掉。"

尽管她充满自我仇恨，但在她体内冬眠多年的那些创意火花仍被激发出来。在改变物体的练习中（参与者在哑剧中创造物件，或者以新的方式使用真实物件），她很有创意且十分有趣，她对道具的使用富有想象力。在一次治疗中，参与者拿到几个道具来创作即兴表演。克里斯汀将一块粉红色的板变为一台粉红色的大众汽车，而她自己则是刚刚撞了车的醉酒老太婆。她独自一人在舞台上，一半身子被板材压住，拖长声音尖叫道："救——命！"同时边哭边打嗝。由两名男士组成的救援人员来到现场。当他们开始用长气球模拟软管向车里灌水，然后拿出铁锹棍（以哑剧的形式）时，克里斯汀求助的哭喊变成了要求把自己独自留下来的恳求。生活中每天伴随克里斯汀的不信任的情绪使得她在角色里演绎为一个发狂和妄想的醉鬼角色。"不要靠近我，离我远点，救——命，不要碰我。你们这些坏人，你们！"她表达出了内心的冲突——既想得到帮助又不信任人——这出场景让观众捧腹大笑。

在第十次治疗中，克里斯汀又一次与视频中的自我交流，她此时的语调更为柔和，情绪悲伤。"我现在比以前要稍微喜欢你一点。但我仍然不满意，也不认为我以后会满意。

你本应该成功，而现在你一事无成。你连表演这件事情也失败了，你让我想哭十万年，那是多么长的时间啊。"

一旦愤怒和自我仇恨的面纱被揭开，层层的悲伤就得以显露。我在来访者中一次次看到这个过程。悲痛似乎永无止境，"十万年……"

在第十二单元中，当团体似乎要进入第三阶段时，我引入电话作为道具。克里斯汀即兴创作了一个和自己养母的对话表演。她的表演令人吃惊地充满表现力，也非常逼真，就好像某人真的在电话那头一样。在几声"啊—嗯"之后，克里斯汀大叫起来："是啊，我在听着。别，别发疯，我在听着呢！"她显得很痛苦，将电话机听筒举到耳朵边上一段距离，作为片刻解脱。

我指导她扮演她母亲的角色，另一位成员则扮演在听电话的克里斯汀。当克里斯汀换到另一把椅子上，她就进入了角色：

"我悲痛，我的腿也疼。你在听我说话么？你简直不知道我经历了多少痛苦。没有人在乎我。无论你爸爸还是你，你们俩都活着，但你们一点也不像我照顾我妈妈那样照顾我。你可能压根儿就不在听我说话。我抽屉里有安定药，总有一天我会把它们都吃了，然后我就死了。"

当扮演克里斯汀的南希试图调解，扮演她母亲的克里斯汀反转了战术：

"我为你担心。我死了之后你日子怎么过？谁会去照顾你？"

我请她们切换角色。

"我全都能自己做，妈。看，我过去两年都是自己生活的。"

作为母亲的南希质疑了这一点。"对你的生活我十分担心，这就是为什么我每天都要你给我打电话的原因。你应该搬回来和我住，这样我就知道你没事了。"

克里斯汀练习着从共生的关系中找回独立性，无论在照料母亲还是被母亲照料的层面。"你看看，在我搬走之后我们不是成了更好的朋友吗？我自己很好。我想要照顾你和爸爸，但是我不能自己一个人来做这些，或许你应该不只领养一个孩子。"

然后，她以自我贬低的方式说道："你或许本应该领养其他人。我有精神病我也没办法，你觉得我愚蠢，不是吗？"

"如果你够聪明，你就不会现在跑来日间治疗中心了。"南希用了克里斯汀母亲挑剔的语调和立场。

"你自己就曾在康复中心里。除此之外，我自从来这里就做了很多自我改善。我开始非常努力地面对和处理自己的问题。妈，这些我都能自己完成。"

我听见克里斯汀试图说服她母亲和她自己，她正在进入一个新的阶段。我告诉她："这是你唯一的或是主要的台词，克里斯汀，继续说。"她看了我几秒，嘴角轻微上扬几乎露出微笑，她为被允许有这种感受而感到高兴。

"这些我都能自己完成，有时候我会寂寞，给你打电话，但是现在我自己能够生活。"现在她的声音中更有力量了，同时还有愤怒的暗示。"我不是你，你也不是我。妈妈，听着，这些我都能自己完成。你明白吗？这些我都能自己完成。"我在这句有力的宣言后切断了这个场景，此前克里斯汀还不忘插了一句，"我行！"

克里斯汀现在要求以更有难度的方式演绎母亲的角色，我觉察到她想要更多不受约束的刺激，以帮助她的情感表达，但她其实仍然需要得到保护，于是我承担了母亲这一角色。克里斯汀以压抑的愤怒爆发作为回应。

"你根本不知道你在干什么，"我挑衅道，"你根本无法照顾你自己。"

"我知道自己在干什么！"她大叫。

"看看你和我说话的方式，你意识到我生着病很痛苦吗？我的背……"

"又是生病的废话！"

"什么？克里斯汀，我没听错吧？"

"哦！闭嘴，我再也无法忍受了。"

"你知道我越来越老了吗？你知道我能做什么？我现在就去拿我那瓶药……"

"那你就去拿吧，我不管了，我宁愿你去死。"她猛地挂上听筒。

房间里充斥着强烈的情感能量，这需要进一步被解除。现在去谈论感受会制造与真实的距离，取而代之，我想为无法言说的感受提供出口。这些不理性、说不出、有时是无以言说的感受通常被我们置之不理、隐藏起来并储存在身体里。然而在克里斯汀这里，它们已经来到了表面，要求被释放。这种释放必须来自身体，通过声音。

我请每一位团体成员都找一个伴，我则和克里斯汀组队。我们面对面，像团体之前做过的镜子练习一样（一个人模仿另一个人做完全一样的动作，就像在照镜子），我和她组队，这样我们的动作和发声都同步了。在和声、重击和跺脚声中夹杂着尖叫。当她释放那些看起来势不可当而且危险的感受时，我想陪着她。我在这种情绪被压抑的场景中与她做伴，部分地为她找了一个作为出口的容器、一个安全阀，帮助她表达。我用眼神指示帮助她扩展她的动作或声音，鼓励她去探索这些有可能走向什么方向。现在我们都手脚撑地，像疯狗一样咆哮和怒吼。下垂的手臂开始摆动，扩展延伸成舒展的姿势。我会捕捉在她身上检测到的每一个小变化，并且做同样的动作，并稍作夸张，使新的身体状态更为固化。她通常是含胸的，现在打开了胸腔，就像是抬起了一个负担，她的呼吸更为缓慢、完整。我们的动作变得轻快，透露出欢快。

在接下来的单元中也有镜子练习。克里斯汀似乎很享受带领以及夸张表现，这些在治疗系列的早期她都不愿意去尝试。我给了她许多机会来带领团体，这样她能够体验到某种掌控感和重要性。

在另一个单元中，一个叫作圆形镜子传递的镜子练习（成员们发起、转化、模仿可重复的声音和动作）滚雪球般地发展为高度夸张化的身体呈现，我让这个过程持续了大约半小时。克里斯汀对我哼起一个单调的节奏，"我们放弃吧，我说"，并以有趣的声音和确信的语调进行重复。我加入她，然后结束了游戏。我注意到她有提出需求、承担责任的能力。克里斯汀很快就能够成为导演。

她不再戴着防过敏面具，她在日间治疗中心的出席也变得很连贯。事实上，从治疗系列的第三周开始，她一节戏剧治疗单元也没有缺席。还有一些其他惊人的变化，在信任游戏如跌倒扶中，她放松让自己向后倒去，直到差点落到地上才被接住。由于她身体更为放松，她的动作也更流畅，她对其他人的信任大幅度增加，所以她在这个练习中的改变也不足为奇。然而由于她的改变非常令人印象深刻，有时团体成员都自发地为她鼓掌。

在一个治疗单元中，查理（那个之前在商店场景中扮演好斗的顾客的成员）出现了不连贯的出勤。为了以一种不具有威胁性、有趣的方式处理他对我和团体的抵抗态度，我和他互换了角色。他成为团体的领导者，而我扮演他的角色。在这个场景中，团体成员给了我（作为查理）行为的反馈，也是他们不能够或是不愿意直接告诉查理的那些话。克里斯汀是其中最为积极发表意见的参与者之一，在对场景中角色转换的讨论中，她以一种坚定但是温和的语气对查理说道："你是我们的一部分，是团体的一部分，就像手臂是身体的一部分。当失去它时，你能做什么，你会想念那只手臂，这也会影响你其余的部分。当你不在的时候，我们都想念你，我们想要你过来。"

在接下来的一个单元中，团体成员由于受到前一个单元所扮演的角色的牵引，提出了互换角色扮演。克里斯汀做了一个有趣的选择，她决定去扮演卡门这个十分风骚、富有诱惑力的女人。当表演开始时，克里斯汀粗暴地走到年轻、高大、迷人、有能力的成员丹尼尔面前："你真的很帅，你知道。"她说道，双眼直视他的眼睛。之后她坐到亚历克斯旁边，他是一个四十多岁、相貌迷人、擅长社交的男人。她充满爱慕地抚摸了他的头发。亚历克斯理解了她的意思，说道："我也喜欢你，我有一间公寓，你想什么时候过来吗？"她有一点尴尬，但是仍然在角色中，说道："当然，那真是太好了。"在这出表演之后，克里斯汀点评道："我选择了和我最不一样的人。我极尽所能地表现得性感。因为你非常性感，卡门。对于我来说这既有趣又叫人害怕。我自己从来不会那样做。"

她的话"我自己从来不会那样做"令人吃惊，因为事实上她的确这么做了，而且我们选择扮演的角色，有意识或无意识地都是我们自己的一部分。这些伪装使自我实现成为可能，无论它是以性格、面具还是角色的伪装形式。她从未有过恋人，她的外表和自我形象也的确没有性感的味道。然而她在场景中所展现的这一面，很快就以更为微妙和完整的方式成为她自己的一部分。我经常在戏剧表演中观察到成员即将出现的问题、感受和行为的蛛丝马迹。在这些场景中，克里斯汀在虚构的安全世界中，试验新的行为方式和感受，在十个月以后，克里斯汀将第一次和一个男人开始谈恋爱。一年之后她将第一次离开加州，与她男朋友一起去南美洲旅游。

一个下午，克里斯汀私下里问我她能否在团体中导演一个场景。当然，她所描述的场景正是对她的人生有最深远影响的一幕场景。我仔细考虑了她对这个创伤性事件的准备程度、这个场景潜在的衍生结果以及她的处理方式。或许我会让她承担导演的角色，而不是让她成为主角。但是我应该相信，来访者在参加戏剧治疗的过程中将会朝着治疗的目标发展。

这是在疗程的第十八个单元。团体成员间已经较为亲密，准备迈向第四阶段（演出高峰）。随着表演内容的深入，成员间各自的深层问题和冲突越来越得以显现。克里斯汀向团体成员讲解她将要指导的场景："有一个六岁的小孩和她的祖母坐在一起，她的母亲在卧室里。这个女孩丝毫不怀疑会发生任何事情。然而祖母告诉她一对夫妇就要过来将她带走一段时间。女孩不停问为什么？最后，祖母告诉她因为她的生母无法照料她。这个女孩不想走，但是那对夫妇还是来带走了她。她完全没料到，这是她这辈子最后一次看到她的母亲。"

团体都沉默了。查理问道："这个故事来自哪里？"

"这是真事。"

查理："谁的事？"

克里斯汀："我的事。"

我让克里斯汀选择她的演员。她让查理去扮演七岁的小孩，她叫他为克里斯。她让亚历克斯扮演祖母，让参与的工作人员吉尔扮演母亲。这些原本是女性的角色全部由男性扮演。显然，这为原本由女性遭致的创伤提供了一定程度的情感距离。

戏中，"母亲"被要求在整个场景中一直待在卧室，涂抹指甲油。她对在隔壁客厅里发生的事件不会有任何反应。"祖母"有一个主要的任务：将这个消息告诉克里斯。扮演领养者的那对夫妇的大卫和南希则在门口等待，直到克里斯汀让他们敲门。克里斯汀就站在演出区域的边界——一半在区域内，一半在区域外——随时准备好给出提示。她的身体紧绷、保持着警觉。

演出开始。克里斯坐在地上，握着一只泰迪熊。

亚历克斯扮演的祖母入场："有人会过来带你走，照顾你一阵子。"

"为什么？"克里斯听到，十分惊讶。

祖母重复了同样的话。

克里斯表示反对："但为什么，我不想走，我想留在这儿，和你还有妈妈待在一起。"

终于，在克里斯汀的不断指引下，祖母说道："不是我们不爱你，只是我越来越老，而你妈妈也不能够再照顾你。"

"但是为什么？"克里斯重复到，变得很警惕。

"哦，"祖母重复道，"你妈妈没办法再照顾你。"

克里斯汀打断了场景。"更加像发牢骚，"她指导查理，要表现得"更沮丧、不高兴、不想走！好，继续。"

克里斯更为强烈地反对，突然间这个场景就像着了火一样。克里斯汀让夫妇开始敲门，气氛越来越紧张。祖母慢慢地走到门边，示意门外的夫妇进来。他们表现得很友好，但克里斯却非常生气，对他们毫无反应。

他们试图吸引他："我们有一间大房子和一只棕色的大狗狗。"

克里斯望向一边："但是我不认识你们。你们要把我从妈妈和祖母身边带走，而我不想跟你们走。"

"我们出去给你买一个大圣代，怎么样？"

"不，别带我走。"克里斯开始请求。

克里斯汀打断了表演。她想要查理再入戏一些，而通常情况下查理是非常冷漠和"酷"的，此时在戏中他也努力尝试表达更多情感。

当克里斯汀让祖母离开房间，夫妇抓住了他的手时，克里斯的感情爆发了，他开始惊慌，并且尖叫。

克里斯汀给了他台词。"尖叫，'我想要妈妈。'"出于某种原因，她仍然能够指导，虽然她已经全身投入表演中。

克里斯现在用尽全身力气在哭叫，"放开我……我想要妈妈……"一遍又一遍。

克里斯汀专注地看着他，也开始哭泣。在戏里和戏外，她和小孩感同身受，也在叫着："'我想要妈妈，大声点，克里斯'，我要妈妈。"

母亲继续在卧室一层层地涂抹指甲油。

当他们把克里斯拖出房间时，克里斯撕心裂肺的哭声回荡在整个房间："我要妈妈，我要妈妈，我要妈妈，妈妈，妈妈……"现在声音从他的肺腑发出，成了深深的哀号。

但是，这时还不到说话的时候，语言无法表达身体所感受的痛苦。作为导演，克里斯汀对于创伤有一定程度的距离感和控制感，而当时六岁的她丝毫没有掌控能力。即使是在她做导演时，她也同时是演员，即使当克里斯汀从成年的目光观看这场演出，她也会重新回到童年，这就是场景表演的作用。讲述一段回忆会始终和这段经历保持距离，而重新演绎它则给它赋予了生命，重新唤起了那些当年体验过的情绪和感受。孩子受的苦无法消除，然而现在有人能够为这个受伤的孩子带来安慰和理解：这就是现在成年的她。克里斯汀需要动用她所获得的所有成年人的力量和技能来照料这个受伤的小孩。

我请查理继续留在场景里，继续留在这个让他充满了强烈情感并使他能够表达脆弱的角色里，这或许是他自童年起首次表达脆弱。他坐在地上，抓着泰迪熊不放。我请克里斯汀作为一名能够帮助孩子的成年人进入场景。她表演这个角色标志着她向成年人的转换，既可与伤痛保持距离，同时又能给小孩以安慰。她把自己称为安妮，她跪在了克里斯身旁，以一种深表同情的语气安静地说："我了解你的感受。"克里斯抗议道："不，你才不懂！"而她与其说为了说服克里斯，不如说像要说服自己那般低声地说道："我懂。"

克里斯和她抱怨："为什么我必须要走？他们必须要带我走吗？""是的，"安妮坚定而且温柔地回答，"恐怕这是必须发生的事。"克里斯呜咽着："但是为什么呢，我做错了什么吗？"安妮专注地看着他："不，你没有做错任何事，只不过你的母亲再没有能力照顾你。她爱你，但是她没有丈夫，她自己也有很多问题。这不是你的错，但是你对此也无能为力。这并不公平，我知道这很伤人，我知道这非常令人伤心。"克里斯抬头看她，好像这些话都是真的。她与他探询的目光相遇："上帝啊，我知道这真的很伤心。"

我现在可以让演出结束了，用语言表达感受的目标已经实现。当他们仍然处在各自角色的状态中时，我问查理他感觉怎么样，他描述了悲伤、心痛和愤怒。我问克里斯汀，扮演一名试图去帮助孩子的成年人是什么感受。"这很困难。你要如何向一个小孩解释他将要永远失去他的母亲？还有他妈妈或许不想要他。"然后好像被自己刚才说的话所打击，她开始轻声说道："这想想就让人恐惧。"

当我们离开舞台区域时，我问克里斯汀这个创伤现在对她有什么影响，这个已过去的事件是如何影响她在现在生活中的反应的。"我几乎每天都在受着这种影响，在我不如意时，在事业发展得不顺利时，我就会非常沮丧和抑郁。我会说，'去你的世界，我不需要你！我不需要任何人。我不需要你，妈妈。我自己也能过得好。如果我不能，我就杀了我自己'。"

"所以，你不是只说我能照顾自己，而是说，'如果我不能，我就杀了我自己'。"

"对，"她羞怯地咧嘴承认道，"看，这让我非常孤单。这也影响了我想要和别人接近的尝试。因为母亲是我曾唯一亲近的人，唯一的。我感觉就像是，该死，我不可能和任何人接近了，因为他们都会做和她一样的事。我知道这些都是我自己想出来的，但是伴着这种想法活下去更难。我的意思是，相信其他每个人并不是像我母亲那样的。"

"今天发生了什么，或是已经发生了什么，会让你说'去你的，所有人，我能自己做好这一切，如果不能我就杀了我自己？'"

当克里斯汀在思考时，查理突然提出她在一个最近的生活场景里激起了她被抛弃的感受，那就是她的心理治疗师去度假了。

"哦！是的，我的医生离开了，我不确定谁能代替他。有一位我以为是他的代替者的医生，但并不是，所以我觉得我是被抛弃了。"

为了将过去和现在连接得更紧密，我们演绎了克里斯汀刚刚描述的场景。她选择某人来扮演她所以为的代替心理治疗师。在一段简短的使用电话的角色扮演过后，克里斯汀很容易地就进入几周前她对这件事的反应。她坐在地板上，头埋在大腿里，一动不动。几分钟后我让查理和另一名成员进入场景，问克里斯汀她感觉如何。克里斯汀没有回答也没有动，当她正在扮演的状态变得更加极端时，她被诊断为患有紧张性精神分裂症。

我中断了表演，问克里斯汀她是否能尝试，从而练习一种完全不同的反应方式。

她表示："即使我感到愤怒，或许我也能告诉那些问我感觉怎么样的朋友我的真实感受。"在重新表演与代替者的医生打电话的场景后，她就这么做了。当她表达她的痛苦和愤怒时，她的情感变得生动，她也意识到当她焦虑时，她忽略了是什么因素造成她误以为那人是代替治疗师。

"现在感觉好多了，但也很难——尤其是在最初，因为这就像打破一个长期形成的习惯一样。"

在多年的心理治疗之后，克里斯汀获得了对事物的观察能力，但这主要停留在知识层面（"我已经懂了，但是去行动非常困难"）。戏剧能够帮助认识理性感知和实际情况之间的不同。正如本单元演出高峰的治疗进程所证实的，戏剧治疗是多维度的：情感宣泄、洞察力和行为改变都同等重要。

随着团体顺利进入第五阶段（戏剧性表演），在之后五个单元的最终即兴演出中，克里斯汀和查理被设定五年后在公交车上偶遇对方的场景，并即兴表演（团聚）。克里斯汀演得相当逼真，从她看到对方的那一刻，她大叫着"查理！！！"他们聊了过去几年发生的事情：克里斯汀结婚了，查理成为一位电子工程师！当查理邀请她和她丈夫一起到他家里喝一杯时，他想起了她会过敏，但是克里斯汀立即回应道："哦，我的过敏现在全好了。"然后，当他们在回忆关于日间治疗中心的岁月时，查理突然开始咆哮"救——命"，夹杂着打嗝。团体成员和观众都笑了，克里斯汀也叫道："你知道，我就知道这一幕你们都忘不掉。现在五年过去了，你还记得！"

当我们庆祝治疗系列疗程的结束时，克里斯汀告诉其他人她对与团体分离有些伤心。她的言辞充满情感，讲述了她会如何想念与其他成员共度的时光。"我从未像信任你们一样信任任何人。"她补充说。

在她与录影中的自己进行的第三次和最后一次对话中，克里斯汀说："我发现你是一个很好相处的有趣的人，你有幽默感。我在戏剧表演中发现你实际上挺讨喜的。事实上，我发现了许多以前不知道的你的新特质。我发现你能完成以前从来没有想过能够完成的事情，从来没有。"

克里斯汀发展出的个人形象让我想起以前很喜爱的一个经历：在暗房里，在显影剂中浸没并且处理空白的照相纸，直到影像呈现出来。最好的时刻就是见证影像的逐渐固化，直到相纸从液体中取出，成为一张照片。

我又和克里斯汀一起做了两次治疗，在八个月内共做了六十个单元的治疗。在第二次治疗中，克里斯汀关于她与养父的故事出现了，这在第一次的治疗中从未提及。表演场景也围绕克里斯汀的恐惧展开，她担心母亲对她的依赖会在父亲死亡临近时增加。通过戏剧场景，她继续坚持并传达出她对独立的需求。她也开始去认识有关她双重种族身份的感受，这些感受曾在她的白人家庭成长过程中被隐藏、使她感到困惑。她开始处理被她亲生父亲抛弃的感受。她生活中所经历的伤痛、不公正导致的愤怒和悲痛都主要通过非语言的形式表达了出来。她学会找到自己内在的照顾父母的能力，在许多幕场景中她都会去照顾那个受伤的小孩，她是曾经的自己，而现在也依然跟着她。最重要的是，克里斯汀在一群新团体成员中重新获得了信任。在第三个治疗系列中，克里斯汀通过多重角色的表演，陶醉在她的演出中。很明显，她在迅速扩展自我形象，她越来越自信和有趣，在即兴表演中表现出色。在她的戏剧表演角色资料库中加入了新的角色：她能够扮演一名女朋友、爱人或妻子了。事实上，她在性的吸引力方面曾在第一个治疗系列中通过扮演卡门的角色而显现，在很多其他场景的表演中又得到加强。

这三个治疗疗程中的第一个（描述得最详细）是最具有催化作用的，因为她帮助克里斯汀跨越了她在治疗之初的难关，为她铺了一条从多维度治疗形式中取得收获的道路。这包括她与一名精神分析师的近七年的治疗疗程，以及日间治疗中心的多维度治疗和多样的治疗方法。在这之前，她已经停滞了很久，治疗效果也不被看好。

在第三个疗程的戏剧治疗完成之后，克里斯汀报名进入二年制的大专学习，她仍然继续参加日间治疗中心的活动。在大学里，她学习速记和美籍非裔人的文化以及戏剧！然后，在人生中她第一次谈恋爱了。在五个月以兼职的形式参加活动后，她离开了日间治疗中心，但在之后的七年中我几乎每隔半年见她一次，她会造访日间治疗中心，和我们讲她生活的变化。在早期的造访中，她在讲述她和男友的南美之旅时脸上放着光彩。她的外表一直在发生变化，每一次来访，她看起来都更年轻、更有活力，也更健康。她严重的过敏症已经痊愈了，她也不再服用精神药物。她继续独立地生活，最终不需要残疾资金的帮助也能支撑自己的生活。她完成了秘书培训，找到了全职工作。她也面对和处理了她双亲的过世。

然而，当她和男友两年的恋情结束时，出现了一个倒退。还有什么比和恋人分手更能够让我们回到童年被抛弃的阴影中呢？克里斯汀主动住院了四天。当她出院时，她的生活回到正轨，而不需要重新进入精神健康系统的漫长周期（许多经历重复住院的人似乎都有这样一个周期模式）。即便在失去双亲和恋人之后的很短时间内，克里斯汀也不会让她之前取得的所有进步前功尽弃。[1]

我的来访者都是我所认识的最令人鼓舞的人。在他们身上，我见证了最为伤痛的人生挣扎，见证了穿越黑暗与未知领域的勇气，见证了想要找回失去的自我的渴望。我永远不会忘记克里斯汀。她教会了我如果有足够的精神意志，我们都能做出改变，无论何种程度。

---

1 本章提及的其他来访者也保持了他们取得的进步。在最近我和四名来访者的接触中（也就是在我和他们进行治疗后的四到十五年后的一次跟进中），我了解到他们都过得很好，这使我很感动——他们拥有良好的社会关系、卓有成就的工作或项目，能够健康地处理情绪压力，活得十分独立。

第四章

治疗单元
——单一单元的发展

前两章内容试图提供有关戏剧治疗疗程的总括介绍，对治疗的长期过程进行描述；接下来的两章将从实践和临床的视角聚焦治疗过程的组成部分：治疗单元和更为限定的戏剧场景。

本章从对单元进程的分析开始，包括引领者在单元开始前直到单元结束所做的内部准备；随后将简要介绍来访者对戏剧治疗产生的抵抗，以及戏剧治疗师如何应对这种抵抗，同时也将探讨在治疗单元中治疗师面临的常见选择。

为了给读者尽可能真实的体验，本章最后的部分将提供两个完整单元的具体描述（基本是对实际情况的转录）。我们在第三章中介绍过的来访者肖恩，也参与了这些单元，这里为她的早期治疗提供了一个近距离视角。

过程和连续性

戏剧治疗师的工作从治疗单元启动前就开始了，她需要进行内部的准备。这种准备与演员在表演前的准备类似。演员和治疗师都需要在精神和身体上做好准备，包括自我的消融、能够真正地接纳他人（即角色或者来访者）。有时当治疗师的思维被个人的事情所占据时，这种准备就显得更为关键。每个人都应该找到自己的方式去达到开放、有能量和活在当下的状态。

"从团体（或患者）所在的状态开始"是创造性艺术治疗中的常用声明。戏剧治疗师必须能够理解团体（或个人）的情绪或是微妙线索，这样她才能真正地对他们的需求敏感，而不是将自己的安排施加到他们身上。与此同时，她必须积极地"设置舞台"，也就是建立一种环境，让来访者感到被允许以新的方式行动。一旦戏剧治疗室的房门关上，一个特殊的空间就建立了。

在跟随来访者的领导和主动发起引导之间如何保持平衡，或是怎样使用一种更为有策略的方法，这对治疗师来说是一个微妙的问题。有时这种平衡会向一边倾斜。例如，在对孤僻和被动的精神病人的早期治疗中，戏剧治疗师或许会故意设计和引导病人做一些练习，以减少其抑郁情绪的产生，或者以治疗师自身的能量来刺激活动和互动。但即使在这些时期，治疗师也要很小心，别让自己的热情淹没整个团体。当治疗师帮助团体成员从一个状态转换到另一个状态时，也是向来访者证明，她观察到并理解团体成员来到这个治疗单元时的状态。

在治疗单元开始前，引领者会和团体的每个成员进行某种互动。这就建立了（或是在一个连续参与的团体中重新建立）和每名来访者的联结。这种接触即使很简短，治疗师也能够获知来访者当下的状态，同样重要的是，来访者能够理解治疗师的态度，这种态度最好是接纳、关怀和真诚的（Rogers, 1961）。在对精神紊乱人群以及任何人群的早期治疗过程中，这种接触的意义被强化，因为这些来访者不懂如何在彼此间传递这种态度。当面对如情绪紊乱的青少年这类有抵抗反应的群体时，在治疗单元开始前，来访者与治疗师的接触具有不容忽视的意义。在许多治疗单元中，好斗的年轻人进入房间前就已经准备好与任何权威人物抗争，但在我们接触的那一刻，他们就完全放下了这种态度。在那一刻，即使他们有那样的行为，他们也看到了我的关心和尊重，同时他们也观察到我不会被他们的回应所击败。对于治疗师来说最关键也是最微妙的任务之一，就是在治疗单元开始前让来访者的那些抵抗、焦虑、恐惧和疏离的情绪消散。

在我们和每个来访者进行个体接触之后，在团体的协助下通常会改变房间的布局。多数情况下，这包括将家具和椅子移到屋子的边缘，从而创造更多的开放空间。在其他情况下，类似固定团体，或许意味着将椅子挪到屋子中间围成一圈。对待具有抵抗情绪的来访者，最好是不改变房间布局，只将一两把椅子小心地放在房间的一角，以形成一种潜在的表演空间。房间的重新布局具有象征意味，也非常实际。舞台的设置带来了新的可能性。外在（世界）和内在（戏剧治疗单元）之间的区别在接下来的实际步骤中显现出来：脱下鞋子，关上门。房门的关闭标志着治疗单元的正式开始。

第一个活动通常会让全体成员围成一圈参加，这不是一个僵化的原则。有些团体的最佳开始方式或许是让每个人沿着屋子走一圈，或是各自在角落里躺下，或是立即开始一个由一两人进行的表演。有抵抗情绪的团体会更藐视各种常规，接下来会对此有描述。

但是通常来说，单元的开头是给团体成员能够（重新）聚集的时间，而圆圈则是传统团聚的象征。领导者在首个练习中非常活跃，因为她的出席会帮助团体活跃起来，并帮助成员与治疗过程或是成员彼此之间（重新）建立联系。在这个早期阶段最常见的目标就是促进情感表达，激活身体，培养信任、观察和专注以及团体互动。在许多情况下，这些目标都互相重合。治疗师会根据治疗单元开始前、治疗开始时或是在之前的治疗单元所收集的信息来设立目标。本书第二部分所描述的开始一个治疗单元的技术将会根据这些目标来分类。

第二项活动通常在团体中以两人一组的形式发生。同伴间的互动有助于发展团体成员之间的关系，同时让引领者站到一旁，成为一名监督者，而非主要参与者。整个团体的活动转向两人一组的活动是一种自然转变，通常两者都包含了同样的过程或技能，尽管两者形式不同。例如，出于对信任的强调，治疗单元或许会以全体成员围成一圈作为开始，从背后接住一个人（参见跌倒扶），然后接下来是成员两两组队，互相接住对方。开始的两到三个过程或技术是疗程中期的序曲，疗程中期的单元通常是"主菜"或者是治疗单元中发展最为成熟的部分。疗程中期里最为典型的过程是情景演出，最典型的形式是将团体分为较小的、大约三人的子团体，每个团体准备一个情景，然后为全体成员表演。这些情景可以由两人一组进行演绎，或是全体成员同时表演，或者由一个人作为独自表演者，或是作为主角。多数情景之后其他成员都会给予掌声，不仅是为了提升参与者的自信心和成就感，同时也清晰标志情景的结束，强调了幻想和现实的区别。多数从疗程第二阶段末期到第四阶段的戏剧性情景都会与口头讨论部分衔接，对情景加以整合。最常见的疗程中期的目标是关于表达和沟通、性格和角色发展、团体合作或自我启示，就像治疗单元开始时的目标一样，这些目标也经常重合。第二部分中对疗程中期技术的描述会根据这些目标进行分类。

在疗程中期发生的内容受到治疗单元早期部分的过程影响。例如，一个强调情感表达的单元或许会从全体成员运用声音和嗓音开始，由集体重复一句有感情的台词收尾。例如，"我想要！"然后团体可以分成两人一组，一个人说，"我想要"，另一个人则坚持，"你得不到"（重复台词）。每个两人小组接着讨论他们在做这个练习时想到的情景或是关系；同时，基于这个讨论，两人小组设计一幕场景在全体成员面前表演。重要的是，这个单元有一种流动和连续感。每个练习都为下一个练习铺路。练习的过程间有自然的过渡，治疗单元随着深度和复杂性的增加而螺旋前进。一个戏剧治疗单元的技术绝不能相互隔离，只有在过程中达到技术间的相互联系和连续性时，才能使疗愈和美学成为可能。来访者在一节精心设计的治疗单元中的体验（无论是事先计划好还是自然发展）是非常快的，这种体验在治疗单元的结尾得以整合与完结。在治疗单元中，抵抗态度是很少出现的，然而在由不相关的技术构成的、不断改变方向的治疗单元中，每开始一次新的技术或是阶段都有可能让这种抵抗态度复发。

自然连贯的转折通常由以下三种形式中的一种实现。第一种是通过发展一个单一的技术。上述例子就代表这样的转折：首先由整个团体演绎两句情感化台词并重复，然后由两人小组进行，最终成员从这些台词中创造出新的场景。一个完整的治疗单元可以基于一个单一的技术，通过修改、发展或是延伸展现出多样的、越来越复杂的方式。第二种形式是通过主题或内容。例如，在信任练习之后，安排处理信任问题的场景，或者由帮助表达愤怒的技术作为开端、引向表达愤怒的场景。第三种实现转折的形式是通过空间。例如，在团体成员面对面站成两排的技术之后是另一个站位相同的技术。这个转折的方式通常与以上两种方式中的一种共同使用效果最佳——也就是技术的发展或是主题的延续——尽管有时仅凭空间形式也能创造足够的流动性。例如，在一个圆圈内发生的技术之后，接上一个同样在圆圈内进行的技术，有时也会非常有效。

在计划治疗单元的过程中，疗程中期的概念对戏剧治疗师影响最大。于是治疗师通过"倒推工作"来设计开始的技术，以有效地引入治疗单元的主要部分。或许她只知道团体最适合什么样的开头，这个开头继而影响了治疗单元余下的部分。这种"感受"通常在她和来访者进行初次互动后产生。转折自然的治疗单元并不一定是事先设计的；富有经验的戏剧治疗师即使完全自发带领也能实现流动性。然而，多数治疗单元都是经过部分设计（或者至少事先有过构思）的，另一部分在进行过程中随之演化。

在治疗单元的最后，团体成员重新聚集，经常是围成一圈，就像刚开始时一样。在一个富有活力的治疗单元中，结尾能帮助大家趋于平静；在一个充满情感的治疗单元中，结尾能帮助大家进一步释放和包容；在一个带来新的洞察力的治疗单元中，结尾帮助参与者回顾和整合；在一个含有幻想表演的治疗单元中，结尾能帮助人"落地"，使戏剧参与者离开戏剧治疗过程、回到屋外的真实世界的过渡变得容易。治疗单元的结尾通过戏剧性仪式的方式，加强了单元中的重要部分，或者承认和反思了团体中出现的感受。多数的结尾仪式或技术都是为了帮助团体成员之间给予、接受并分享观点，激发集体创造性以及回顾和庆祝而设计的。治疗单元结尾的技术会依照这些目标进行分类。

单一单元的发展过程和系列单元之间的渐进过程相平行，就像一节治疗单元一样，一个系列疗程的渐进过程以深度和复杂性的递增为标志。与此同时，戏剧治疗师所能提供的结构性在系列的进程中逐渐减弱，因为来访者的表演更具自发性，完全是自己发展出的治疗过程。同时，在早期的活动中，治疗师参与较多，而在后期，随着来访者之间的互动和联结增加，治疗师更多成为监督者和导演。单元开始时的许多目标都和系列开始时的目标相符，而治疗单元中期的目标也和疗程系列中期的目标相呼应，单元结尾的目标与系列结尾的目标也一致。多数在第二部分单元开始之时所描述的技术与治疗系列的第一、第二阶段尤为相关，而治疗单元中期的技术则与第三、第四阶段相关，治疗单元尾声技术和第五阶段相关。

治疗单元作为一个整体，其结构是有美学特质的，它有开头、中段和结尾，而每一部分都自然流动到下一部分，无缝衔接。整体存在一种渐进且微妙的连续性。许多单元都有一个高潮点或是结局。单元的结尾会强调和包含该单元的其他部分。最后的时刻通常深刻而有诗意。通常来说，结尾时的基调是安静的，尽管治疗单元也可能以有力且戏剧性的"糟了！"作为结束。如果需要宣布任何事情，应该在最后时刻之前宣布。单元结尾之于来访者的重要意义与一场戏剧的最后时刻之于观众的重要性是类似的。最后的时刻反映了过程中的唯美主义，也构成整体美学特质的一部分。这种唯美主义在情感和心理上都激动人心，能触及一个人无法用语言表达的内心。无论接下来将要发生什么，这种唯美主义都造成了一种静止和内在停顿。来访者最后会夹杂着完成和期待的混合感受——对在治疗单元中发生的事情产生完成感，同时对接下来的单元，也包括对单元之间可能发生的内在波动和改变抱有期待。

抵 抗

抵抗是即将开展治疗过程（或是遇到困难或痛苦的治疗阶段）时会出现的经典反应，拉普朗什和庞塔利斯对此有描述（Laplanche & Pontalis, 1973），他们认为抵抗是来访者对将要变得更有觉知，以及面对无意识力量的涌现所进行的有组织的反抗。另一种非心理分析的解读包括：参与者不愿意接受治疗；来访者对方法的谨慎；缺乏来自治疗师或团体的支持；缺乏足够的热身练习。尽管抵抗是相当普遍的现象，经常会发生在（任何）心理治疗的某个阶段，也有些以青少年为主的特定人群尤其容易出现抵抗情绪，特别会在他们治疗进行的过程中出现。此外，不同的治疗形式可能引起特定的焦虑和抵抗。

基于多数人对戏剧一词的联想，与戏剧治疗相关的三种由抵抗带来的焦虑首要形式为：（1）必须要表演；（2）担心自己看起来幼稚；（3）需要变成别人而不是自己。人在表演时惧怕失败、不足和成为笑柄。青少年由于身体和心理同时发生着深刻而飞速的变化，从而必须面对随之而来的自我意识和不安全感，"站出来"或者"在聚光灯下"的想法会让他们觉得非常不舒服。他们一想到要做幼稚的活动，就容易担心自己是否看起来显得愚蠢，或者在浪费自己的时间。[1]青少年为了确立自己的地位和身份，会藐视权威；同时，他们狂热地希望告别童年，以确立自己的成年状态，当参加那些会让自己看起来显得幼稚的活动时，他们就更容易出现抵抗情绪。表演让人联想到放下自己的性格和情感来扮演别人（以及另一个人的情绪），这让人感到失落和不被接纳（真实的自我不被接纳）。青少年时期身份感较为脆弱，变成其他人的想法既令他们感到害怕，也令他们感到威胁。

尽管所有以上联想的确代表了戏剧的一些方面，却不是戏剧或者戏剧治疗的根本，而只代表了其中诸多可能性的一小部分。为了处理和面对来访者可能产生的关于戏剧的联想，我推荐从治疗单元开始就将这些联想摧毁。出于对来访者最初焦虑的敏感，治疗师会避免使用那些包含表演、特性描述或者看起来显得幼稚的过程和技术。

另外一个关于戏剧的联想可能会让人焦虑，甚至完全阻碍来访者参与戏剧治疗，那就是参与者必须是外向的，或者"很会演"。的确，许多作为演员的人都是外向的，这被贝茨认为是谬论（Bates, 1987），他澄清道，事实上"演员必须要同时非常内向和非常外向。演员需要能够沉浸在自我理解中，与此同时，也是非常矛盾的，他需要导向外在世界、社会刺激、观众……"（p.54）[2]未来的来访者如果认为自己太内向而不能参加戏剧治疗，治疗师要告诉他们无须有这种担忧。戏剧治疗的过程是去适应参与的人，而非相反。

对待来访者感到必须要变得外向、需要扮演他人或是在进入治疗单元时需转换思维所产生的恐惧，戏剧治疗师不仅允许而且鼓励他们的自我表达，并且为这种表达提供出口。来访者依据自己的感受表演，或者说，他们自己的真实感受和行为成了戏剧的素材。例如，如果来访者进入治疗室时表现得充满敌意而且具有攻击性，戏剧治疗师会请他将这些敌意和攻击性演出来。寡言而害羞的来访者或许会被鼓励参与表演那些沉默或腼腆的角色。帮助这个过程进行的技术举例是情感问候和团体情绪，当真实的情感或行为被戏剧化，尤其是被夸张演绎时，会促进当事人对其接纳和认可、宣泄和释放，从而营造

1　许多类似的顾虑在成年人和老年人中也同样会产生。

2　贝茨相信，演员通过心理上的扩展训练，可以同时容纳内向和外向的特质（不同演员会面临不同的挑战，取决于个人的内向或外向程度），这是表演所能带来的成长和疗愈的力量。

有趣和幽默的氛围，并使人有能力在行动中观察自己。

戏剧性的活动与这种开放和允许的方式十分相符。戏剧提供了一个舞台，让各种各样的行为、态度和情感都能在一种有控制的、有结构的环境中表达。由于戏剧提供了自然的边界，使自我在其中能够观察和容纳表演的行为和态度，大量的许可就能够被安全地授予。这种许可创造了一种环境，来访者在其中最终会感到能自由地实验不同的行为（Emunah, 1983）。

这样一来，来访者的抵抗情绪就融进戏剧活动中；有抵抗情绪的来访者尽情演绎他们的抵抗。这种策略方法与埃里克森在催眠和心理治疗中的先驱作品（Haley, 1973），以及杰伊·哈利（Jay Haley, 1973, 1980）和萨尔瓦多·米诺金（Salvador Minuchin, 1974）的作品都有相似之处。非常矛盾的是，来访者的抵抗其实是具有合作性的，因为她或他被要求做的是表现出抵抗（通过一种戏剧模式）。将抵抗激活而非将其压抑，则能够释放能量，能够以建设性和创造性的方式对其进行引导（Emunah, 1985）。

在我早期和青少年的治疗体验中，一群刚住院的叛逆青少年曾充满敌意地对我喊道："快滚出去吧，女士，我们才不需要你这愚蠢的戏剧治疗团体！"我当即产生想要逃离的冲动，然而我挣扎着试图保持内在的平衡，于是我鼓励他们持续和我说这些话，重复他们的话。无论我说什么，我都请他们声音大一些，再着重一些。然后我开始回嘴："拜托，试一试！"然后，一场引人深思而富有交流感的对话开始了，团体成员开始随着我不同的语调和声调进行回应。在一个高潮点，我突然嚷嚷起来："我才不参加这愚蠢的戏剧团体呢！"他们自发地叫了起来："拜托，试一试！"（Emunah, 1983）。

以上例子阐释了如何通过矛盾的手法来鼓励来访者的抵抗和叛逆，治疗师和来访者之间伴随权利抗争建立起的却是一种有趣的关系。同样被阐明的是重复台词的技术，连同心理剧的工具角色反转，但是这个例子更重要地证明了技术和工具是从特定的疗愈情形中产生的，而不是被强加的。戏剧治疗的技术和过程可以看作是汇聚的一点，在许多情况下互相之间并无区别。治疗师即兴的回应通常会带来新技术的发现或展开，本书第二部分会对此详细论证。

在对青少年进行治疗时，将抵抗和叛逆区分开是有帮助的。青少年的叛逆是"适宜成长阶段的反应，对于青春期潜伏期看起来的幼稚和成年期确立的权威所做出的反应；这是青少年剧烈变化的自我身份中必要的一面。青少年在初期抵抗治疗过程的方式就是表现叛逆。这是为了掩饰失落、痛苦的感受，避免受伤、被误解、被拒绝或者遭受背叛。在医院里情绪紊乱的青少年治疗团体通过他们共有的叛逆，挣扎着去维护相互间的一致，这本身就是对治疗项目的抵抗"（Emunah, 1985, p.72）。

我在治疗中所用的针对情绪紊乱的青少年的疗愈方法是"加入并支持他们的叛逆，从而带动他们的兴趣，培养团体身份感，同时降低甚至帮助他们逾越对于治疗潜在的焦虑和抵抗"（*ibid*, p.72）。我通过嬉戏的方式转移了权利的斗争，这样来访者的叛逆和攻击性都被许可、被加以运用，并得到创造性地引导。本质来说，来访者能够在戏剧活动的背景中将自己的感受和态度尽情表演出来，因而就将冲动的行为转化为表演。表演和冲动的行为不同，它暗示了自我观察和自我控制，也包含了发现和改变的可能性。"来访者在戏剧中体验到成功，而不是击败权威结构"。（*ibid*, p.78）

除了戏剧活动的结构所提供的包容性以外，特定的戏剧设置也被采用，以确保一切都在掌控中。例如，对"停止"和"定格"的运用。当戏剧治疗师叫："停！"戏剧场景（或游戏）就立刻结束了。当叫出"定格！"（在那些尤其是身体性质的场景或者热身的技术中），来访者立即在他们所处的身体位置"定格"，形成了一个暂时的雕塑或戏剧性局面。在任何时候，戏剧治疗师都必须维护好虚构和真实的界限。如果戏剧治疗师感到来访者将要失控，就会叫停演出，或是重新导演。在任何时候，治疗师都承担着责任，确保团体内的任何人不会受伤，无论是身体上还是精神上。

当来访者放下起初对结构的抵抗而积极地参与到戏剧活动中时，可能叛逆会通过戏剧创作的内容继续存在。在早期的场景和游戏中塑造的行为通常复制了毁灭性的生活行为。治疗师是否具备在表演的环境下见证并且接纳这种行为的能力（如使用或贩卖毒品、犯罪等），会在此时受到测试和挑战。如果治疗师能够包容这些素材而不是去审查它们，同时维护好界限和掌控（据以上所述），那么来访者和治疗师之间的关系就会得到加强，合作的感觉就会被发展起来。来访者是演员，他们的素材得到尊重；治疗师是导演，她的指导也得到尊重。在戏剧指导的帮助下，对来访者疗愈性的干涉得以实施，接下来的章节中对此将予以讨论。

除了对叛逆进行戏剧性的调动和引导外，治疗过程还能为来访者提供赋能的角色。许多有抵抗态度的来访者体会到无助感，也企图让治疗师变得同样无助（但他们又很害怕这点成真），治疗师可以通过给他们一些他们能够掌控，或是具有权威性的角色，来回应来访者。此类角色包括法官（参见法庭审判）、父母、老师或治疗师，或者是场景的导演。

另一个处理最初的抵抗的策略是以令人吃惊或是引人入胜的方式开始一个治疗单元。这就绕开了有可能暗示引起抵抗含义的言语指示。一个例子是让电话铃响起（电话铃声由磁带播放——参见电话游戏），因为接听电话通常是难以抗拒的。另一个例子就是准备好盛有果汁的杯子并放在桌上，来访者会自发地被吸引、拿取并饮用，在塑料杯子的底部是关于如何表演的指导（参见神秘派对）。

领导者的态度对于处理参与者最初的抵抗情绪是最为重要的因素。除了要像本章前面部分提到的保持关心和尊重、坚定以外（在治疗过程和渐进中），治疗师清晰维护好自己的界限也十分重要，这样她个人就不会被来访者展示出的抵抗情绪所威胁。选择性地使用幽默也非常宝贵，这样能帮助缓解一个紧张的时刻，证明其对来访者立场的容忍度，并且通常在来访者不受防备时突然点醒他，能够使来访者转换立场。

在治疗单元或场景进程中所出现的抵抗，是参与者在遇到痛苦或有压力的题材时所做出的反应，治疗师可以通过运用之前所描述的对行为的夸张演绎来以戏剧的模式进行回应。布莱特内（Blatner, 1988a）提议说如果来访者愿意，也更容易掌控或修改他的防御模式，可以让来访者夸张地表演他的防卫行为，以让他的防御模式变得明确、有意识。在约翰逊的转化疗法里（Johnson, 1991），所有在表演过程中出现的恐惧或焦虑都被利用、放大或是转化。来访者甚至能够通过转化场景从中逃出，同时仍然保持停留在"戏剧空间"里。

在戏剧治疗中对来访者的抵抗情绪采取嬉戏般的认可并加以积极调动，同时对来访者特定的恐惧和焦虑保持敏感，这为来访者和治疗师提供了许多选项，因而促进了治疗单元的开始和延续。

选择点

单元的核心在于戏剧治疗师在疗程中做出的选择。面对选择点是戏剧治疗师工作最具挑战且迷人的部分。多重因素和需求在整个治疗单元中存在，尤其是在戏剧治疗中。所以，治疗师需要全部时间都保持全神贯注、保有觉知。

在团体治疗中最常见的选择点包括团体与个人的需求。有时对团体好的选择未必对个人好，反之亦然。治疗师经常需要兼顾和平衡这些需求。总体来说，在治疗单元（也包括在疗程系列）中，需求会从团体向个人移动，然后再转移回团体。治疗单元从对团体的聚焦开始，团体的需要通过团体活动得到表达。逐渐地，注意力转向团体中的个人，一个或几个成员通常成为疗程单元中期的聚焦点，随后注意力会转向全体成员。团体成员通常以口头处理的形式讨论他们是如何理解个人的场景的。开始的团体治疗为更多的个人治疗提供了基础，既提供了支持性的环境，也为个人进行冒险提供了情绪的容器。个人治疗则让团体治疗以螺旋式方式增加深度和强度，因为每个人的冒险和自我探索都鼓励和启发了其他人。而个人向团体治疗的回归则更进一步支持和容纳了个人的治疗，恢复了治疗过程的基础。在这一点上，团体治疗可以看作是在每一场个人治疗之间的一次重复性过程。

从个人治疗转向团体治疗或许能通过戏剧表演发生，而非口头处理；也可能在几个治疗单元的过程中，而非在单一的治疗单元里发生。克里斯汀的故事可以看作一个例子（第三章）：在一个治疗单元中，我让团体中的一名来访者（查理）进行了角色扮演，并且对他的行为给予反馈之后，所有的来访者（在团体场景中）都对他人进行了角色扮演。另一个此系列中的例子是克里斯汀被生母抛弃后被领养的演出高峰的单元发生之后。受到这个场景的影响，所有的成员都对抛弃这一话题进行了讨论和即兴演出。在这两个系列的情绪化宣泄的治疗工作结束之后，团体卸下了负担，语调也轻盈了。在这两个单元之后，团体成员包括克里斯汀在内，表演了滑稽短剧，对他们的精神分析师外出度假后他们所产生的被抛弃和拒绝感进行了自嘲。通过分享这些所有人都熟悉的感受和情境，他们之间作为一个团体的紧密联结和亲密感得到了增强（Emunah, 1983）。

有一些在团体和个人需求之间的选择点和每个人的准备程度有关。在团体中的一名个体或许为扮演一个重要的场景已经在情感上做好了准备，但此时可能整个团体或者部分成员并没有在情感上准备好见证这个场景。例如，一名二十五岁的来访者黛博拉想要探索和实践一个充满情感的场景，她正考虑在真实生活中实践：儿时父亲对她的性虐待产生的影响近期正在显现，她想要和父亲就此对峙。黛博拉表达和容纳强烈情感的能力超越了团体中的其他一些成员。我不得不放弃让她扮演这个重要的角色，因为我知道其他来访者无法忍受这种情感强度，或者会激起他们自己的记忆和感受，而那时一旦黛博拉需要任何支持，其他成员是无法向她提供帮助的。

然而，我设计了一种办法能让黛博拉表达她的部分感受，同时保持适当的距离。我引导她进行一场虚构的表演，而非一场心理剧，让她与一位背叛她的朋友对峙。黛博拉充满激情地演绎了这幕简单的场景。这次表演为她提供了她所需的，而同样重要的是这培养了团体向该情感领域靠近所需的对情绪的容忍度和勇气。在这幕场景之后的讨论中，黛博拉和团体其他成员分享了关于这个表演的情感回应和个人联想。虽然关于如何选择并没有固定的公式，但对治疗阶段进行辨识（在第二章中有讨论）能够为选择做出指引。从治疗阶段的角度来看，以上的例子中团体很明显是处于第二阶段（情景演出）中的，这也解释了为什么黛博拉潜在的第三阶段（角色扮演）或第四阶段（演出高峰）场景在此时并不合适。[1]

有时个人治疗的需求的确优先于团体需求，通常这种选择是以个人表演的发展和延伸的形式而出现的，而不是主动选择这样的表演。个人的情景演出即使当团体成员不再对其全神贯注时也会继续，因为它对个人来说意义重大，具有疗愈潜能。治疗师总是在权衡利益和冒险，从而建立优先级，最重要的是，必须运用直觉。一旦做了选择，他就会运用过程和技术来减轻那个选择可能带有的缺陷。例如，为了帮助团体成员在一个长时间的个人场景中保持专注（或者在系列场景中），治疗师或许会介入干涉，提出让其他成员接管角色，让观看场景的团体成员能够"跳出来"，代替场景中的演员进行表演。团体成员（甚至所有成员一起）或许会被要求扮演主角的替身，或者帮助指导或重新指导情景，或者为主角提供重要的台词。"观众"成员的积极参与会帮助他们保持兴趣和参与感，同时也能体验一定程度的对所引发的情感的控制力。

当个人提出与治疗师计划不同的活动建议，或者在哪种形式对团体有利的问题上与治疗师持有不同观点时，个人和团体之间的选择点就会出现，这在儿童和青少年的团体中经常发生。选择是一件困难的事情，因为鼓励团体成员发挥主动性非常重要，并且对于特定的来访者来说，为他们提供这种主动性会显得尤为重要。这里也可以做出妥协。例如，治疗师或许能够从来访者的建议出发，然后按照他的计划设计一种延续的形式，或者创造性地采取来访者的建议，或者在治疗单元的其他时间点采用来访者的那些建议。

治疗单元中的其他选择点，包括治疗的节奏和时间、涉及的团体所参与的练习可以被发展或延长，或者治疗师可以利用一个活动或治疗单元的一个阶段所产生的能量向下一个阶段过渡。治疗师也可以放弃不成功的练习，按照他的计划，寻找促进来访者参与的方式，即便开始时收到的反应并不成功。许多关于节奏和时间的决定都是基于特定团体的注意力时间长度而做出的。有些团体（和人群）注意力集中时间十分短暂，他们更有可能在快速的治疗单元中保持参与。对于这些团体，由某个特定练习所激起的高能量会在练习时间延长时立刻熄灭，所以最好在这种情况发生前，尤其是在治疗系列的早期

---

1 戏剧治疗师绝不应该对使用心理剧感到有压力。当治疗师对一位病人或一个团体是否做好准备进入一个心理剧场景感到怀疑时，他或她应当咨询：（1）其他与该来访者接触过的治疗师；（2）一名在场的联合治疗师或监护人；（3）来访者自己。在一个多学科的治疗项目中，如果一名来访者刚经历了情绪化的情景，其他的精神治疗师也需要对此知情，这样才能为来访者提供所需要的跟进和照料（或是对来访者表现出的相关反应给予留意）。

就进展到下一个练习，这样来访者就会感到成功，他们的能量也能得到运用。其他能够轻易维持参与的团体，则能够从一个缓慢的节奏中获取利益，成员在其中有时间吸收并发展每次体验。治疗单元的节奏快慢与结构性的程度有关。在两种情况下，治疗师识别治疗阶段对于做出决定是会有帮助的。在治疗系列早期阶段的单元通常要求结构性更强、节奏更快，而在治疗系列后期的单元则结构性没有那么强、节奏也较为缓慢。

戏剧治疗师面对的常见选择是使用戏剧表演还是鼓励语言讨论。通常情况下，两者的结合是最有效的。例如，当一个行为冲动的青少年团体闯进一节治疗单元、大声嚷嚷着一场刚刚结束的打闹时，我首先会让他们（口头上）解释发生了什么，但是很快就让他们进入戏剧模式。口头讨论一向会作为戏剧表演的序曲，以提供必要的信息、澄清重要的问题。表演能够促进情感表达和容纳，使来访者和治疗师都能够理解问题涉及的微妙和复杂情形。从口头讨论向戏剧表演的转化不仅仅基于真实生活的情景。在一节治疗单元中，来访者们自发地开始了一场关于幻想星球的讨论。我向成员提出许多关于这个星球的问题，他们做出回应，大家决定这个星球名叫格拉肯斯皮格（Glockenspiegal），星球上没有强奸、犯罪、暴力，这里的人不会想要伤害自己或其他人，在这个星球上常见的习俗是经历特殊的情感净化过程。当我听到这些，我就问他们能否带地球人参观这个星球，感受这个净化过程。于是，对该星球的口头讨论就变为了戏剧表演。

在情景演出后，治疗师既能通过口头讨论，也能通过戏剧表演对来访者的情感和认知进行整合，此时也需要选择是采取讨论的方式还是表演的形式。如果需要进一步宣泄情感或解决情感问题，选择表演的形式更为合适；而当洞察力和认知理解为首要需求时，选择进行讨论更为恰当。这些选择点会在接下来有关戏剧导演和发展戏剧情景的章节中做详细阐述。

与心理治疗的其他形式类似，戏剧治疗师通常会面对的问题是向来访者提供多少解读。当一个场景揭示了来访者的反应模式，但来访者或演员并未觉察到时，治疗师可以选择给予来访者口头反馈，或者仅仅通过新的信息去更好地理解来访者。我同意亚隆（Yalom, 1985）的说法，只有在治疗关系中已经建立起信任和接纳时，才能有选择地为来访者提供解读反馈。即使不使用口头反馈，戏剧模式也能够促进来访者觉察自己的反应模式；同时也培养了来访者对情感层面的新的洞察力，提高了他们的认知水平。例如，在一个场景中偶尔会冒出一句很有意义的台词。我会在情景进行中实施干预，指导来访者重复那句台词或词语（重复台词），而不是之后问来访者他是否听见了自己说的内容，这样能让他完全注意到自己当时说的内容。

对治疗单元结束后的回顾通常会采用书面笔记记录的形式，治疗师能够评估他所做的选择，也能发现在治疗单元中的某些时刻可能错过了做选择的时机。这种分析能够帮助他在接下来的治疗单元中为同样的团体做决定，也包括提升他在戏剧治疗单元中自发做出有效选择的整体的能力。

两节真实治疗单元的描述

以下内容是对一系列三十二节治疗单元中第一节单元的描述（每周两次，一共四个月），治疗发生于一间成人日间精神治疗中心。此处描述的第二个治疗单元是同一群人（一个八人团体）的第十五节治疗单元。

这个系列是肖恩参加的四个治疗系列中的第一个，我们在第三章中讲述过她的故事。八名来访者是丹、金尼、拉蒙、朗达、勒罗伊、卡洛琳、安娜和肖恩。他们的年龄在二十四岁到四十八岁之间。对这些治疗单元的描述也阐明了第二部分中所提及的一些技术，并为这些技术的使用提供了一个背景介绍。第一个单元阐释了为治疗单元和系列开始而设计的一些技术，这些在第六章中有所描述。第十五个单元则围绕一个技术展开，那就是自我雕塑，这在第七章中将有所描述。

（1）第一单元

房间里有八个人，他们安静地坐着，相互分开，各自都在自己的世界里，孤立感十分明显。我从很远的地方试图解读他们的表情，就像通过一个想象中的远距摄像镜头进行观察。我看到的是恐惧还是怀疑？当我扫描这些新的来访者的面庞和身体时，我也切身感受到了我从他们身上观察到的情绪。与此同时，我觉察到了我当前的能量和准备状态。我以尽量不冒失的方式靠近几名来访者，和他们开始接触。对有的人来说，这种问候似乎带来了安慰，我没有让他们感到威胁。而对于另外一些来访者，这种打招呼的方式则并没有减轻他们的高度焦虑；这些来访者面对一个陌生人、一个新的团体或是一个新的经历时，都会难以应对。

我想让气氛从被动转向活跃，从死寂转向有活力。在这个过程中，我自己的能量值十分关键，但是它的显现方式却很微妙：我需要从团体所处的状态开始，和他们在一起而不是冲着他们指挥，以证明我辨认出并且理解了他们目前的内在状态。我将即将发生的过程看作将来访者轻轻托起，带着他们去不同的地方、那个他们可能已经离开很久的地方，即使这个过程非常缓慢。我意识到我承担的责任，有些人可能会批评这种将来访者托起或者带领他们去某处的行为是在促使来访者对治疗师产生依赖性，或是以策略化的方式让其做出改变，而非接受来访者原本的样子。我相信，在治疗的开始阶段治疗师必须承担某些重量，尤其是对严重抑郁的来访者，因为他们已经失去了自己的主动性。治疗师只需做到让来访者能够瞥见他们自己原本就具备的某些能力，而先前他们却将其忽略；只需做到给他们一个选择，促使他们踏上原本以为不可能实现的旅程。

　　我们即将开始治疗单元，确实有一些张力存在，我知道以语言指引或是讨论来拖延时间只会增加张力。活动本身会减轻焦虑，所以我们开始得越早越好。我请大家脱掉鞋，围成一个大圈。

　　此时魔力出现了——在哑剧中，我捡起一个球。我清楚地给它设定了重量和体积，把它朝圆圈内的某个人扔过去，同时叫那个人的名字。我的演示很明确，不需要再去用语言解释。肖恩自发地抓住了这个想象的球，然后扔向拉蒙，并叫他的名字。当球重新回到我这，我将它变为不同的重量、大小和形状。在几分钟内，来访者们哈哈大笑，看着他们的同伴像真的一样扔一个一吨的球，或是将一个沙滩排球缩到一块大理石弹珠那么大并逐渐将其变为一个几乎消失的小点。又过了几分钟，在扔球时成员们变化方式、更加富有创意；球被猛击、猛掷、滚动和吹气。在这个扔球练习中，来访者们记住了彼此的姓名，而且观察力和注意力都得到发展，这是在这节治疗单元中实现的实用功能；与此同时，象征性的功能则是代表了转化的发生。

　　我有意以一个清晰的结构开始，因为一个有结构的框架能够有助于让那些创造力被扼杀的人们重新发现创造力和想象力。如果我以一个非常随意的练习开始，如请人们做一个动作，或是用声音来体现他或她的感受，那么我认为他们的想象力就会被拘禁了，在这个开场中本可以有许多自由、抽象和表演——这些都是来访者所惧怕的。在这个系列的后期，治疗单元可以用一种团体成员所能够感受到的表达，或是戏剧化的夸张来开始。然而，在这个时期，来访者的主要感受很明显是焦虑，所以首要目标是减轻他们的焦虑，给他们提供一种安全感，并为他们建立一个可以游戏的氛围。

　　我小心地将带来的几个真球夹带进来。它们体积较大、很轻、色彩丰富，像气球一样。甚至在团体意识到这个练习被修改之前，我就向圈子中的一个人扔了一个球，说出他的名字，然后将另一个球扔向一个不同的人。很快空中就有四个球了，没过多久我将球加到六个。在此过程中"发呆"是不可能的，每个人的名字都被经常叫起，球总是没过一两秒就重新落到来访者的手中。

　　来访者们显得非常机警而且富有活力，是时候离开圆圈、开始活动了。我建议我们都朝不同的方向绕着房子走。人们开始犹豫不决地拖着脚慢慢行走。我说："就像你现在是一个人在房间里，你想一个人待着，避开其他人。"这对他们来说很容易，而且熟悉。然后我补充道："占据更多的空间，你想象自己拥有整间屋子（躲闪）。"当我说话时，也保持移动，自己占据空间，并发起与来访者之间的身体互动。现在这个团体正以更有目的性的方式移动，并且有点恶作剧的感觉。"你真的很贪婪，你希望占有整个房间。快抢占空间！别让任何人挡了你的路，为你自己占据空间，避开其他人。"我嗓音里的力量随着屋子里的能量而增加。每个人都在奔跑，伸展他们的胳膊和腿，躲闪其他人，大笑。有几个人差点撞到一起。

　　"现在开始慢下来，伴随着你走路，注意屋子里的其他人。开始和他们握手，说出他们的名字，与你见到的每个人握手（情感问候）。"九个人互相握手。"再快些，从一只手移向另一只手。"我的引导总是和动作相关，我说话时他们的互动不会停止。我自始至终也都参与这个环节，而不仅仅是站在一旁指导大家。"使用双手，与两边的人同时握手。总是和两个人握手，然后移动到下一个。再快些。"这个活动开始变得像快速播放的电影。在高潮时刻，我叫道："定格！"一群紧密联结的人就停在房子中间了。

　　"与和你握着手的人肩并肩站在一起。在一秒内，你将会转过身，按照我喊出的感觉或者态度互相问候。好，腼腆地。"他们都转向并面朝对方，互相握手和自我介绍——以非常害羞腼腆的方式。"背靠背。这一次紧张地和对方打招呼。"在这种嬉戏、不惧威胁的背景之下，许多人当时真切感受到的焦虑和胆怯都找到了出口。"背靠背。充满怀疑地。"他们眯起了眼，歪过头，放下了手。"背靠背。具有攻击性地！"房间内的音量和温度都提高了，高涨的焦虑被进一步驱逐。"充满热情地！"见面才不到半小时的两个人互相拥抱，就像他们是老友重逢。

　　我现在请一名志愿者离开房间，向她解释当她回来时，整个团体都会以某种方式表演（团体情绪）。在观察了他们几分钟后，她将要试图识别这种团体成员的情感、情绪或态度。当朗达离开房间后，我把团体成员聚了起来，向他们询问建议。其中一个人微笑着说："抑郁的。"我立即支持这个建议，并且让团体成员在表演时尽力将抑郁和类似的字眼如"忧伤"区分开来。人们对情绪的选择经常是当下状态的反应，每个人都退到了角落；我请朗达进屋，我注意到团体的表现与治疗单元刚开始时的状态惊人地相似。没过多久，朗达就说："这看起来很熟悉……是抑郁。"全体同时爆发出掌声。

拉蒙主动提出想走出去。当他在屋外时，屋内成员同时给出几个建议。我选择了最具活力的一个建议，以平衡我们刚才表演的抑郁情绪——愤怒。这也将会是抑郁之后很好的延伸，能让抑郁下经常潜伏的情感得到表达。团体里的一名成员丹说道："这会很困难，我并不习惯去表达我的愤怒。"几个人同时点头表示同意。"你可以按照你舒服的方式去展现，即使是将它隐藏。"我回应道。我请拉蒙进屋，有几名来访者仍然看起来是抑郁的，但是他们身体的某些东西或是他们的面庞暴露了愤怒——紧握的拳头、某种眼神。其他人，包括丹，都在跺脚或者互相冲对方吼叫。拉蒙准确猜出了大家所表达的情绪，赢得了大家的掌声。丹想成为下一个猜词的人，而在他出门之前，他大叫道："哦，天呐，这感觉真棒！"

　　下一个挑选的词更为微妙（这是个典型的进阶——从简单到复杂）——举棋不定。我们简单地探讨了举棋不定的感觉是如何在我们生活里表达的。丹回到屋里，带着好奇和喜悦看着大家，尽管他没能猜出来。我请他指导两到三人按照这个词的方式进行互动，而剩下的成员看着他们。肖恩和安娜讨论起他们在参加第一个戏剧治疗单元之前举棋不定的感受时显得滑稽且欢乐（当然不会提及这个词）！丹猜出了这个词。

　　还有些其他词——包括羞耻、发疯、傲慢、分心、调情——和其他一些小型即兴表演给猜词人提供了一些暗示，活动一直进行到最后一名成员有机会离开房间。在最后一轮中，羞怯、寡言的中年妇女金尼提出了"无拘无束"这个词。来访者提出的词是否是情绪并不重要，重要的是去尽可能接纳来访者的想法。在表演中，金尼僵硬的肢体开始放松，并变得非常善于社交且外向。我在这种时刻就会祈祷屋门不要突然被团体之外的某人无心打开，否则将会打破这种富有魔力的戏剧性转化时刻。在不到四十五分钟内，屋内创造出一种空间，人们从他们的惯常行为模式中解锁。在此时任何与"现实"的抗争都会带来羞耻或恐惧。在今天的治疗单元结束、成员们离开之时，我将会逐渐为此刻的魔力和他们将面对的自我及外界现实之间的距离进行过渡和联结。但直到那一刻，这个戏剧性的空间都是受到保护的。

　　作为进一步发展与来访者之间活动和互动的方式，我将团体划分为三个子团体，并轻声告诉每个子团体成员他们要表演的情绪（情绪哑剧），并且告诉他们这个情绪发生的场景。对其中一组，我说道："你们都非常焦虑，因为要考试了"；对另一组："你们在一个摇滚音乐会上都十分激动"；对第三组："你们在看一场网球比赛而且全神贯注"。我的情景建议会根据团体演技的老练程度而做调整。在这个初期阶段，成员们在这种活动中体验到成功是非常重要的。举例来说，一个更为简单的情景建议是"看一部恐怖片而受到惊吓"，而更为复杂的建议是"在公园里出神"。对待某些团体，我不会提出建议，而是让他们立即想出他们自己的主意。每个组都不说话、在他们自己的地点表演微型情景，之后另一组人将试图识别这种情绪和情景。观者运用猜测时会将注意力转移在表演上，这也就减轻了观者潜在的自我意识。保持就座的形式，与他人即兴表演，使用哑剧而不需要去思考该说什么，都帮助实现了减少自我意识这一目标。演出对于自尊心较弱的人来说尤其会让他们害怕，所以开始时渐进且温和，以确保每一步都能成功，是十分关键的。

在第一轮的表演之后，我向每组成员轻声描述了另一个场景，这一次由他们自己想出一种情绪。另一个修改是这一次的表演将会包括动作，而非只是静坐。新的场地包括公交车站、过山车、遛狗场。来访者们在这些表演中越来越有参与感并且富有创造力。我看着孤立且抑郁的成员与他人合作显得十分开心，很受触动。在最后一个场景中，两名成员扮演两只渴望回家和得到爱的流浪狗。即使通过最嬉闹和幽默的戏剧演出也能表达内心真实的感受和需求。到现在，虽然表演仍然简单，却更为真实，来访者们在想象，而不是假装。在最后一轮，我请来访者们自己构想一些场景。他们提出了在团体治疗单元中的抵抗情绪，在妇产科病房等候室的焦虑和泡热水澡时的愉悦！

在最后一个小组仍然在他们的热水澡场景中聚成一团时，我没有驱散他们，而是让剩下的其他成员加入他们，在地板上围成一个小圈。我表扬了团体成员的表演，并问他们在演出及观看最后这些场景时最喜欢什么。大家简短交流了对彼此情景中积极部分的肯定，我问团体成员最后情景中描绘的哪些感受也适用于他们在戏剧治疗开始时的情绪。来访者此时的反思标志着他们将从刚刚体验的欢快向即将返回现实过渡。其中有些人能够承认在开始新的治疗过程时所具有的抵抗情绪，以及对这个过程的焦虑、兴奋，与团体成员接触时的温暖感受。

我更加具体地询问他们对于这个治疗过程都有何种恐惧、期待和希望。"我担心会很幼稚，并让自己看起来很傻，"朗达说道，"但是并没有。事实上我玩得很开心，而这在最近已经很少见了。"拉蒙下一个发言："我在开始时真的非常焦虑，因为我们需要去表演，而我一点也不擅长。我很高兴我们并没有做任何那样的事情。"另一些人补充道他们不需要变得过于"沉重"或是过多暴露自己，这让他们松了口气。此时轮到我向团体成员开始讲解。我解释道，我们会花时间了解对方，建立信任，在这个过程中我们将会体验到我们的创造力和享受力，逐渐地我们会运用戏剧来解决我们生活中的真实感受和问题。

现在团体成员开始回应我刚才问题的后半部分——他们来参加这个治疗过程时抱有的希望。"我想在人群中感觉更为舒适。"金尼说道。其他人也点头表示同意。"我认为这能帮我在与人相处时变得更加随性自然。"卡洛琳点评道。安娜安静地说着,并凝视着地板:"我希望团体能够帮助我触碰自己的感受,而不是继续麻木。"勒罗伊补充道:"对于我,这是一个如何表达我的感受却不失控的问题,就像我们决定在游戏中表演愤怒时,我很担心我会失控,但是一切还好。在真实生活中,我似乎无法在不摔碎东西或是发疯的情况下表达愤怒。"

我评价道,我们在这里能够安全地以嬉戏的形式表达许多情绪。我补充道,每个人参加每个治疗单元都很重要,包括十二周、每周两次,这样我们才能够真的了解彼此,这会让每个人对整个过程都感到舒适。我强调这个投入的重要性,无论你在某一天感受如何,都要坚持,这很关键。尽管我能感受到他们脸上再一次出现了焦虑,但每个人似乎都理解了。或许他们在想:"我能不能坚守这个约定?我会不会害怕过来?我会不会让其他人失望?其他人会不会让我失望?"我此时能做的就是让来访者知道,通过口头和非口头的语言,他们都能做自己,他们不需要做任何准备或者感到兴致勃勃;他们在进入治疗单元时无论是什么状态都会被接纳。我必须表明,与此同时,我看得到他们的潜力,我也能意识到这个过程会给他们带来情感的挑战。

我想以一种嬉闹的方式结尾,重回这个治疗单元的精神,并创造一个能让人想到单元开始的结尾。治疗单元是从一个有关给予、接受和转变的练习开始的。我创造了一个虚构的物体,它热气腾腾,然后我将它很快地传到站在我右边的朗达手上,并叫道:"这很烫,快传给下一个人!"(传递实物)她立即将它扔给了旁边的肖恩,而肖恩也做了同样的动作,没过几秒它就回到了我这儿。我将这个物体变为一个冰冷的东西,告诉团体成员在拿到它之后,他们能继续传递或者改变它。很快,这个冰冷的东西变成有黏性的、软乎乎的、黏糊糊的。在治疗单元开始时我看到的一张张抑郁的面庞此时变得充满活力,手中的传递物从令人厌恶的物体逐渐变成人人想品尝的美味食品,再到人人想要珍藏的宝贝,甚至到某种活物——我想是一只蝴蝶,然后我们最终放飞了它。这一刻标志着治疗单元的完结。

(2)第十五单元

在治疗单元开始之前,肖恩告诉我他的邻居刚被诊断出患有艾滋病,她想要在我们的团体里"做些什么",而她也不知道要如何做。她的双眼湿润,声音沙哑,说道:"我感到十分受打击,十分痛苦。"她尝试性地补充道:"有许多感受,我无法追踪它们,我不知道我能做什么样的情景表演。"我问她:"很难知道这些感受来自哪里,是不是因为这件事激起了许多过去的情感,现在的危机带来了过去的伤痛?""对,"她回答道,"我希望能将过去和现在分开,处理现在就已经够受的了。"

此时我没有时间去设计一个治疗单元或情景。团体成员已经在房间里脱了鞋,等候开始。而很明显,肖恩今天需要帮助,我们短暂的交流让我大致了解了她正在经历的挣扎。与肖恩一同进行这个治疗十分微妙,她的洞察力与智慧成为遮盖她脆弱的面具。我想到之前的治疗单元里她的童年回忆被唤醒。肖恩在治疗单元期间保持积极参与,然而有两次她回到家后却割了自己的手腕。

我让团体成员围成一个小圈,一个人自发站到中间,然后向后倒去并被团体的其他成员温柔地接住。过了些时候,其他人也自愿来到中间,直到每个人都尝试过一次。跌倒扶建立了一个温和的基调和滋养的氛围,这对于本治疗单元来说十分必要。

我们坐在地上,仍然围成一圈。我让肖恩和大家说说自己正在经历什么,我想不仅对她,也是对团体的状态有更好的感知。在进行任何情绪化的情景之前,评估团体对于情感的容忍度是很重要的。肖恩开始讲述她的邻居,以及她目前正体验到的诸多情感。其他来访者给予回应,多数是关于他们自己为生命的不公正性而感到的愤怒。对于我们所有人,新的痛苦都会激发曾经未愈合的伤痛。肖恩的困境激发了我的来访者曾经历过的无助感,包括他们还是儿童时经历的、当他们没有能力控制那些发生在他们身上的坏事情时的感受。那时他们不仅没有能力改变环境,也没有出口可以表达那些向他们涌来的感受。现在房间里有了一些恐惧。朗达问道:"我们如何保护自己远离坏事情?"我回应道:"生活中的很多事情都超出了我们的掌控,但是我们能控制的是我们处理或回应这些事情的方式。"

我的脑海中浮现出一个情感的死结。迈向掌控这种局面的第一步或许是辨认和分离每一种情感,类似整理一个人的内心状态。肖恩和其他团体成员看起来都准备好开展一场充满情绪的情景演出。然而,我也感知到这个问题更多是掌控与无力的对峙,是解决问题与被问题压倒的对决,我们的治疗将更多导向情感抑制、认知洞察,而不是情感宣泄。肖恩需要跨出她自己的内在状态,这样才能观察它,导演的角色能够帮助她做到这点。而让剩下的来访者尽可能积极参与到戏剧中,不仅会帮助他们维持情感参与,也能使他们感到被赋予能量,而不是成为受害者。让他们一直作为被动的观众有时会招致其无助和固化感。

我请肖恩描述自己由她邻居的病情所感受到的情绪，并选择团体中的一名成员来体现。这个过程不仅包含了自我反思，也包含了逐渐具体化内在死结的每一个潜在的无组织、无法定义的部分。而并不意外的是，由于她的觉知力，她对于选择非常小心：

肖恩：安娜，你是六岁的我。你非常悲伤，无止境地悲伤。你感到被抛弃、被拒绝、不被爱。不能向谁表达感情，所以你总是自己待着，孤立而且沉默。

安娜已经成为团体中与肖恩关系最好的朋友。像肖恩一样，安娜很敏感、聪明、有趣，在她眼里充满了忧伤，像肖恩一样，安娜小时候也在情绪上被抛弃过。

朗达，你是我受伤的感受。每一次负面的感受都带回了其他伤痛。你将一切、每个人的伤痛都放到自己身上。

朗达在之前的讨论中自己刚描述过这种感受。在最近的治疗单元中，朗达曾扮演过关于自己和他人之间不清晰的边界的情景。

我们看看（试探性的语调，变得有些战栗）。勒罗伊，你能扮演我那部分想自我伤害的自己吗？她想要打碎墙壁，并用刀片割自己？

勒罗伊点了点头。他最近才刚愿意进入情绪的领域。我不确信肖恩是否了解，勒罗伊来到日间治疗中心的原因是他故意开车撞向一个标杆。我安静地问勒罗伊，他是否对于扮演这个角色感到舒适，他又点了点头。

丹，你是我的愤怒——对于所有的不公平——对于所有世间负面事物的愤怒。

丹在最近的治疗单元中谈到开始触碰自己的愤怒情绪，在这个治疗系列的最早期，丹曾给"生命的处境"打过一个愤怒的电话。

卡洛琳，你是我滋养的一部分——能够安抚我的一部分。照顾我自己。

卡洛琳是一位单纯、温和、甜美的女性，最近来参加我们的魔法商店时曾要买自爱。被选定的演员在舞台区域站成一排。

> 肖恩（有些迷失，有些害怕）：我现在该怎么办？
> 我：不如你将这些感受置于房间的不同位置。你自己决定想让它们在哪里。谁在前，谁在背景中，移动还是静止。

伴随些许指导，肖恩看起来稍微放松了一些，她将忧伤的小孩安排到屋子的后面，在沙发上蜷成一团；愤怒位于舞台正中间，并在踱步；受伤的情绪被要求站在中心右侧；自我毁灭则靠着墙、手掌抵着墙壁；自我滋养被要求四处走走，与其他情绪互动。我感到肖恩在外化了这些情绪之后有一丝放松，好像把这些情感让她的同伴扮演之后，她就暂时不用自己承担它们了。

> 我（对着演员）：扮演这些情绪的要求很高。但是，请试图尽可能真实地扮演你的角色，让你能够真实感受到这种情绪，或是理解肖恩正在经历什么。肖恩会决定哪种情绪是需要聚焦的，那个人可以用语言、声音或动作来表达他或她自己。即使你的角色不是中心，也和这种感受保持同在。

肖恩现在开始了她的创作。她从朗达扮演的受伤情绪开始，然后请安娜（忧伤的小孩）出场，然后是丹（愤怒）。卡洛琳（自我滋养）只有很短暂的表演时刻。我对每个人集中注意力的程度和表达的真实性印象深刻。肖恩在她呼唤勒罗伊（自我毁灭）出场之前身体变得紧绷。勒罗伊的表演强度让在场的每个人震惊，他使劲捶墙，大声吼叫，然后突然停止，就像正被怒火充斥着，他伸手去抓一把虚构的刀片。

肖恩现在同时叫每个人出场。每个人以独立又和谐的方式表达自己的角色。

> 我：你想帮助你的演员们做些调整，让他们和你内在的感知更加接近吗？
> 肖恩：他们做得很好。但或许……

她走向安娜，将她调整到一个更为卷曲的姿势，将勒罗伊的手握成拳，把他拉到更靠前的位置。

哦，或许这一次丹可以更加愤怒些。

丹咆哮起来，很明显他对于导演给他的许可欣然采纳。有些人笑了起来，这为充满情感强度的情境中提供了暂时的戏剧性放松时刻。

肖恩让调整过的演员们重新开始表演。她观察着演出，直到她像从一个构图中认出了自己刚画的一张面孔那样，和我轻声说道："那完全就是我感受到的。"

在解决、描绘和观察她的情绪状态后，肖恩或许现在已能够理解它们。作为她自己心理戏的导演，她不再受其束缚，而是被赋予能量对其做出改变。

我：你想看到发生什么，做何改变？

肖恩（带着幽默、讽刺和严肃）：我希望抛弃它们中的一些——至少我希望勒罗伊不要出现在画面里。

我：或许你无法把它们全都抛弃，它们都是你的一部分。但为什么你自己不迈入情境中，按照你所希望的那样重新安排它们，或是创造出每部分之间新的互动关系呢？你可以作为导演，或是自己去扮演某个角色。

我有意给肖恩一连串的选择，因为我感知到她自我导演的那部分被激活了。我相信她所具有的本能，这对情景的演化非常重要。

肖恩：我觉得我想要自己来扮演这个安抚的角色。

我：好主意。

肖恩取代了卡洛琳的位置。她走到安娜（忧伤的小孩）的身边，她现在正满脸泪水，肖恩拥抱了她。与此同时，她带着安娜走向勒罗伊（自我毁灭），勒罗伊的眼睛看向别处。

肖恩（对着勒罗伊）：面对她，这不是她的错，接纳她。

勒罗伊：我没法看着她。

肖恩：伤害你自己时你也在伤害这个小孩，你一定是想伤害她。

勒罗伊低下了头，看着地面。

　　肖恩（恳切地）：她是无辜的。不要试图摆脱她。看着她，接纳她。

　　勒罗伊（瞟了眼安娜）：我不是真的想伤害她。只是割伤我自己更加容易，我的肉体伤痛能取代我感觉到的她的情感伤痛。

　　肖恩（理解地点头）：我明白。但是在我的帮助下，我们能面对她，陪着她，而不是试图去毁灭她。

肖恩仍然抱着安娜，现在朝着朗达（受伤）走去。三个女人看着彼此。然后肖恩停下来看着我。

　　肖恩：我不知道这里该做什么、说什么。

　　我（进入表演区域）：或许你的这部分（指着朗达）也需要认识到这个小孩，去了解小孩的伤痛如何让她现在感到如此受伤。

　　肖恩：对。她现在排山倒海的伤痛感来自这个小孩的悲伤和无助。

　　我：或许她能够通过帮助小孩减轻自己的痛苦。试图让她与小孩相联结、并安抚小孩。

肖恩促使了这一互动。朗达和安娜开始温和地手牵手一起走路。

　　肖恩（看着丹，微微笑着）：我不知道能对他做什么。

丹骂了起来。

　　我：嗯，那么我们看他一会儿吧。

我们站在一起。丹开始踱步、咆哮、怒吼；与此同时，勒罗伊面朝墙，握紧了拳头。

　　肖恩：看起来这个部分（指丹）将愤怒向外发出，而这个部分（勒罗伊）将愤怒转向我自己。

我（点头，同时补充道）：你为什么不接过丹的角色，去看看这是什么感觉。

肖恩略带犹豫，但是接替了丹的角色，从他的位置开始踱步。她以一种很大声地、愤怒的语调开始抱怨社会对艾滋病研究的资金匮乏、疾病的残酷和不公。然而很快，她的角色和朗达的角色之间的边界削弱了。我发现了沉浸在受伤情绪中并且退回忧伤的小孩的第一丝踪迹。

我：你干得很棒。但是你即将要接替朗达的角色了，甚至也包括安娜的。试着保持你角色的特色——只是纯然的愤怒。

肖恩：哦，对，好吧。

她继续谈论艾滋病，但是她的语调变得更加炽热，愤怒也更为集中。她的独白内容开始转向个人领域，但是她的情感仍然是愤怒，而不是受伤。这是我第一次看到肖恩——在戏里或是戏外——明确地表达愤怒。在接下来几个月我和她的治疗中，这种表达越来越多，并且越来越强烈。

为了支持和维持肖恩对愤怒的直接表达，以及更重要地，为了让另外两位一直充当观众的成员也参与其中，我请拉蒙和金尼加入肖恩，就像融入一个更为有力的部分。

在几分钟后，他们三人以充满爆发力的愤怒将舞台点燃。肖恩终于停了下来，大叫道："感觉真棒！"

我：这似乎对你来说是非常有活力且健康的一部分。

肖恩：起初感觉是非常害怕，但是这是一个很棒的释放。我还是孩子的时候无法做到这些。我真的理解了这部分与勒罗伊的区别。当我愤怒的这部分能够表达出来，我想勒罗伊的部分就更处于背景中，没有那么强烈了。

我：让我们退出来，看看你创造了什么——带着这些改变。（拉蒙和金尼也退了出来）对于你的邻居患有艾滋病这件事，你最为突出的感受是什么？

肖恩：最为突出的是愤怒，它在最前面，在中心地位。（丹重新回到情景中）我想勒罗伊仍然朝着墙，但是现在他看着其他的角色，而不是脸朝向一边。他看着一旁，因为他害怕有任何感受。现在他将要面对这些感受，尤其是看见安娜，并辨认出她。但是他应该把手放在身下坐着，以确保他不会伤害自己。朗达和安娜在一起，正搂着她，在屋子的最后方。卡洛琳正在安慰和滋养她们两人。然后我想让她靠近勒罗伊。我通常对靠近我自己的这一部分非常恐惧。

演员们按照她的导演进行了表演。

肖恩（看起来有些吃惊，非常警觉，也很愉快）：等等，我能加一个角色吗？（我点点头。）拉蒙，你能扮演那个欣赏生命的我吗？

考虑到肖恩曾经有自杀倾向，我对她这个自发的补充十分感动。为了强调她刚说的话，

我问她：你是指有一部分的自己即使在生活很艰难的情况下，仍然能看到和欣赏生命中存在的美好吗？

肖恩：对。

我：你能列举一些你特别欣赏和享受的事情吗？

肖恩（在思考）：自然、音乐和艺术。

拉蒙进入演出区域。肖恩让他们在短时间内都进行表演，又一次观察她自己的创作。

肖恩：三个月前我不可能有这个部分。我或许都不会加入卡洛琳的角色。我想，我变了。

情景结束。我们为肖恩和所有演员鼓掌，然后回到了我们熟悉的圆圈内。

肖恩（幽默地）：现在当我的感受冒出来的时候，我就知道他们的名字了。当我开始感到像一个六岁的孩子那样，我就想起安娜。我会对自己说：现在我是安娜，或者朗达——当我触碰到受伤的感觉，或者勒罗伊——当我感到一股想要自我毁灭的倾向时。他们都会认为我有多重人格障碍（大家都笑了）。然而事实上，这更像有你们所有人陪伴着我，告诉我一切都会好的。谢谢大家。

团体成员都称赞了肖恩的勇气和洞察力。我也表扬了她和团体成员，然后让成员去谈论他们与自己扮演的角色之间的关系。[1]安娜谈到自己在角色中感受到的痛苦，觉察到她自己内在小孩的悲伤，被卡洛琳安抚时感觉有多好，以及出现的令人吃惊的新感受——自己是值得被滋养的。朗达说她对于自己的角色深感认同，对于它的夸张则让自己的这部分看起来更为清晰，从而变得容易被管理。丹叫道，他十分喜爱他的角色，希望扮演更多这样的角色！金尼表示同意。拉蒙说他为自己能扮演这个角色感到荣幸，这让他想起了自己深埋的对于生活的喜悦。卡洛琳和勒罗伊没有那么擅长口头表达，都很安静，而在被激励时也会分享一些看法：卡洛琳说她喜欢这个角色，因为她感到能够给予肖恩一些东西，也因为她希望能和自己的这一部分有更多联结。勒罗伊则提到，最初看来最为恐惧的时刻——也就是要求去面对其他情绪的时刻——实际上是最为令人解放的，直到那一刻之前，他都感觉非常疏远。

这个情景成为肖恩接下来九个月中在几个不同团体的戏剧治疗过程中表演的前奏。她的故事在第三章中已被讲述。

为了以一种更为积极和有表现力的方式结束这个治疗单元，我请团体成员靠着墙站成两排，面朝我。我让他们选取肖恩戏剧中的一个角色，但不是自己刚演过的那个。我举起了一支虚构的指挥棒，开始指挥这场合奏。在被叫到名字时，每个人都发出一个声音，或说出一个词来表达他或者她的角色，同时仔细关注我对音量和语速、开始和结束的暗示。有时一次只有一个"乐器"，其他时刻会同时有几个乐器——或全部是一致的愤怒（因为几个人都选择了这个角色）。我以每个人和谐的夸张表演来结束这个作品，接下来是一个来自欣赏生命的那个角色的单一音符。全体成员同时鼓掌。我建议我们再创作一个作品，这一次每人任意选择一种情绪，而不一定要从肖恩的情景中选择。我们的情绪管弦乐队现在更为有力，充满了愤怒和爱、痛苦和希望。每个乐器都既独特，又能够与其他相融合，最终所有的噪音都在喧嚣和激情中抬高，好像我们大声咆哮出了所有人都置身其中的人类处境。

1　在心理剧中，这被称为分享阶段——这是一个支持性的过程，防止参与者产生分析倾向，并鼓励参与者交流情感和有关个人的话题。

第五章

场 景
——即兴表演的发展、方向和完结

即兴表演的种类

戏剧中的场景构成了戏剧治疗的基础。这些场景通常是即兴创作，而非事先写好的剧本。[1] 与有剧本的场景表演相比，即兴表演模式更适合：①反映来访者的内在状态、冲突或联想，并且帮助其提供有用的诊断信息；②表达真实的感受；③自发性的发挥；④有助于表演者在多个角色和反应中自由转换；⑤有助于察觉表演模式和机制的不足之处；⑥建立与其他人合作的技能。即兴表演更接近真实生活，没有固定的剧本或是准备好的台词。我们对真实生活中即兴发挥的体验为我们在场景中的即兴演出打下了基础。另一方面，写好剧本的表演需要特别的技能，包括阅读、记忆、将写出来的文字赋予生命。即兴表演贴近真实生活，它的场景是真实生活场景的重现，与心理剧的场景相似。

即兴表演的模式非常灵活，有多种创作模式，下面的内容将详细阐述其中的三种模式。

（1）有计划的即兴演出

在有计划的即兴演出中，来访者或演员会事先确定将要发生什么事或做什么事，这是最有结构性的一种即兴表演模式。有一定的计划性，如场景设计、来访者的角色、情

1　然而在戏剧治疗中，写好的剧本也会被使用，尤其当来访者自己对这种形式表现出兴趣时。戏剧治疗师依据个体或团体需要的话题为治疗单元设置场景，帮助某些来访者表达压抑的情感，或仅仅是激发来访者所具有的力量。如果使用脚本，通常是在第二阶段中使用，此阶段通过扮演虚构的场景促进参与者的自我表达、丰富他们的角色资料库。对于写作好的脚本的使用在第二部分将有描述。

节发展等，但计划通常很简洁（演员只需在基本场景上达成一致），而场景也可能扩展和细节化，戏剧的结束或被事先决定，或是不决定。很多都留有惊喜的空间，包括场景中现场的台词，这些当然不是固定的。

戏剧治疗师在制订此类即兴表演的计划时，与之前的治疗主题或热身活动是相关的，或是受到治疗单元主题的启发。例如，在重复台词的练习中，戏剧治疗师会要求来访者不断重复诸如"我想要"和"你得不到"这样的台词，她或许会为每一个成员设计一个场景，包含与刚才这些台词相关的一个冲突场景。或者当治疗单元的重点是以角色为主题时，每一个由来访者组成的团体都会被要求设计一个由各种角色组成的家庭场景。在这些时候，戏剧治疗师的作用相当于为来访者提供场景设计的催化剂。举例来说，她或许为每个小团体提供一些道具和角色关系，作为小团体成员们设计场景的基础。或者她会分发一些能够在场景中使用的道具，从而激发团体成员的想象力，进行场景创作。

（2）无准备的即兴演出

无准备的即兴演出之前没有计划制订阶段，来访者除了自己决定（或是被告知）他们要扮演的角色外，事先不确定将要发生什么事或做什么事。例如，两位青少年决定去扮演周六晚上的母亲和女儿在家的情景，她们在场景开始前不会事先讨论，而是立即开始即兴表演，这样，戏中的表演全都是自发的。另一个例子是：有儿童大声建议，"让我们都成为从动物园里逃出的动物"，然后开始即兴演出。有计划的即兴表演和无准备的即兴表演之间的区别在于，前者在演出前对场景会进行讨论和思考。

无准备的即兴表演的复杂性及连贯性，很大程度上取决于演员掌握了多少有关这个表演情景的信息。例如，演员们或许只知道她们是母女关系，可能还知道她们周六晚上在家里，或者他们还了解到这位母亲并不知道女儿已经怀孕了。即兴表演都是公开演出的，内容通常都基于观众的建议（演员请观众告诉他们角色、场景，然后立即开始一幕短剧），这通常会被归类为无准备的即兴表演。

（3）即席的即兴演出

即席的即兴表演没有制订计划的阶段，演员在开始前对角色或场景都不了解。他们完全依赖自己的理解力、想象力和能力在表演，每个人的表演都会根据其他人发出的信息而进行调整。举例来说，两个来访者被要求表演一个场景：一个人开始踱步，另一个跟他一起踱步，他们开始互递一根无形的香烟，一个人咕噜着说："我真希望我们能从这出去。"另一个人说："忘了吧！我们一辈子都要待在这了。"对演员（和观众）来说，他们扮演的角色渐渐变得清晰，他们是监狱中被终身监禁的囚徒。在这个表演中，角色之间的关系和情景是在演出过程中逐渐清晰起来的，而不是事先设定好的。运用动作和声音的即兴演出也被归入这一类中，演员们通过非语言的方式相互交流互动，逐渐地清晰了相互的关系和情景。

在三种即兴演出类型中，即席的即兴演出最没有条条框框的限制，自由发挥也是对演员的自发性要求最高的。由于它很难事先准备，故对许多来访者来说，参加演出包含了最大程度的冒险，这也是最接近自由联想的表演，因此也最能反映来访者的内在（通常是无意识的）挣扎。

在即席的即兴演出中，音乐和道具是很好的催化剂，能够被用来帮助来访者更好地进行表演，治疗师往往只会给出一个笼统的建议，如"从走路开始的场景"。整个团体都能参与其中的表演比个人的表演要容易一些。一个团体即席的即兴演出的例子是：在治疗师的导演下，先由一个人以哑剧的形式开始某项活动，另一位团体成员加入进来，两人开始交谈，一个接一个，剩下的团体成员依次加入，大家共同演绎使这部戏更趋完美，直至最后结束整个表演（在第二部分被命名为加入现场）。

治疗师根据团体的特点和需求，也包括治疗的目标和成员个人的特点来选择即兴表演的种类。我发现对很久没有尽兴玩耍过的成年人而言，他们通常（至少在最初）更愿意参加有计划的即兴演出。青少年对于事先计划没多少耐心，又非常愿意对演出提出自己的建议，一旦有了想法，他们就会即刻开始表演，因此对他们而言，适合参加没有准备的即兴演出。儿童更适合参加即席的即兴演出，他们习惯于以这种没有任何事先预想的方式进行表演，以一种自发和流畅的方式，很快从一个场景自然平顺地转换到下一个场景，这是转化的本质模式，由大卫·约翰逊提出和发展（David Johnson, 1991, p.205）。

对于儿童，可以从即席的即兴演出开始，随着疗程的进展逐渐向有计划的即兴演出发展。而对于成年人，这个顺序则是相反的。我发现，对成年人来说，在一个事先稍有预想的场景中演出，更能激发他们的创作力。在治疗的早期，即席的即兴演出会让成年人感到拘束且容易产生焦虑，考虑到我的目标更多是围绕过程和治疗展开而不是诊断，我更倾向从有计划的即兴表演开始。[1]有时，我也会选择从即席的即兴演出开始。如何

1　这和约翰逊的发展方法并不矛盾，约翰逊也相信在起初需要更强的结构性，直到"团体成员能够更加相信他们自己也有能力去设计表演体验"（1982b, p.184）。

选择并没有固定的模式，因为团体自身的情况决定了哪一种类型的即兴演出更为合适。

与真实生活直接相关的表演，我通常会采用有计划的即兴演出或是没有准备的即兴演出。如果场景是对真实生活的重现，那就是一个有计划的即兴演出，因为演员（们）是提前知道要发生什么的。当然，在表演中产生的情感或脱口而出的台词，会给人惊喜且带来启迪。一个面向真实生活中的特定场景的表演，通常就是有计划的即兴演出，但有时，来访者不清楚下一步将会发生什么，或是不够明确。例如，来访者说，"我想向一个朋友表达愤怒"，这就属于没有准备的即兴演出。如果演出的主题是一个面向未来的场景（例如，扮演五年后的自己），场景和角色都是清晰的，但余下则是未知的，通常也属于没有准备的即兴演出。

在治疗师的引导和干预下，一种即兴演出类型可以转换到另一种类型。例如，在一个关于重现偶遇前任伴侣的有计划的即兴演出之后，我请一名来访者采用没有准备的即兴演出，表演他回到公寓后，将被唤醒的所有感受说出来的场景，并展开讨论。之后，请他与另三名也对这个场景产生共鸣的团体成员一起做一个即席的即兴表演，只用声音和动作。此时呈现的是一种抽象的表演，运用重复和回声的方法，表现困扰多年的那种失落、痛苦和孤独感。

在接下来的部分中，我们将会检验治疗方向和即兴表演的发展。

即兴表演的治疗方向

在戏剧治疗中，许多干预方式是通过指导即兴演出来实施的。戏剧治疗师将戏剧和治疗的功能相结合，探索戏剧治疗的最佳方式和发展方向。通过指导来访者的表演，我有了令人激动的发现：来访者对戏剧和治疗的需求是一致的。也就是说，从美学角度讲，戏剧表演会触发心灵深处的情感共鸣，从而激起来访者表达真实感受的冲动和自我分析的意愿。以治疗为目的开展戏剧创作，会使作品更具影响力。尽管无法一一列举每部戏剧表演所达到的治疗目标，但通过以下的例子，给出了四种常见的治疗目标，希望让读者了解即兴表演是如何达到治疗目标的。之前描述的三类即兴演出中的任意一类，都能够实现以下目标：第一个目标，发现角色的含义，是在第二阶段（情景演出）中采用最多的；第二个目标，寻找不同的或新的行为方式，在第三阶段（角色扮演）中最为常见；第三个目标，情绪的加强或控制，在第三或第四阶段（演出高峰）最为常见；第四个目标，引入一个内在自我养育的父母，在第四阶段最为常见。

（1）第一个目标：发现角色的含义

戏剧表演的目标之一就是发现它的象征性意义或者象征性表达。这种目标虽然可能在第一阶段（戏剧性表演）中发生，但最有可能在第二阶段（情景演出）中发生，尽管其中的场景都是虚构的，但这些场景通常由来访者以一种即席的、没有准备的或是有计划的即兴演出形式来展现，来访者则扮演特定的角色。戏剧治疗师不会向来访者提前确定角色的含义。在场景演出过程中，角色的含义（或多重含义）才会逐渐显露出来。观察扮演者对角色的理解以及表达方式等，会有助于治疗师把握治疗方向。场景的展开以及对角色含义的发掘是一个渐近且有互动的过程。通过讲述故事或者角色扮演，才能令来访者语音语调中细微的含义层次表达出来，这样可以使创作和理解过程更深入，也更为丰富，而不是提前对来访者的角色进行解读。揭示场景中角色的含义与在梦境中解析角色含义类似，都是通过表演。解读或是多重解读，含义才能逐渐明晰，而不会失去它原本的复杂性和质感。以下三个例子阐释了随着场景的演绎，角色的含义也逐渐清晰。

案例一

斯坦利是一名非常寡言、消极、与社会隔绝的六十岁男性，他多数时候都是在精神病院度过的，很少主动尝试戏剧治疗。然而有一天，他主动提出想扮演邮递员的角色，这让我很吃惊。我立刻在他肩膀上挂了一个包，以代替邮袋，让团体的其他成员扮演街上正在等待包裹和邮件的人。斯坦利走到每家每户，给他们送信，他看上去很开心。然而场景里缺乏戏剧性的情节或是互动，我能看出来如果不进行引导这个场景很快就结束了。我向团体余下的成员轻声描述他们在邮递员出现时要扮演何种特定的角色：一个人正在绝望地等待她男友的来信；另一位牵着一只汪汪叫的比特犬；第三个人则会邀请邮递员一起喝咖啡。这些场景引导给斯坦利和其他人之间带来了更多的互动，也为斯坦利留足了时间将他的角色充分演绎。这也给了我时间去观察情景并实现它的含义：斯坦利想要，或许已经准备好了与人接触。他想要感到被需要、能为别人提供服务、为人送去某些东西。从一个更为具体的层面来说，邮递员的角色给了他到别人家里拜访的许可，而他在真实生活中很少这么做。

兰尼是一名六岁的情绪紊乱的男孩，他让我的实习生扮演妻子的角色。在此之前，他总是让她扮演权威型的角色，如母亲、老师或警官，或者偶尔扮演一个他能够时而残酷对待时而给予宠爱的宝宝角色。我的实习生对这些角色有自己的理解，但是对于突然转到夫妻的情景却感到困惑。我鼓励她在治疗单元中顺势而为，跟随男孩的引导进行表演。在他们的即兴演出中，兰尼强迫她留在床上，他则假装煮咖啡、上下班、为琐事奔波。她连稍微移动也不行。偶尔地，他会回到床边，依偎在她身边。在许多治疗单元中，同样的场景一遍遍上演。在我监督的情况下，我请我的实习生扮演男孩（丈夫）的角色。在扮演丈夫时，她意识到他高度的焦虑和几乎绝望的控制欲——让她（他的妻子）待在原地。这个场景的含义变得很明显了，这个实习生近期和男孩讲过，她是一名实习生，只会和他们一起工作有限的时间。对于这个男孩来说，妻子象征了一直能陪伴他的一个人，作为丈夫，他能够来来去去，去探索他成长中的世界和身份，而回到家也总是有人等着他，每天晚上，他独自一人躺在床上，他能够依靠妻子的安抚。不幸的是，他和他父母之间并没有这样的关系。我建议我的实习生在再次表演之后做一个解读。[1]她说（作为她自己）："这个场景让我感到或许你担心我将要离去，希望我永远留在你身边，但是我不能这么做。即使我们一起治疗的时光只剩接下来的几个月，我也非常非常关心你。"之后，兰尼再没有要求让她扮演妻子的角色（Emunah, 1989）。

吉娜是一名二十四岁患有抑郁症的来访者，她和母亲一起住，她们之间有象征性的关系。有一天，吉娜建议扮演高速公路巡查官的角色。我想不到她的这个场景具有什么样的意义，但是我还是帮助她设置了一幕剧，在其中她会让超速的车停下来并给司机开罚单。吉娜在开罚单时变得非常投入和热情，她的语调和行为同我之前了解的她都不一样：专横、独裁、让人有罪恶感。在表演之后，她叫道："感觉真棒！"我问她，表演时的声调是不是让她想起了一些人或事。她回答道："没错，我妈妈。"我请她扮演另一个场景，继续保留巡查官的声调，但这次是扮演她的母亲。她很轻

1　现在回想，对学生更好的建议应该是使她在场景中能够有办法通过角色表达这种情感。

易就做到了，过了一会儿就准备好做角色反转。当她扮演自己时，我看到了更为熟悉的吉娜：安静、抑郁、总是在道歉。场景一结束，她就伤心地咕哝道："在家时，我总感觉我不停地被开罚单。"这个治疗单元为探索她和母亲之间的关系铺平了道路，而直到现在她还没有做好准备。在之后的治疗单元中，吉娜想要搬出去自己住的渴望变得十分强烈，同时她也有对独立的恐惧，以及离开她母亲的负罪感。这些感受都被认可，然后，她表演了一次对未来场景投射的戏剧——那时她有了自己的公寓，与此同时和她母亲也维持着关系。

（2）第二个目标：寻找不同的或者新的行为方式

在许多场景中，治疗的目标和方向是为了帮助来访者发现其他可能性（就视角、情绪反应或行为方式来说），或者练习新的行为方式。多数时候，在生活情景重现之后，表演从一个真实生活场景开始（或现实的场景），这种场景在第三阶段（角色扮演）时会发生。戏剧治疗师会请来访者重演这个场景，再以一种不同的回应方式进行处理。

治疗师的干预可能发生在第二阶段（情景演出）或第四阶段（演出高峰）。例如，在第二阶段的场景中，即使是虚构的，也能揭示出在真实生活里遇到这种场景时来访者会做出何种反应。治疗师能够指引来访者去用不同的方式扮演同一个角色（或者，如果需要更远的距离，就请角色尝试一种新的行为）。这种干预不一定会包括重演同一个场景，它可以在场景的中间突然插入，或是引向一个接下来的场景。例如，在第二阶段的场景中，一位好斗的角色刚刚和他的同伴打了架，在后面场景演出时回来道歉，或者灰姑娘鼓起勇气和她的姐妹抗争，而不是保持服从。第四阶段中一幕充满情感的演出，可以帮助来访者获取更深层的洞察力和对行为方式的理解。但是考虑到即便在最好的认知和洞察力之下，行为的改变也绝不是自动形成的，故每次表演之后，我们都会实践新型的行为方式。在第三章中提到的克里斯汀的演出高峰场景，就为这种干预的顺序提供了例子。

应该注意，我指的重演不是重现一个痛苦的场景，或是扮演一个来访者的幻想，或是这个情形本应该是什么样的，这种干预手段在心理剧中有时会见到。尽管这样的重演或许在当下会让来访者感到愉快，我相信在这之后没多久就会有负面反弹，因为在真实的重现（也就是基于真实生活）和不真实的重演之间有着极大的鸿沟。来访者的真实过去无法被抹去、被改变或是被魔法般地转换。例如，一个曾忍受过虐待狂父亲的人，无法将施虐的父母转变为一个充满关怀的角色。但是能够改变的是来访者自己的反应、解决机制、情感、洞察力、视角和行为方式。在此类场景的治疗方向里，帮助来访者探索这种痛苦更为有益，而不是重新创造一个没有痛苦的场景。[1]

然后，如果场景是关于来访者自己犯下的错误或者遗憾（与他人带来的痛苦相反），之后进行的表演可以是他对所犯错误进行重演，看自己如何反应，或自己在未来将会如何反应。区别在于改变来访者自己，而非改变他生活里的另一个人。这种场景在处理长期的行为模式时十分有用。这种场景的治疗方向有两层潜在目标：首先，帮助来访者提升对这种模式或机制的认识；其次，练习一种新的行为反应模式。

下面用两个案例来解读。

案例一

安吉拉是一名二十一岁的西班牙裔来访者，她很自卑，同时有自虐的历史，主要是采用割腕的方式。她来时看起来非常憔悴。在一个练习中，她尝试被自己的相反两个面向同时撕扯（在第二部分有描述，作为识别冲突的前奏），安吉拉身边有两个人代表她自我否认和自我接纳的冲突的两面。过了一会儿，我叫停了演员的表演，请安吉拉澄清自我否认的那部分自己说了什么。她回答道，这部分的她总是坚持让自己服用药物。然后她承认前一个晚上为了惩罚自己得到一张交通罚单，她用刀片割了自己的手腕。她将割腕视为服用药物。

用安吉拉自己的语言，我决定开设一家虚构的药店，而这家店售卖的是另类药品。我邀请所有团体成员和安吉拉一起，共同造访这家特殊的商店。我作为店主，问新来的客户安吉拉有什么常用处方。"鲜血和刀。"她回答道。"这有什么样的疗效？"我问道。"它停留在脑海里，永远留下伤疤，会提醒自己再也不要犯同样的错误。""这个药物的缺点是什么呢？""它很危险，而且能让你感觉很糟糕，甚至能把你送到疯人院。"

"还有什么不一样的药品能以其他的方式达到你想要的功效呢？"我问她。她沉默了。在停顿很久之后，我补充道："你可以问你的朋友们有什么主意。"

团体成员们思考了他们会给自己的"处方"，能向安吉拉推荐什么。这不是一

1　如果经过谨慎选择，在场景里扮演一个理想的情形对于帮助来访者接近自己的渴望还是有帮助的。

个轻松的话题，因为团体里大多数来访者自我毁灭倾向都比自爱倾向强。为了促进这个反思过程的进行，我请擅长绘画的德里克为我们画了一个很大的药橱。他在厚纸上画完，我们挂到墙上。完工后，团体中的所有人都在这怪诞的罐子、瓶子、试管的画上写上他们药品的标签。没过多久，我们就有了边界药丸、犯错误没关系糖浆、安全的悲伤和留给不完美的空间（故意把"不完美"拼写错了）。安吉拉积极主动地在这个药橱里填充内容，也在本子上记下她尤其想要记住的原料，这样她就能把它们都带回家。

案例二

德里克在之前的例子里出现过，他是个非常有创造力的艺术家，但是焦躁不安，也很容易被激怒。他是一名三十五岁的美籍非裔男性，有酗酒和抑郁症的历史，他在六年前放弃了艺术创作。虽然团体正处在第三阶段（角色扮演），但德里克很少引出任何有关个人的话题。然而，有一天，在安吉拉的药店场景之后没多久，德里克要求演一幕关于他前女友的场景。他声称尽管他们已分开两年，她现在也有了新的男朋友，但她仍然继续纠缠他，向他索取钱和香烟，而他对此总是默许，他希望练习"能够说不"。

德里克选择了团体里一名年轻女性戴安来扮演他的前女友琳达。当场景在德里克的公寓里上演时，我开始引导戴安从外面的房间敲门。接下来的表演向我们戏剧性地展示了德里克刚刚口头向我们描述的情况。通过表演关于琳达时常来到德里克公寓的简短讨论之后，这种情况也变得很清楚。于是我们重演了这个场景，让德里克试图向琳达透露他自己没有钱，不能一直给她钱。当我看着德里克扮演这个角色时，我感知到德里克不是不懂得如何拒绝琳达的金钱要求，而是他难以放手让琳达不再陪伴他。即使琳达的出现令人心烦，但她仍然是存在的，给琳达钱和香烟就能确保她还会回来。

我请德里克继续表演，只是现在是晚些时候了，琳达已经离开。他起初看起来非常困惑，我也不确定在这个独角戏中会发生什么。但就像发现角色的意义需要花时间一样；发现场景的意义，或是发现它的情感本质也是一个逐渐的过程，是要通过将场景完全演绎后才会发生的。

现在德里克独自一人在公寓里。我们对空间做了些许改造，让其更接近德里克的客厅。我让他试图想象自己真的独自在这里，将自己的想法说出来，这样我们也能和他一起，共同见证他漫长的夜晚。德里克打开虚构的电视机，从一个台换到另一个台，很明显因为没有找到感兴趣的节目而十分沮丧。他关掉电视，坐立不安，又打开电视，又观赏。他看着我，寻求帮助。

"你的猫在哪？"我问道，因为知道他有一只猫。他微笑起来，向四周看去，然后发现猫在书架顶端。"如果你叫她，她会来吗？""哦，当然。"他很快回应到。"那么就叫她过来，告诉她你脑中都想到了什么。"

她来了，他温柔地将她放在自己腿上。现在他把想法说出来更加容易了。"这里真安静，对不对，小毛球？如此寂寞。今晚连好看的电视也没有。你或许想离开然后自己冥想一会儿，对吗？"

对于德里克来说，将想法说出来、承认和分享他的寂寞，就已经跨了一大步；这是一个更为艰巨的挑战，也是一个真正治疗的话题，而不是最初想要增强独断能力的问题。他目前的无言不再是因为自我意识，而是不知道自己有什么感受。德里克习惯了总是被打扰，通常是被琳达打扰，而不会去关注自己都在想什么、感受什么。我很想在这个场景中加入他，或者邀请其他人进入，但是我感知到，让他保持自己独自待着更重要些，尽管这对他来说很困难。

他和小毛球说了更多话："我真希望电话能响起来。没事可做，没人可见，只有你和我，还有这个酒瓶，但我不想再喝酒了。"他抚摸着小毛球，但是过了一会儿，在哑剧中猫从他臂弯溜出，现在躺在了咖啡桌上。他再一次抬头看着我。"即使我的猫也拒绝了我。"

"你能做些什么？"我问道。

"我不能强迫她坐在我的腿上，我不能让电话响起来，我不能让一个好看的电视节目自动出现，我也不想喝酒。"

"没错。你为什么不就坐在你坐着的地方，远远地看着小毛球，看看会发生什么。"

他这么做了。在很长的、足以酝酿戏剧的张力和疗愈的可能性的停顿之后，他以哑剧的形式抓起一本素描本，开始画画。小毛球是他聚精会神描绘的对象，但很明显，素描会成为此时与他同在的一个时刻的镜像。这是一个疗愈的点：德里克正在找寻自己心里的某种东西，在空虚之中可以有创造力。从一个行为的层面上来说，他正在寻找一个替代品，填补曾用电视、酒精或满足他前女友对于零花钱不间断需求的空虚。

（3）第三个目标：情绪的加强或控制

治疗师对场景的指引能够加强情感，或者创造情感的距离。在治疗过程中治疗师对情绪持续监控，但在第三和第四阶段更为个人化的场景中这通常是一个主要目标。[1] 决定是否帮助来访者投入更多感情，还是加以控制的因素包括：①来访者的疗愈目标和整个疗程的导向；②所提供场的特定内容；③场景发生所处的疗程阶段。罗伯特·兰迪（Robert Landy, 1986）有关在戏剧治疗中的距离理论，对评估最理想的距离来说是十分有帮助的。一名很容易就被情绪干扰的来访者需要得到控制情绪的帮助，而一名对于触碰和表达感受有困难的来访者则需要有关如何与自己的情绪相处的帮助。戏剧治疗师仔细衡量所需要的距离程度，然后通过她的引导，相应地将场景导向合适的方向。

有时候，加强情感和控制情感在同一个场景中都是需要的。在这种情况下，治疗师首先引导来访者向情绪表达和宣泄靠近。当来访者达到对情绪表达的容忍点时，治疗师就帮助他创造距离感，这样他能够掌控和处理被激发的情绪。有时过程是反转的：首先是对拉开距离的方法的运用（就像兰迪的投射技术），以作为个人和宣泄表演的热身或准备。或者，在同一个场景内，治疗师将两种方向交织在一起：起初的控制为加强某种情感奠定了基础，控制之后跟随的则是朝着更深层表达的发展，等等。以下的例子证明了由加强情感开始，而后帮助来访者实现掌握和控制。

安吉拉是之前提过的一名来访者，她长久以来都压抑自己的情感，作为一种在不被人照顾的儿童时期的自我保护的方式。她用食物填充自己，以逃避感受。然而，我很快发现她更多的问题症状。在参加另一个团体成员的情感场景之后，安吉拉有时会切断自己所有的感受，声称她什么也感受不到，或者从未有过感受。如前面提到的，安吉拉也有自残倾向。我知道当她终于开始表达自己的情感伤痛时，将会有惊人的释放和宣泄，但是也会有风险，那就是她将会从这个经历中"分裂"（以一种极端的方式回避或否认这个体验），或者她会试图通过让自己身体受伤来分散对情感伤痛的注意力。

尽管有可能遭遇挫折，安吉拉在治疗系列的第一、第二和第三阶段进展都很顺利。她能够以嬉戏的方式表达感受，享受在虚构的场景中表演，并且对当前她所面

1　只有经过培训、富有经验的治疗师才能进入这种更强的心理剧形式的治疗当中。

对的与她母亲之间的关系冲突，也能够一点点地表达并加以处理，她的母亲与她同住，并且情绪紊乱。但我知道在她对母亲的愤怒之下，深藏的是被父亲抛弃所产生的愤怒和伤痛——他父亲在几年前死于一场车祸。在我们治疗系列的第四阶段，其他的团体成员表演的是面对生病的父母时，处理未解决的情绪这一场景，这激起了安吉拉自身的感受，她再也无法隐藏了。

最终，她准备好演出自己的场景。她选择了友善的哈罗德扮演她的父亲，她已经逐渐喜欢上并且信任哈罗德。在我们准备场景时，我问安吉拉她试图联系父亲时父亲会在哪儿，她回答说："在浴室。"我们用椅子创造出了类似关闭的门的场景，我让哈罗德待在浴室，告诉他在场景中几乎不用说话。这个指引既为了能够反映现实、强化安吉拉关于缺乏联结的沮丧感，也为了将场景聚焦在安吉拉感受的表达上，而非演绎一段父女间的对话。

安吉拉站在浴室门口，场景开始了。"爸爸，你在里面很长时间了。你什么时候出来？你为什么只想住在浴室里？你为什么不花时间和我们相处？"在很长的一段停顿之后："你难道不关心我吗？你只有一个孩子，你为什么从来也不和我相处？"

在这些语言之下只有很少的情感表露，直到最后一个问题时，我在某一刻察觉到她正进入一种更深的层次。尽管保有情感距离，安吉拉现在看起来非常专心。我决定加强情绪。我知道她在童年时遭到了很严重的抛弃，于是在她向父亲提问的模式之后，我让她说："你为什么离开我？"

在不打断她集中注意力的情况下，安吉拉重复了这句台词："你为什么离开我？"这句话之后是一个又一个问题，每一个都更加具体，也以一种更为情绪化的语调讲出："你为什么把我丢在林登医院？你为什么把我丢在阿斯廷儿童课堂？你为什么把我丢在团体家？你为什么把我丢在寄养中心？你为什么丢下我和妈妈？你为什么在你活着的时候丢下我？"

随着她一个又一个说出寄宿项目的名称、一件事接着一件事，她的投入程度以及情绪持续升温。"你为什么总是相信别人说的关于我的一切？你从未问过我是什么感受，我想要什么，我需要什么。"

现在她眼里涌出泪水。"你总是忽视我，你觉得那对我来说意味着什么？我只想要你的爱。如果你爱我，你就不会让我乞求你的关注和爱。"

这是我第一次看到安吉拉哭，现在我感知到这对她来说也是第一次。我让她再持续一会儿，尤其是她现在已经在做陈述，而不是在问问题，但很快我就进行了干预。我想确保在她变得过于惊恐或者被情绪淹没之前悬崖勒马。现在是时机帮助她控制刚刚激起的所有情绪了。

当我进入舞台、温柔地触摸她的肩膀时，她吃惊而且警惕地对我说，"我正在变得情绪化。"我对待她这种反应的态度是让她安心。"我知道，没关系！这很正常，人都会这样。"然后她气急败坏地说："天呐，我感到真奇怪，我感到仇恨，也感到爱。我恨我自己去爱、去恨，我感到十分害怕……"

我打断了她。"你知道吗？让我们一次面对一种情绪，让我们把所有情绪都倾倒出来。你第一个说的情绪是仇恨，选一个人来演恨。"安吉拉指向观众中的一员，对方进入了表演区域。"现在选择一个人去扮演你感受到的爱。"她照做了。"你还有什么感受？""我感到很纠结，就像我将要变成别人似的，因为我不想有这种感受。""你宁可隔绝自己这部分的情感。"我冷静地说，试图澄清并强调这一点。"对。""好，选择一个人来扮演隔绝的情感。""还有什么？"我问。"恐惧。"她说。

通过指引大家演绎她自己的感受，安吉拉实现了控制情绪所必须的距离，而不是被情绪淹没。她将情绪外化，而不是和自己情绪化的自我分裂。通过在这个戏剧表演中占据一个角色，她的否认感受的倾向也得到了承认。然而由于她现在是导演，她不会被其控制。

安吉拉是自己内在情绪反应的导演和观众。她看似在爱与恨这对矛盾感受之间进行对话。她观察着"恐惧"（她已经将其重新命名，叫作"受惊吓的小孩"）对"对话"的回应，也观察着隐约可见的被隔离的情绪在"恐惧"变得过于强烈时准备好掌控一切。在这个过程中，安吉拉深度投入，然而导演和观众的双重角色则让她较之前一个场景没有那么情绪化。在这些更为客观的角色中，她不仅保持了距离，而且也认清和理解了自己的情绪。

我现在请安吉拉回到场景中，以接纳的态度处理她的情绪。

当安吉拉坐在自己每一部分的扮演者身旁时，显示出惊人的专注、直接和真实，并说出了肺腑之言。她已经获得了"美学的距离"，这是兰迪（Landy，1986）描述的作为距离范例的中点，这个时刻，思维和感受是平衡的。

首先她与仇恨和愤怒交谈："发生那些事都不应该，生气是对的。你完全有理由恨他，因为事情本不应该那样发展。我能理解你为什么感到如此生气。"

她对爱说："你有巨大的爱的能力，即便受到别人的伤害或是被抛弃。你所拥有的爱的能力是好的，我很高兴能有你。"

她对受惊吓的小孩说:"我会照顾你,或许给你从未有过的爱。"

对于被隔离的情绪,她说:"多亏你的帮助,很多时候救了我。我需要你,因为如果没有你我将会被情绪控制。"我引导道:"现在呢,你仍然觉得需要这部分吗?"她仍然看着那个扮演者,说道:"你做得很好,不过我想你可能很快就要退休啦!"

在指导安吉拉的场景的过程中,我的首要目标是提升她的情绪表达。一旦安吉拉触碰到自己的每一种情绪,表达了强烈的感受,场景就被导向为抑制。在最后一幕,首先强调的是帮助她重新整合各种情感和自己的各个部分(这些在制造距离的场景中被外化的部分),然后就是引导她走向自我接纳。最后一个干预行为会在下一个部分中得到澄清,因为这涉及引入一个内在自我养育的父母。

(4)第四个目标:引入一个内在自我养育的父母

在第四阶段(演出高峰)的许多场景中,童年时的创伤又被带回到生活中。艾丽斯·米勒(Alice Miller, 1983, 1986)是一名心理分析师,她曾批判弗洛伊德的内驱力理论没有足够重视童年创伤,她提倡重演早期的创伤。在她的理论里,她并非指运用戏剧表演,尽管表演能够促成她的目标,即帮助来访者揭露真相、承认并接纳过去。米勒将受伤的小孩描述为自己分裂的一部分,是宣泄、重复的强迫和不快乐的源头。在第四阶段的场景中,活在过去阴影中的情绪和感受被触碰,再一次在身体上经历,然而这一次却是在戏剧模式的安全边界和他人的支持中进行的。曾经因禁小孩的、导致罪恶感和疏离感的秘密伤痛,现在被他人见证和分享。在这些场景中,戏剧治疗师与受伤的小孩结盟,这能帮助来访者最终也站到小孩这一边。与此同时,治疗师鼓励其内在自我养育的父母逐渐成长。

来访者只有在戏剧治疗过程中产生有力和健康的一面,才能够在表演中产生内在自我养育的父母。这对于有自卑感或者很少有自我价值感的人而言尤其重要,而不幸的是,多数精神病患者都是如此,否则他们糟糕的感觉或许会将他们完全控制住。因此,治疗师过早地想要引入内在自我养育的父母的尝试有可能走向失败或流于表面。必须在来访者体验过、开始内化治疗师和团体其他成员对内在小孩的同理心之后,治疗师才能够进行这种干预行为。布拉德肖(Bradshaw, 1988)谈论过让他的来访者在与他们内在小孩接触的过程中(通过一种恍惚的状态,这和戏剧扮演并无不同)听到团体中其他人说出关怀照料的话语。

在戏剧治疗中，一旦来访者听见并且内化了其他人对其内在小孩的爱和接纳，他也准备好了去爱和接纳自己。这时候，就好像来访者同时承担了两种角色：内心苛责且受伤的小孩和养育的父母。养育的父母在治疗师的帮助和指导下注入其内在是一种重要的干预行为，当来访者无法以养育的而非自我毁灭性的方式处理自己的伤痛或照料自己时，尤其如此，可以参见以下例子。

在和安吉拉同一个团体中（也是和第三、第四章中的肖恩同一个团体），有一位名叫哈罗德的四十岁男士。哈罗德受到团体里许多其他成员对抗自己过去伤痛的影响，也感受到了他们对团体信任的增加，他感到自己也准备好去做同样的事。在儿童时期，哈罗德曾在情感和身体层面都受过严重虐待。哈罗德的妈妈在他八岁时曾企图自杀，将他留给她的第二任虐待狂丈夫。哈罗德直到成年都一直保有这种毫无价值和负罪的感觉，这在许多受虐儿童中都是这样的。

肖恩扮演了哈罗德生病的母亲，而我让她在场景中几乎不要说话。她的在场即使是沉默的，也帮助哈罗德漫入这个场景（哈罗德还没有具备肖恩那样从容的表演能力以及专注度）。

"你怎么能一句话不说就丢下我走了？我简直气疯了。"在台词之间有很长的停顿。"你为什么总是挑一个疯男人生活？我爱过你，但是我实在厌倦了将他从你身边击退。"

台词暂时转化到现在时，暗示哈罗德已经越来越融入场景，进入"过近距离"（underdistanced）的状态。"我总是试图将我自己放在你们中间，这样你就不会受伤，然后我就被打。如果你在我身边，那些我都不在乎，但是你闪开了，你这个臭女人！"

我感受到哈罗德已经达到自己情绪表达容忍限度的顶点，我进入表演区域，帮助他创造一些距离。与此同时，我的干预行为也会帮助他以一种现在所具有的成年人的力量去触碰曾经的自己、那个受伤的小孩。我的手放在他肩上，问道："哈罗德，这时你几岁了？""八岁。""选一个人，演八岁的你。"

哈罗德选择了乔安，她被指引坐在哈罗德刚刚与母亲分开的地方，这是一个较远的地方，我让成年的哈罗德去接近八岁的哈罗德。

他跪了下来，将手搭在乔安的手上，缓慢而轻柔地说："我知道整件事让你经历了太多，不应该如此，你不应该被这样对待。你应该更好的，而且好很多，没有一件事是你的错。"为了强调最后一句话，我请哈罗德对小孩解释为什么这不是他的错。乔安将我的指示作为对哈罗德的暗示，她说道："她本不应该离开我的，如果我没有做错什么的话。"哈罗德看起来被打动了。"不，你的确没有做错任何事。不是因为你，我知道她爱你，但是她病了，她生了一种病，叫作酗酒，这和你一点关系也没有。"

考虑到他具有一定的情绪距离并已经成为自己内在自我养育的父母，哈罗德已经准备好进行更深入的表演。他重新进入起初的演出区域，现在这里有一把空椅子，从他湿润的眼眶里闪过愤怒的光，我很清楚他现在要对谁说话了。

"你这个混蛋！你这个无知的白痴！你根本不知道自己做了什么。至少她懂得爱，但是你从来没有爱过我，你也不知道爱是什么。"我看到眼前的哈罗德既是一名成年人，也是一名儿童。孩子的痛苦这么明显，而成年人所释放的愤怒正在激增。很明显，这些台词是新的——真实的孩子从未敢对抗他的继父。"每次我犯了一点小事，你就用皮带抽我。你边抽我，我边哭。你还用狗链子打过我，我恨死你了。你是她死去的原因，你让我恶心，我对你感到恶心。我不想你存在于我生命里。"他开始尖叫了。"我要你滚出我的生活！"

我走向哈罗德，渴望抱住这个小男孩，但是知道那个时刻已经过去，而眼前的是位高大、粗鲁的成年男人，他必须找到回归小男孩的路。

"你是否曾说过你现在能够说的话？"我问他，想支持他刚才能够表达的感受并且承认他表达感受的能力。"不，从来没有。""八岁的你是什么样的？""试着去变好，但是无法成功。我无法哭泣和生气，什么也不能做。""所以你现在能表达的一切感受那时你都无法表达。""是的。""走向那个小男孩。"

哈罗德回到乔安仍然蜷缩的地方，他的话语中包含更多的确定。"他没有权利在你哭的时候打你，那不是你的错。他是个变态的男人，但是你却不能做什么。你不需要总试着很乖，你无法控制这些。你受伤了，因为他对你太差劲，我接受你原本的样子。"

"你能告诉他长大是什么感觉，他可以对未来有什么期待吗？"

"我不想你长大时仍然觉得每个人都是这样的，因为不是每个人都这样，你有你可以信任和爱的人。我知道这现在很难想象，但会出现你爱的人的，也有人会爱你。你可以相信我，我爱你。"

在几分钟后，他对我和团体说："在我们家这种情况已经在好几代人身上发生，也就是对小孩子的虐待，这是对人类生命的不尊重。但是不管多困难，我会成为阻止这个链条继续发展的那一环，我会有良好的家庭关系，我会爱我的孩子，我会从自己开始。"

场景指导的工具和技术

用于指导即兴场景的许多技术都来自心理剧。关于这些心理剧的技术有许多很好的资料，包括布莱特内（Blatner, 1988a, 1988b）；基珀（Kipper, 1986）；戈夫曼和莫里森（Goldman & Morrison, 1984）；斯滕伯格和加西亚（Sternberg & Garcia, 1989）；亚布隆斯基（Yablonski, 1975）和利文顿（Leveton, 1991）的书。以下描述的是常用的六个技术，前面两个是心理剧的主题。整个治疗单元可以基于一个单一的场景以不同的方法来处理，结合角色反转、替身、与时间游戏、补充或减少角色、角色接替或者重复台词来进行。

（1）角色反转

在角色反转中，表演中的参与者会转换角色。他们需要从身体上和他人互换位置，尽可能地与他人的位置、姿态和态度相似。角色反转不仅限于心理剧表演，或在场景表演的第三或第四阶段出现。例如，灰姑娘可以和她卑鄙的姐姐互换角色，或者妈妈和宝宝互换——就像孩子们在游戏中一直做的那样。

角色反转促进了戏剧的发展和丰富。更为具体的作用如下所述。第一，理解他人的观点或视角。这种同理心的建立对在一个有关沟通的场景尤其适用。在另一方面，当他人的视角和表演无关时，角色反转不会被用到（因为治疗目标是给予主角畅通无阻地表达自己感受的自由权限，就像哈罗德和其继父的对话）。第二，演示应该如何扮演一个角色。通常我们在发起一个心理剧场景时，很重要的一点是让主角扮演他生命中另一个人的角色，以便演示给即将扮演这个角色的人（辅助者）看应该如何扮演。有时，在场景中的角色反转是为了帮助辅助者以更加接近主角真实体验的方式来扮演一个角色。第三，增加角色资料库。角色的转换经常帮助来访者以一种非典型的方式行事或表达自己。第四，为其他人如何看待自己提供反馈。当一名来访者看着自己被另一个人扮演时，他能看到自己是如何行事的，或者别人是如何看待他的行为的。第五，提供距离。当需要保有情感的距离时，转换到他人的角色（通常涉及从扮演自己变为扮演一个角色或者成为辅助者）是有帮助的，因为来访者通过这种方式能达到更为客观的状态。经常的角色间的转换能防止对任何角色的情感依附，从而防止情绪感染被深化（只有当意图是保持情感距离时，才能使用这个方法）。第六，走出僵局。当场景中出现停顿时，角色反转能够阻止表演在不成熟的时候完结，或者减轻当下的不适感（虽然有时让来访者与这种不适感"同在"更好）。第七，使一个人能够回答他自己的问题。当一个有疗愈意义的问题被提出时，角色反转是一种让这个人自己向自己回应的恰当方式。通常在角色中一个人能找到先前被封闭或难以触及的答案。

（2）替身

替身技术是在团体中的另一个人（或者是治疗师）在场景中加入主角，大声表达主角正在感受到或思考到却没有说出来的内容——也就是说出主角的内在感受或思绪。在一个主角自由表达自己的场景中，替身仅仅重复或者将主角的话阐述得更清晰。在以下几种情况使用替身技术最为合适：第一种，为了提供支持和鼓励；第二种，为了帮助主角对压抑的感受或想法具有感知，并最终能够将其表达；第三种，加强、加深或维持主角的情感投入及影响；第四种，帮助团体中的其他与主角有共鸣的人在场景中成为积极的参与者。

就像角色反转，替身不仅限于心理剧。在虚构的第二阶段（情景演出）表演中的角色也可以加入替身。替身通常站在主角或角色的身后、身旁，在情绪化达到高潮的表演中则经常会有身体接触。由于替身代表了主角或角色的内在想法，故在场景中的其他人不会回应替身的话，只会回应主角或角色的表达。

有时，不只有一个替身，团体中的几个成员甚至全体成员都有可能成为替身。对多重替身的使用是为了：第一，加强对主角的支持；第二，在一个原本可能是聚焦在个人的场景中让全体成员都能积极参与；第三，使强烈认同主角的观众能够表达和宣泄。有一个方式是让团体成员在自己的座位上扮演替身，或者喊出台词让主角重复（如果他愿意的话）。这种方式能够让主角始终独自在舞台上，与此同时也能体会到来自团体的支持和引导。在一个互动场景中让双方使用替身也有可能，然而，如果场景中的治疗重点是主角压抑的情感，那么最后被压抑的这方会由替身代表。

当治疗师感受到主角压抑的情感已经到表达的边缘时，通常最好是让主角变为替身的角色，而请观众中的某人接替主角的角色。作为自己的替身时（或作为他刚刚扮演的角色),来访者得到了表达自己内在感受的允许和距离感。如果他仍然感到压抑难以表达,治疗师和团体其他成员可以在替身中加入。当这个情感表达得以实现,来访者或许会被要求重新扮演他原来的角色,直接向场景中的其他人表达自己的感受,替身的角色从场景中移除。一旦内在感受被公开表达,替身就不再被需要了。如果来访者真正感兴趣的不是将这些感受与真实生活场景中的其他人进行交流,那么通常更好的方式是在替身的保护下对其感受进行表达(这样就更远离现实,而是在一个想象的世界中进行),而非让主角转换为在场景中扮演自己。

以下工具并非来自心理剧文献,却经常在我自己的治疗中使用到。

(3)与时间游戏

类似莫雷诺的"未来投射"技术,与时间游戏可以使一个场景转换到过去或者未来。在未来投射中,场景设定在未来,所以来访者能够探索一个即将发生的事件。在与时间游戏中,一个给定的场景通过在时间中的推移得以发展,而发展方向取决于特定的治疗目标。向过去的转换倾向于促进来访者的洞察力和理解力,而向未来转换则倾向于培养其对结果和选项的探索。例如,在一名青少年骄傲地表演酒后全速飙车的场景之后,戏剧治疗师会将这个场景向前倒退一小时。带来的结果或许是该青少年和父亲之间大吵一架的场景,这会使这名来访者在他的行为和情感之间进行联结。或者,戏剧治疗师会将这个场景向后快进一小时,带来的场景或许是该青少年在车祸后被救护车送往医院,这就使来访者考量自己行为所带来的后果。未来的场景废除了在最初场景中酒后驾车的荣耀感,帮助来访者学习提前思考问题的后果。

以更为戏剧化的形式在时间中倒退或快进能够加强以下目标。例如,一名三十五岁的女性表演一个被她丈夫拒绝的场景,她被要求重回到十岁的自己,重新体验被父亲拒绝。或者一名十三岁的少年犯男孩在表演一个关于抢劫的场景,被要求扮演二十三岁的自己,从那时反观自己的青少年时期。对未来的投射也扩展了角色资料库,帮助来访者从现在起就培养观察。这种干预行为尤其对那些感到抑郁和绝望的来访者有帮助。在一个未来场景的背景和角色之下,来访者获得了与当前思想状态一定程度的距离,不仅使希望成为可能,也提供了对他当下挣扎和痛苦的积极层面进行挖掘和阐释的可能性。

（4）补充或减少角色

一个场景可以向最初的互动补充更多角色，或者让原先的角色离开场景来发展，这样就会聚焦在一个特定的关系中。总体来说，额外的角色扩展了视野、增添了新的角度，而减少角色则使场景更具深度；前者倾向于增加情感的距离，而后者则是减少情感的距离。例如，在一个关于父母在家面对自己生气的十五岁的女儿和顺从的十岁的儿子的场景中，戏剧治疗师感受到母女之间一种特别的情感张力。他请父亲和儿子找个理由离开场景，让母亲和女儿单独留在场景中，原本轻松的场景突然变得情感强烈，治疗师可以选择增加原来场景的广度，安排祖母前来造访。祖母和她女儿、女婿以及孙子、孙女的关系又为场景增添了复杂性。两种方向都可以在同一场景中发生，尤其是连同与时间游戏的技术。例如，最初的家庭场景向前倒退几小时，到母亲和女儿正在发生冲突的时刻，然后又快进几小时，此时祖母来到了家门口。

（5）角色接替

那些观看场景的观众被邀请从中挑选一名演员并接替他的角色，此时原先的演员回到观众之中。通常来说，接替角色的人需要尽可能表现出原来的特质，继续从原先演员离开的地方进入表演。一旦进入场景，新的演员能够以完全不同的方式来扮演这个角色，这就是修改。在某些场景中，有些角色或许会被挑出；在某些场景中，可能只有一个特定的角色会被挑选。

角色接替的原因如下。第一，让观看场景的团体成员有积极参与感。尤其在治疗师想要强调团体过程，或者觉察到团体中的许多人对这个表演有个人认同时，尤其有帮助。第二，允许最初的演员观看他们自己创造的场景。这能够提供有用的反馈，并且扩展选项和视野；也能够将一名演员从自觉或者困惑不解的状态中解救出来。第三，提升角色的灵活性。参与者交织进入或出离角色。他们或许会几次进入一个场景，每次都挑选出不同的角色来接替。第四，创造情感的距离。任何包含切换角色或者有一定数量的人扮演同样角色的技术都倾向于防止参与者对角色过于情感认同。[1]

通常在结束场景（或者是一系列场景）时，请最初的演员重回各自的角色是最好的

---

1 由于这个原因，在第二和第三阶段中最多使用角色接替，而在第四阶段却很少使用。在第四阶段的场景中，替身技术被更多地使用，这样能够照顾到其他团体成员的"表演渴望"（莫雷诺的术语）。

方式。这就提供了连贯性和完结感,认可了发起者对场景的最初设定,也能够表达他们观看场景的演化而得到的收获。

(6)重复台词

当参与者自发说出了一句特别有意义的台词时,戏剧治疗师或许可以让来访者重复他刚才说的内容。她甚至可以建议来访者用这句话继续这个场景,不需要说其他的话。重复是为了:第一,强调一些重要的事,这样来访者就能听见和吸收他说过的话,而不是让这句话溜走、不被注意到;第二,强化情感。通常一组特别的词对主角来说具有情感含义。重复能帮助来访者与这种情感进行更多联结、将场景导向更深层的情感融入。

在引导来访者重复台词时,治疗师要谨慎而温和地引导,这十分重要,这样就不会打扰来访者的注意力和情景的自然流动。重复的目的是减少情感距离,如果打扰很明显,就会产生相反的效果。

在将场景引向结尾时也会使用到重复的技术,我们在接下来的部分会讨论。

(7)额外的工具

其他常用的工具和技术如下。第一,请主角指导场景而不是作为场景中的演员。在十分需要距离、治疗师希望确保来访者不会被情感淹没时,这种方法会被推荐使用。来访者或许会被引导交织进入或走出导演和演员的角色(戏剧治疗师作为教练或联合导演)。第二,请观众指导场景或是场景的一部分,帮助观众更加有参与感,并且对于他们见证的一切更有掌控感。第三,请观众作为场景中的一个合唱队,这也能够帮助观众更加融入;同时,它也能够戏剧性地突出或强调场景中的某些部分,或者削弱主角体验到的表演自觉,或者帮助主角听见来自团体的支持。

戏剧治疗师运用她的直觉、洞察力和创造力指导和发展即兴演出,她始终在评估来访者的需求和能力、做出选择、从她的资料库中吸取信息、在现场创造提升治疗潜能的表演新方法。

场景完结

场景完结指场景的最后一部分，也指最后的一句台词或者最后一个时刻。无论是从美学的角度讲，还是从治疗的角度讲，完成感、戏剧力量或实现，都是必须的。事实上，这两种角度通常都是不可分割的。具有美学性质的结尾很可能具有治疗功能，反之亦然。表演的完结影响场景的整体效果，包括演员们对场景的感受、观众对场景的看法和反应、场景被消化的程度或者被演员经验吸收的程度，以及演员能够从戏剧模式转化到现实的程度。

由于参与到场景中的来访者无法想出或找到结束场景的方式，戏剧治疗师的专注在此时是最为重要的。戏剧治疗师可以：①在演出中给予指引，从而使演员们导向场景的完结；②当他请演员思考或即兴地到达一个完结时，"暂停"场景；③让演员们提前决定完结的形式（在演出这个场景之前）；④在一个演出中自发产生的高潮或是深刻的时刻结束场景。场景的完结并不表明一定是个积极的结果，注意到这点很重要。将来访者导向一个快乐的结尾只能是人为的而且疏离的。完结仅仅是指演出的结束。

在包含冲突的场景中，以上列举的前两条干预方法，通过治疗师来指引场景的方向或者暂停场景，都是典型的干预形式。许多来访者倾向于要么从一个冲突的场景中离开，要么创造一个恰当的解决方法。两者即便不被阻止，也不应该被鼓励。在场景中处理冲突的体验能够为来访者在生活中处理和面对冲突提供重要的练习。如果演员不满意完结时的结果，总是能够魔术般地抹去或是以一种不同的方式重演，观众们也能够指导或重新指导演员们走向一个完结。一个对应冲突场景的相反选项是强调或概括冲突，而不是去解决。例如，在僵局时刻，治疗师会让场景暂停一定的时间，以等待演员们能想出一个反应他处境的最后陈述。然后治疗师请他们在一系列演出中做最后陈述，仔细选择哪个角色或人是重要的。尽管没有清晰的结果，但冲突也没有被回避。

来访者事先构思一个结束场景的过程，尤其是选择结束语或结束的时刻，能够帮助澄清场景的议题。创造和完结的过程强迫来访者思考这个场景究竟是关于什么的，他们希望交流什么内容，他们希望留给观众什么样的感受——也包括留给他们自己。来访者的洞察力和掌控力都得到了加强。

具有戏剧性和治疗性影响的场景完结通常会表现转折、希望，或者是对这个场景重要含义或信息的简要概括。转折为场景注入活力，不仅揭示了现在已经存在的，也揭示了正在改变的。场景最后的转折和希望都为演员的努力提供了呈现形式。希望与积极或快乐的结尾不同，它是一种方式，去帮助来访者找到自己不会屈服、不会成为受害者，以及有决心和信念的那一部分。简洁的概述强调了场景中发生的内容，并重点以一种强有力的诗意的方式提出。

讽刺是实现场景的简洁概述的一种方式。其中一个例子是在第三部分中将要讨论的由"超越分析"小组表演的自传式戏剧《里朝外》中最后的台词。在这个场景中，当家人的朋友问史黛丝感觉如何时，她妈妈始终替她做回应。史黛丝不仅无法为自己说话，而且她妈妈的许多反应都是不真实的。当客人们问史黛丝现在感受如何时，她妈妈立刻回应道："哦，她正在从事职业治疗师的工作。她真的非常喜欢这份工作。"史黛丝放弃了为自己说话，但是当客人们走后她和母亲起了冲突。最后由史黛丝设计的台词以讽刺的方式概括了场景："你为什么这么做？你为什么说出这些话？"她妈妈泰然自若而且胸有成竹地回应道："嗯，史黛丝，你在过去六个月里都是接受职业治疗的病人，我想这是你唯一能够谈论的事情！"

最后的干预形式在治疗师选择适当时机喊"停"时产生，治疗师以在场景中即兴产生的一句台词或一个场景来结束场景。在第二阶段的场景中，治疗师叫停场景演出的选择点通常发生在重点或是幽默的台词（或时刻）出现时。在第三阶段的场景中，选择点则发生在出现概要或赋权的台词（或时刻）时。在第四阶段，则是指那些情感充沛或深刻，或凸显演出的一个特别层面的台词（或时刻）。正如我反复陈述的，这种干预形式并没有固定的模式。一个另类的"叫停"方法是"定格"，当演员们定格在他们的状态中，形成某种雕塑或画面时，就构成了场景的完结点。在以身体为导向，而非以情感为导向的场景中，较为推荐使用定格，或者当演员在场景中某个时刻的位置对他们的情感立场或人际关系尤其具有说明功能时。

当一名来访者说出具有特别意义或情感的一句台词或陈述时，戏剧治疗师可以请他重复这句台词（参见重复台词），或者她可以让来访者在场景的最后回到这些重要的台词上。另一个选项是让来访者只用这些词语扮演这个场景，然后在某一点叫停场景，并在此时让其特别确信地说这些台词。

场景的完结捕捉并定格了最后时刻所发生的一切，类似捕捉到照片中一个揭示性的表情或者在视频里定格一个画面。准确的完结点不一定是一句台词或一个词，也可以是一个表情或手势。非言语交流，如两人之间的拥抱，通常会更加有意义。有时，在最后结尾之前的几个沉默的时刻，会营造更为有影响力的结尾；"暂停"让场景的情感或信息能够渗入来访者，并得到记录。

在第三阶段和第四阶段那些包含主要任务的场景中，治疗师需要确保主角说出最后一句话，而不是由辅助者之一说出。在没有一个主角的（任何阶段的）场景中，决定由哪个演员或角色来说最后的台词也很重要。有时，如果一名演员（或他扮演的角色）在场景中被压抑，那么他的压抑可以在最后的台词，或最后的独角戏中被放大。另外的演员被要求只是去聆听（或者被定格，如果治疗师希望来访者留下的是听不到谈话的演员的印象），而被选择的演员则可以自由表达内心。

让主角而不是辅助者（或一名替身）演绎最后的台词这一指导原则也有例外，在四十岁的职业女性汉娜的电话场景中可以找到这样的例子。她在二十四岁时就失去了父亲。在场景中，汉娜给她在天堂的父亲打了电话，她的独白主要是关于她父亲在天堂的感觉如何。我的感受是她想要父亲的回应——并不是关于他在天堂过得怎么样，而是关于她的人生过得如何的回应。我请她告诉她父亲她感觉如何、她是谁、什么是她现在人生中重要的事情。她变得更加情绪化，在场景中的参与度也更加深入了。很快，事情变得明晰，那就是她的家庭中很少分享喜悦和积极的体验。在她人生的这个时期有许多事情让她快乐，她希望有机会向她父亲表达她的喜悦。

我请她做角色反转，以父亲的角色来回应自己刚才的问题。作为自己的父亲，汉娜的回应令人吃惊，也充满喜悦和接纳。她的情绪化加强了，她（作为父亲的角色）说道："我很高兴听到你现在过得很好，我为你骄傲！继续快乐地生活吧，我接受你的祝福，我也希望你幸福。"尽管她十六年前失去的父亲或许不会这么回应，但很明显的是，汉娜需要听到刚才那些话。

作为典型的场景完结方式，我请她重回自己的角色中，我没有让她说最后的台词。这幕场景的治疗本质是听到和吸收她一直想听到的那些话。另一个成员接替了她父亲的角色并重复了汉娜刚才说出的重要台词。这幕场景的最后部分仅仅由汉娜的倾听组成——她在倾听她和父亲说的台词，以及从另一个层面来讲，这也是她说给自己的。当我看到她听到这些话之后脸上显示出深深的感激的表情时，我温柔地结束了场景并说道："好，我为你的幸福而高兴。"

无论有没有一名外在的观众，团体戏剧治疗的场景完结都立即会跟随掌声。尽管在戏剧治疗中使用鼓掌有好的一面，也有不好的一面，但总体来说我认为它是有价值的。掌声清晰地标明了结束点，培养了一种结束、完结和成就感。它为表演铸造了信心，并在团体中建立了一种欣赏和认可的模式。掌声也提供了结束幻想演出的清晰界限，对之后所进行的讨论施以鼓励。掌声作为虚构和真实的界限，帮助演员、观众从不真实的演出向现实生活进行过渡。给情绪紊乱的来访者进行治疗时，这种界限尤为关键，他们对于幻想和现实、自我和角色的界限通常都是有残缺的。

在第二阶段中第一个目标——构建信心和展示欣赏——尤其重要。在和真实生活十分接近的第三阶段的场景中，第二个目标——提供一个清晰的界限——尤其重要。第二阶段场景中的掌声是对演员技能和创造力的表扬，第三阶段中的掌声则是对演员展现出的新行为的鼓励，这样就为他们在场景中所进行的扮演给予了支持和强化。同样，在第四阶段中，掌声既是给予场景本身的，也是给予演员或主角自己的，两者密不可分。这是一种称赞主角的勇气，以及表达观众感受到的同理心的方式。

然而，在第四阶段中有心理剧场景时，掌声并不适用，这些场景涉及关于创伤的重演。这些场景有时伴随片刻的沉默会比较好。像任何时候那样，戏剧治疗师都跟随自己的直觉，并没有固定的规则或模式。其他关于掌声的潜在缺点在于：①当一个人收获的掌声比另一个人要响亮时，就制造出团体成员之间的竞争；②突出了演出焦虑；③无意中支持了"过火的表演"、疯狂的或自恋的来访者。

场景的结束，就像治疗单元的结束一样，是一个神圣的时刻。一幕场景完成了，代表了接下来的反思（有意识或无意识的）、讨论或另一次演出的开始。当一面虚构的窗帘被拉上时，另一面显露出来，等待被揭开。

Part 2
Techniques

第二部分

技　术

导 言

第二部分介绍的技术并不是范本，而是为治疗师提供一些资源。所有的技术都基于临床经验，其中大部分都与治疗注意事项、应用及说明相结合。在戏剧治疗中，治疗师运用这些技术时必须小心谨慎地考察每个团体的需求，以及治疗师本身的个性与优势，据此来选择合适的技术。治疗师使用的任何技术都应当适合来访者，同时自己也能感到舒适自如。因为治疗师与来访者都是独一无二的，所以我鼓励治疗师根据治疗情况使用不同的技术。事实上，我希望这些技术能够激发治疗师的创造力，使他们能够根据不同的治疗情况创造新的技术。此外，戏剧治疗过程绝不是互不相干的技术组合，而是正如第四章所描述的，是一个流畅衔接各种技术的渐进过程。因此，治疗师在改变技术过程及其相关内容时，自然会受到挑战。

所有技术根据治疗单元和阶段分类，并根据治疗对象进一步分类。这些分类并不严格，大部分技术都跨越了不止一个类别。例如，第六章里的技术大多频繁运用于治疗单元初期和戏剧治疗的第一阶段（戏剧性游戏）；第七章里的技术大多运用于治疗单元中期和戏剧治疗的第二、第三以及第四阶段；第八章里的技术大多运用于治疗尾声和戏剧治疗的第五阶段。

评估治疗需求以及如何根据需求来应用这些技术，是非常复杂的过程。虽然戏剧治疗过程和技术大多能达到多重目标，但大部分技术只能强调某种目标。我希望我的分类能够帮助治疗师反思核心的治疗目标，以及治疗过程中针对特定来访者和团体的治疗目标（正如我在本书里反复强调的，这些分类不应该是一成不变的）。对于不喜欢事先安排治疗单元，而喜欢根据具体情况自由发展技术的戏剧治疗师来说，根据不同阶段和目标尝试运用不同技术，将有助于他们当场运用合适的技术和介入方法。

在每个类别里，我根据对各种技术的整体适应性的评估，将这些技术一一罗列，并将我和学生们使用频率最高的技术列在了最前面。另外，我还根据各种技术之间的相互关系，将类似的技术列在了一起。

第二部分里的技术可用于截然不同的情况，虽然这些技术大多用于团体戏剧治疗，但其中大部分技术经过修改后，也可运用于个人和家庭戏剧治疗。此外，对治疗方法感兴趣并希望引入体验式活动的心理学从业者会发现这些技术十分有效。若来访者是语言交流不畅、社交能力较差、情绪表达有困难的儿童或青少年，情绪躁动的弱势群体，以及滥用药物者或囚犯，治疗师会发现这些技术是很有帮助的。其中许多技术也可用于发育障碍或身体残疾者，以及创伤后压力症候群、饮食失调或受虐幸存者。

戏剧治疗非常适合团体合作，治疗师可轻易地将戏剧治疗技术融入团体语言治疗过程。很多技术不仅在临床实验中，而且在组织发展、教学和娱乐中都是语言治疗过程的催化剂。有一些技术还可用于社区活动、社交聚会以及家庭活动。所有人都能从戏剧性游戏里受益。创作性艺术治疗师和心理治疗师可能会很自然地将这些技术与治疗方法相结合。最后，关心专业训练与技术发展，并重视从表演过程达到个人成长的戏剧老师也会发现这些技术相当有效。

为了尽力满足特定团体及其治疗需求，我设计了第二部分里的绝大部分技术，但这些技术的原创程度各不相同。第一部分的戏剧性游戏影响了许多技术的发展；有些技术则是根据他人的技术发展而来的。来自他人的技术都有注明来源，最主要来自戏剧性游戏的创始人维奥拉·史波琳（Viola Spolin, 1982，1983，1985，1986）。她的许多技术在国际戏剧工作坊里已有悠久历史。还有一些技术来自其他戏剧专家，包括：韦（Way, 1967）、霍奇森和理查德（Hodgson & Richards, 1967）；金（King, 1975）；约翰斯通（Johnstone, 1989）;巴克(Barker, 1977)。因为这些技术都适合治疗过程和特定的治疗目标，所以我将它们收录在本书里。我在临床实验中运用过所有借鉴的技术，并在许多案例中对这些技术进行修改和调整。第二部分的借鉴技术没有单个原创者，这种情况可能与戏剧、完形治疗、心理剧和舞动治疗中的技术相似。[1]

1　20世纪70年代，多样化的团体治疗中（例如，家庭治疗、会心团体等）流行敏感性训练，治疗师经常运用结构性游戏，来达到治疗目标（Russell, 1975; Langely, 1983; Zweben & Hammann, 1970; Weathers, Bedell, et al, 1981）。结构可增强承载力和安全感，从而促进情绪表达和自我启示。第二部分的技术将剧场的治疗特性带入心理治疗领域。

（1）治疗课程和疗程初期

技术列表

情感表达

重复台词（Line Repetition）

团体重复台词（Group Line Repetition）

团体情绪 (Group Mood)

情绪问候 (Emotional Greetings)

模仿练习 (Mirror Exercises)

    伙伴模仿 (Partner Mirror)

        声音模仿 (Voice Mirror)

        声音和肢体模仿 (Voice and Body Mirror)

        面部模仿 (Face Mirror)

        动作配音 (Sounding the Movement)

        情绪模仿 (Mirror with Emotional Suggestion)

        活动模仿 (Activity Mirror)

        请跟我动 (Follow the Movement)

    团体模仿 (Group Mirror)

        团体动作配音 (Group Sounding the Movement)

        谁是带领者 (Who Started the Motion)

        圆圈—模仿—转变 (Circle-Mirror-Transformation)

情绪感染 (Join the Emotion)

情绪默剧 (Emotional Mime)

猜猜我的感受 (Guess How I Feel)

面具和默剧 (Masks and Mime)

情绪雕像 (Emotional Statues)

    伙伴雕塑 (Partner Sculpting)

    雕塑场景 (Sculpting a Scene)

情绪空间 (Emotional Spaces)

情绪乐队 (Emotional Orchestra)

声音游戏 (Voice Games)

无声的呐喊 (Silent Scream)

团体互动

分类分组 (Categorical Groupings)

快速握手 (Fast-Speed Handshake)

假装你是他（Introducing Yourself As Another）

神秘派对 (Party with Secret Roles)

      偶遇角色 (Roles that Meet the Occasion)

      惊喜电话 (Surprise Phone Calls)

泡沫战争和飘浮气球 (Bubble War and Balloon Float)

肢体活动

躲闪 (Dodging)

背靠背 (Back Pushes)

不离座 (Don't Get Up)

身体接触 (Body Connections)

夹气球 (Balls Between Backs)

背面对话 (Back Dialogues)

四角短跑 (Four-Corner Dash)

突破或进入圈子 (Break Out of/into the Circle)

新音乐椅 (New Musical Chairs)

绳子游戏 (Rope Games)

信任

跌倒扶 (Nurturing Falls)

    圆圈跌倒扶 (Circle Falls)

    两排跌倒扶 (Falling Between Two Rows)

    伙伴跌倒扶 (Partner Falls)

伙伴依靠 (Partner Leans)

人群举高 (People Lifts)

蒙眼走动 (Blind Walks Revisited)

引导盲行 (Partner Blind Walks)

摸头辨识 (Head Identification)

跟随我的声音 (Follow My Sound)

跟随我的气味 (Follow My Scent)

跟随我的指示 (Follow My Directions)

辨识带领者 (Identify Your Leader)

团体蒙眼走动 (Group Blind Walks)

围成圈 (Creating a Circle)

辨识他人 (Identify Others)

找回相同的手 (Find the Same Hands)

触觉和嗅觉 (Touch and Smell)

布娃娃游戏（Rag Doll）

观察与专注

抛球练习 (Ball Throws)

圆圈抛球 (Circle Ball Throw)

抢球游戏 (Get the Ball)

猜地方 (Guess Where We Are)

静默用餐 (Eating in Mime)

谁是带领者 (Who Started the Motion)

三个改变 (Three Changes)

猜猜谁是罪犯 (Guess Who's Guilty)

猜主题 (Guess the Topic)

人偶 (People Puppets)

空间想象 (Space Substance)

（2）治疗课程和疗程中期

表达与沟通

魔术电话 (Telephone)

手势游戏 (Hand Gestures)

胡言乱语 (Gibberish)

召唤情绪 (Calling Out Emotions)

配音与静默情景 (Dubbing and Silent Scene)

传达信息 (Breaking the News)

对嘴唱录影 (Video Lip-Syncing)

性格与角色发展

家庭角色 (Family Roles)

家庭治疗 (Family Therapy)

治疗师与来访者 (Therapist-Client)

餐厅场景 (Restaurant Scenes)

报纸 (Newspaper)

电视采访 (TV Interviews)

隐藏冲突 (Hidden Conflict)

剧本场景 (Scripted Scenes)

团体合作

加入场景（Join the Scene）

转化场景 (Transformations)

法庭审判 (Court Trial)

理想治疗社区 (Ideal Therapeutic Community)

理想星球 (Ideal Planet)

创作一出戏剧 (Let's Make a Play)

祝贺 (Congratulations)

自我启示

雕塑与自我雕塑 (Sculpting and Self-Sculptures)

自我面具 (Self-Masks)

建立关系 (Establish the Relationship)

生命中的一个人 (Person in Your Life)

不同年纪的你 (Yourself at Different Ages)

成为自己的治疗师 (Becoming Your Own Therapist)

魔法商店 (Magic Shop)

辨识冲突 (Identifying the Conflict)

自我启示表演 (Self-Revelatory Performance)

面对自我录影 (Confronting Yourself on Video)

（3）治疗单元和疗程尾声

给予与收获

夹手游戏 (Hand-Squeeze)

转化物件 (Transforming the Object)

转化真实物件 (Transforming the Real Object)

转化报纸 (Transforming the Newspaper)

传递实物 (Passing the Substance)

传递面部表情 (Passing the Facial Expression)

静默礼物 (Gifts in Mine)

集体创意

魔术盒 (Magic Box)

戏剧性仪式 (Theatre Ritual)

构思故事与讲故事 (Story-Building and Storytelling)

一人一字接龙 (One-Word-at-a-time)

叙述和呈现故事 (Narrating and Enacting a Story)

回演 (Playback)

互相讲故事 (Mutual Storytelling)

讲述个人故事 (Personal Storytelling)

幸运地 / 不幸地 (Fortunately/Unfortunately)

整体（或机器）的一部分 (Part of a Whole and Machine)

团体塑像（Group Statue）

团体诗歌 (Group Poem)

团体觉知

诗意联想 (Poetic Associations)

真假句子 (True and False Statements)

别人代答 (Answer as Someone Else)

团体雕塑 (Sculpt the Group)

秘密 (Secrets)

回顾与庆祝

猜一出戏 (Guess that Scene)

重聚 (Reunion)

降落伞 (Parachute)

祝酒 (Toasts)

证书 (Diplomas)

团体合照 (Group Photo)

新幸运饼干 (Re-Fortuned Cookies)

第六章

治疗单元和疗程初期

治疗单元和疗程初期的主要目标包括：情感表达、团体互动、肢体活动、信任、观察与专注。一般而言，戏剧工作坊或课程注重发展观察与专注力、感官意识与运动技巧。戏剧治疗的不同之处在于其主要目标是促进情感表达。在戏剧治疗的第一阶段，团体互动是团体治疗的核心。这个阶段最重要的是产生团体身份及建立参与者之间的关系。肢体活动能够促进情感表达（有时也能促进团体互动），同时让团体充满活力和动力，从而营造一种轻松的氛围。建立信任是贯穿整个疗程的重要目标，因而任何初期阶段的技术都在于建立信任。观察与专注能增强参与者的专注力与存在感，是治疗阶段后期即兴场景中必不可少的技能。

大多数治疗单元初期的技术都至少有两个目标。例如，治疗师可能从运用肢体活动中的一种技术开始治疗单元，之后再运用情绪表达中的两种技术；接下来可直接转向治疗单元中期的目标，例如，性格与角色扮演。

本章第一部分对情感表达的运用最为广泛，许多技术都是为了配合治疗单元和疗程初期的目标而设计的。

情感表达

（1）重复台词

"我想要这个！"

"不可以！"

"求你了，我真的想要这个！"

"不可以！"

（恳求地）"我想要这个……"

（温柔地）"我很抱歉，但真的不可以。"

（绝望地尖叫）"我想要这个……我想要这个！"

（打断并喊回去）"不可以！"

简单的两句对话却产生了富有力量的戏剧时刻。这个练习能帮助来访者把注意力放在表达、交流和情感上，而不用担心接下来要说什么。来访者分成两人一组，每人要说特定的台词，并按照指示改变语调、音量和情感。这个练习所固有的模式能够帮助来访者更自由地表达情绪，台词的重复则能引发其更强烈的情绪。因此，这个练习是即兴创作理想的热身活动，之后治疗师可让来访者进行充满情感与冲突的戏剧表演。

任何台词或词语都可使用，从最简单的"是—不是"到更复杂的"救我—不可以"；"我想要这个—不可以"。这些是我最喜欢的对话，因为它简单直接，而且每个人似乎都说过这句话。这个对话经常发生在亲子或者伴侣之间，通常会引发来访者的挫折感、需求、欲望和内在力量。一般而言，台词所包含的特定内容和情绪强度能引发无限可能性。在这个练习或其后续活动中，一些来访者会创造出一种具体的、与自身相关而且充满幽默感的冲突场景。例如，跟陌生人索要香烟；有些来访者则会表达其真实的内心感受。例如，一位40岁的职业女性发出令人不寒而栗地哭喊声，并不断重复："我想要这个！"她的声音特别孩子气，并且她从哀号变成大哭。她触碰到童年时期某些没有得到满足的情感需要，作为家里的长女，她过早地承担了父母不在身边需要照顾家里的责任。

治疗师可通过组合某些台词来强调特定的个人或团体议题。因此，我设计了一些台词用来探索分离、失去、独立和对自主的需求。例如，"我要走"和"我想让你留下来"的对话可发展一些富有力量的戏剧场景——孩子第一次离家、共生关系及离婚。此外，道具的运用可增强紧张感。例如，说"我想走"的来访者拖走行李箱，能够帮助来访者自我肯定的台词是："我能做到"和"你做不到"。

台词不一定要有冲突。事实上，两人可以说相同的台词。例如，公开表演前的热身活动中，我请来访者两人一组分别说"我很害怕"；几分钟后改为"我很激动"；最后大家一起说"我准备好了"。开始时，大家轮流说台词，后来变成一起说台词。

我在戏剧治疗中最常运用重复台词，它能缓解来访者对表演的焦虑，激发来访者的戏剧技能，为其强烈情绪提供一个出口并强调关系与互动。当团体分成两人一组参与练习时，整个房间都充满了能量。我看到没有情绪变化的来访者突然开始表达情绪；或者孤僻的来访者开始变得充满活力；不习惯与情感联结的来访者开始感受情绪；经常被强烈情绪压垮的来访者在表达情绪时能做到自我控制。

治疗师运用重复台词之前，最好能进行与冲突相关的肢体热身。例如，在"我想要这个—不可以"的对话之前，每组背靠背站稳，并尝试推倒对方，好像他们的背部也加入了争论(见背靠背)；或者团体(所有人一起或两人一组)进行拔河比赛。来访者进行"我要走—我想让你留下来"的对话时，两人按照指示牵着对方的手，尝试拖走对方。肢体活动能激发来访者的情绪状态，从而引发其语言表达情绪的欲望。同样地，重复台词会引发来访者说出其他台词的欲望，而不仅限于两句台词。因此，从肢体活动到重复台词，再到即兴场景的过渡，皆自然且顺畅。

在重复台词中，治疗师可加入肢体活动来发展并增强来访者之间的戏剧互动。例如，"当你说'你不能拥有它'时，远离你的伙伴；或者你不愿意求他，但你真的想要，你就不要让他离开你的视线"。这个练习的另一个自然发展是让来访者角色互换。

这个练习结束后，每一组成员在团体面前表演互动，有时，这是为来访者介绍表演概念的温和方式。此时他们可在房间里自由走动、大喊大叫。演出片段通常具有独特性与娱乐性，能够激发来访者的幽默感、娱乐精神、表达能力以及强烈情绪。

重复台词练习后展开的讨论通常会围绕台词所引发的情绪回应与联想。我经常问参与者对哪一边的冲突感到更舒适或熟悉，以及这些台词有没有让他联想到某一段关系，并引导来访者根据这些讨论进行即兴表演。若治疗师想让参与者更自发地进行即兴表演，可要求其在投入重复台词的同时根据情绪变化引入其他台词，直到冲突与关系逐渐清晰才停止互动。对高阶的即兴创作者而言，即兴创作不但令人兴奋，而且能引发自我启示。

技术变式

团体重复台词

所有成员在房间里走动，当他们彼此相遇时，需重复指定的一句或两句台词。与重复台词的指示相同，成员需通过不同的音调或强度重复台词。治疗师可能会利用成员治疗单元开始时的真实感受。例如，"我很焦虑"或"我做不到"。重复这些台词几遍后，半数成员可用对应的台词"你做得到"做出回应，然后进行角色互换。

（2）团体情绪

一位志愿者离开房间，而其他成员决定表演某一种情绪（或情感、或态度、或行为）。当志愿者回来后，成员通过语言和非语言的肢体动作表达这种情绪，直到他猜出成员正在表演的情绪。

团体情绪让参与者在安全的界限内表达真实感受或焦虑情绪。来访者提议表演的情绪通常能反映其真实感受或希望表达的情绪。例如，青少年团体通常迫不及待地提议："我们都表现反抗情绪吧！"或"我们都表演敌对吧！"他们能在安全的游戏中表达对治疗师与练习的抗拒或敌对情绪。而压抑的成年人通常会选择消极状态。例如，慵懒、无聊或沮丧，随后是愤怒（这一点不让人惊讶，因为沮丧的背后往往是愤怒）。由于来访者只是把现实生活中可能使其不堪重负的这些情绪或行为演出来，因而他们能更容易自控。来访者在练习初期所表达的夸张情绪通常会引发其幽默感与不同的观点，从而创造一种有趣且愉快的氛围。住院的来访者多年被贴上各种诊断标签，他们通常会自发地提议表演妄想性精神分裂症、躁狂症或简单的疯狂。这些建议和扮演表明他们试图理解和掌握这些标签，以免受到污蔑。有趣的是，当精神病患者扮演的疯狂被猜中时，他们往往会立即停止表演（Emunah, 1983）。

在治疗单元或疗程初期，参与者对戏剧表演感到压抑是可以理解的，而这个练习能大大减轻其压抑情绪。因为，首先，猜测的形式能给予参与者一种目标感，从而减少其自我意识的抗拒；其次，所有人都参与其中，没有来自观众的压力；最后，参与者可自由演绎真实感受，而不必扮演他人或其行为。当参与者在一定程度上感到自在时，治疗师可建议"猜测者"选择两或三人演绎情绪。这种小组活动能帮助参与者进一步演绎情绪，并为后续即兴场景做好热身。

演出开始时，成员所表演的情绪或感觉通常都是简单且表面的，它们会慢慢地变得真实。我鼓励参与者找出哪个身体部位能感受那种情绪，或回忆自己如何回应特定的情绪状态。我会要求猜测者在猜测前仔细观察表演，从而让表演者有充足的时间演绎选择的情绪。

团体情绪让参与者有机会看到表演中的自己，并观察处于这些情绪状态的自己与他人，从而达到一种形而上的认知（meta-level of awareness）。这个活动中的一种典型演变是让参与者从表达真实情绪到表演不熟悉的情绪。这证实了一种理论：当来访者被允许自由表达真实的情绪状态时，他们会乐于尝试其他行为和影响。

团体情绪适用于任何年龄或群体。我曾治疗的一组健康的、接近青春期的女孩对这个练习乐此不疲；有发育缺陷的成年人通常会享受表演基本的情绪，如快乐与忧伤；研究生团体则会挑战表演更微妙的词语，如怀疑与脆弱。在团体情绪中，成员能够以轻松且互动的方式表演情绪，这让他们有机会在治疗单元和疗程初期就尝到戏剧治疗过程的滋味。

有些团体害怕任何一种情绪表演，治疗师可将团体情绪略做修改。例如，可让成员表演常见的副词，而不是情绪："猜测者"可根据团体成员选择的副词（例如，缓慢地、快速地、轻柔地、大声地、紧张地）要求其表演一些动作（例如，走路、说话、假装吃东西等）。这个变式尤其适用于儿童，可帮助他们学习使用更多情绪词汇。

（3）情绪问候

成员背对背站立，带领者喊出一种情绪或态度，此时每人转身（面对伙伴）并以那种情感或态度跟伙伴打招呼。治疗师可选择成员正在经历的情绪。我通常会在疗程初期使用情绪问候，喊出一些词语，比如害羞地、焦虑地、怀疑地、专业地、充满侵略性地以及热情地（前面的词语反映真实的情感；后面的词语增加活力和互动）。我喊出每种情绪的语调恰恰反映了这种情绪。

情绪问候在疗程初期让来访者有机会以互动和玩耍的方式表达和演绎感受。考虑到参与者在疗程初期很难维持并深入地进行戏剧互动，有时候或许可能会觉得尴尬。而这个练习则能帮助参与者活跃地、快节奏地转变情绪（成员必须在保持背靠背时转变情绪）。为了延长非语言的互动时间，治疗师可要求参与者保持一定距离背对站立（而非背靠背），当带领者喊出情绪时，他们转过身并走向对方。

一般来说，情感问候的下一个练习是团体情绪。

（4）模仿练习

我接下来的描述旨在介绍模仿练习如何广泛与多样化地应用于戏剧治疗中。根据强调的练习的不同方面，模仿练习可归类于情绪表达或观察与专注。一般来说，我运用模仿练习的目的是帮助参与者表达情绪，特别是其中的团体模仿和伙伴模仿的变式，因此我将模仿练习归于情感表达。

① 伙伴模仿

成员通过模仿练习中的积极想象、戏剧角色扮演或肢体动作变成其他人，我想象不到还有什么方法比这个练习更能帮助成员同理他人。

传统的模仿练习是舞动治疗和戏剧工作室的核心内容，两人面对彼此站立，其中一人扮演带领者，另一人扮演镜像，后者尽量准确地模仿带领者的动作。

治疗师需提醒带领者缓慢且平稳地开始动作，因为目的不是挑战或戏弄伙伴，而是达到同步。一段时间后，若双方都能集中精神，镜像几乎能预测或凭直觉感知带领者的动作。我要求参与者在练习过程中保持眼神交流，而不是只看着对方移动的身体部位，这能帮助参与者和面前的伙伴保持联系并加强彼此之间的联结感。伙伴模仿的第二阶段是双方互换角色（治疗师需温和地发出指示，尽量不要打乱练习的节奏）。而其第三阶段则是双方放弃角色，这时一人观察并立即模仿对方的所有细微动作，以至于从表面上根本分辨不出任何带领或跟随，有时甚至连他们自己都难以察觉。只有当参与者在前两个阶段都能达到同步时，才可进行第三阶段。

模仿练习要求成员具备敏锐的专注力与感知力，并能捕捉对方的任何细微表情。当成员之间常见的界限逐渐消失时，一种富有力量的亲密分享与交流之感随之产生。模仿练习的另一个强有力的元素是放大模仿效果。当两人（伙伴模仿）或者多人（团体模仿）同时模仿动作时，带领者会获得强烈认同。

伙伴模仿中成员之间非语言的联结和沟通相当强烈，其缓慢且同步的肢体动作十分优美。平常内敛孤立的来访者与他人产生联结，或通常极度活跃与焦躁不安的来访者能高度专注地练习，这让人十分感动。

伙伴模仿对自我与他人界限薄弱的来访者是不适用的，但对自我与他人界限很严格的来访者相当有用。包括珍妮特·阿德勒（Janet Adler, 1969）和奥德丽·韦瑟雷德（Audrey Wethered, 1973）在内的许多舞动治疗师和戏剧治疗师将模仿练习应用于自闭症儿童的治疗中。自闭症儿童极度自我封闭，很少与外界接触。因此，与其努力让自闭症儿童进入治疗师的世界，倒不如让治疗师进入他们的世界，并模仿其重复且具有仪式感的动作。一开始，自闭症儿童可能都不会注意到有人在模仿自己，但他们会逐渐感受到一种潜意识层次的肯定与接受。长期耐心的模仿会加深治疗师对自闭症儿童的同理，并开始微妙地改变或延伸他们的动作或声音。当自闭症儿童将这种变化加入自己的动作时，这对治疗师来说就是突破性的时刻。对自闭症儿童来说，这可能是他第一次与别人产生联结与互惠。

我永远不会忘记刚开始戏剧治疗工作时，曾做过一个奇怪且富有力量的梦。梦里，我正在偌大的演播室里指导一个治疗单元，参与者正轻松愉快地进行探索和走动，这时我突然注意到远处角落里有一个吓人的景象。来访者凯瑟琳精神崩溃了。其他人虽然正忙于探索，但很快都看到凯瑟琳和她的恐慌。凯瑟琳开始无声地抖动身体，她的牙齿控制不住地战栗。我知道我必须赶紧做点什么。在演播厅的另一端，我开始像她一样抖动身体、战栗牙齿、扭曲脸颊。其他成员站立不动，震惊地盯着我们。但我确定我必须继续这些动作，因此，我一边模仿她的每一个动作、手势和声音，一边缓慢地朝着凯瑟琳移动。她看向我，我看向她。当她开始倒退着爬行时，我朝着她爬行，直到我们面对彼此。我们的战栗与尖叫声此起彼伏，当我有意识地提高音量、加快语速与强度时，她也进一步提高音量、加快语速与强度。一会儿之后，我开始降低音量并减缓节奏，直到我们非常缓慢地、几乎同时停止，凯瑟琳冷静下来了。

我将这个梦写入本书是因为它传达了我的信念：我们在戏剧治疗中所做的并非是技术，而是过程。伙伴模仿是一个进入他人世界，产生联结、肢体表达和超越情绪状态的过程。

② 伙伴模仿变式

※ 声音模仿

参与者不仅可以模仿动作，还可以模仿声音。团体分成两人一组，坐在地板上，其中一人开始发出声音（或者说一些词语），另一人同时模仿。成员发出的声音可能是温柔的或洪亮的、高亢的或低沉的、绵延不断的或支离破碎的。声音模仿不仅能帮助成员做好声音热身，还能让成员在生理与情感上充满活力。当成员能达到并保持声音同步时，提高音量则会令人振奋。

※ 声音与肢体模仿

同时加入声音和肢体动作的模仿是我在模仿练习中运用最多的技术。我通常会让成员先模仿肢体动作，再模仿声音，从而让练习过程逐渐发展。声音与肢体模仿中的声音会反射并强化肢体动作的模仿。这个练习旨在鼓励成员发展、放大或延伸肢体动作和声音，而不是一味地寻求多样化的肢体动作或声音。这个目标会帮助我实现加入情感因素的另一目标，让成员通过声音和身体动作模仿表达强烈的情感状态。

※ 面部模仿

两位参与者只模仿对方的面部表情，而不是完整的肢体动作。两人面对面坐在地板或椅子上，一开始喜欢互相做鬼脸，但一段时间后他们会通过做出细致入微的表情来表达自己的感受和态度。这个变式通常比完整的肢体动作模仿更亲密，要求参与者集中精神。

※ 动作配音

两人一组，一人开始做动作，另一人发出与其动作配合的声音（或音效）。一些词汇也可加入练习。当动作配音旨在帮助成员表达情绪时，效果显著。例如，行动者可能通过身体动作表达怒气，而发声者同时通过发牢骚、尖叫或话语表达怒气，两者配合对方的情绪强度与细微差异。动作配音是一个比较复杂的变式，我建议只运用于进行过声音与肢体模仿练习的参与者。

※ 情绪模仿

当治疗师在伙伴模仿练习中喊出一些情绪词语时，参与者需保持专注，并通过身体动作、声音或表情来反映并表达这些特定的情绪。这个变式对于表达情绪时需要鼓励的来访者很有帮助。

※ 活动模仿

对于无法进行抽象动作模仿或将情绪表达加入动作模仿的参与者，治疗师可运用一种更具体的模仿练习。带领者通过默剧方式做出特定的简单动作。例如，化妆或洗衣服，扮演镜像的成员模仿前者的动作。这个变式强调成员需要集中精神，而不是情绪表达。

※ 请跟我动

成员不是同步模仿动作，而是重复带领者的动作（或在声音模仿中重复声音）。请跟我动的情绪与互动没有那么强烈，因此这个技术非常适合在伙伴模仿中害怕被对方吞没的参与者。

史波琳（Spolin，1983）描述了许多其他变式，但其中大部分技术都相当复杂并要求成员具备娴熟的技能，因此并不适合治疗过程。例如，三面镜（在衣服商店）和哈哈镜模仿（在游乐园）。

③ 团体模仿

一人扮演带领者，其他人模仿其动作并达到同步。开始时，我通常会带领大家做动作，一段时间后，我会慢慢把带领者的主导权交给其他成员。

担任带领者时，我通过动作、声音或者语言表达团体成员可能正在经历的真实情绪。我可能会不停焦虑地拧我的手；在房间里兴奋地跳来跳去；摇摆不定地朝着团体移动又退回，表达对亲密感的矛盾情绪；生气地跺脚或大叫。成员可通过这个练习以一种间接、动作和游戏的方式认同、释放与分享自己的真实感受。团体模仿为成员提供一个安全的平台，表达平常可能不被接受或不可触碰的情绪。我所感知的团体需求会影响我的肢体动作和声音。当我感觉成员渴望自由和扩张，我可能会跑动、跳舞或带领成员安静地相互拥抱，从而促进成员之间的联结和亲密感。

一般来说，团体模仿大多运用于治疗单元初期，但由于情景演出所引发的情绪需要通过肢体动作释放，因而它在课程尾声也同样有效。有时，团体成员的情绪很明显需要进一步表达或通过模仿缓慢且自发地转化。作为带领者，我有时会尝试利用自己的潜意识来意象捕捉和表达团体的潜意识可能。我信任直觉和模仿练习过程中成员的非语言回应，并让其情绪表达与转化自然发生。

当团体成员达到一种联结状态时，带领者的主导意识会慢慢消失。在不打断练习的同时，我让团体成员跟随模仿任何一位成员的身体动作或声音，最终形成一个流动的群体。团体成员的动作可能会在混乱与有序、不和谐与同步之间摇摆。在某个时刻，我会谨慎地再次回到带领者的角色，带领成员进行下一个练习；或者刚好是课程尾声，我会引导他们完结练习。

④ 团体模仿变式

※ 团体动作配音

一位成员通过动作、手势或面部表情以非语言方式表达不同的情绪，其他成员发出声音或说出一些词语来回应他的情绪。

※ 谁是带领者

这是史波琳设计的技术。一位成员站在其他成员围成的圆圈中心，试图找出每位成员跟随动作的（预先决定的）带领者。成员要与其他成员达到同步并保持眼神交流，而不只是看着带领者。谁是带领者的更多细节会在本章最后详述，它要求成员集中精神，仔细观察。

※ 圆圈—模仿—转变

成员围成圈站立，一位成员在圆圈中开始一个可重复的声音和动作，并慢慢地转变声音或动作。当新的声音或动作固定时，她将动作传递给下一位成员，这位成员立即开始模仿动作。他们在模仿过程中互换位置，新的成员继续模仿声音或动作进入圆圈，并再次慢慢地转变声音或动作。当新的声音或动作再次固定时，他又传递给下一位成员，依此类推。只有在圆圈中的成员与其选择的成员发出声音或做动作，其他成员都在一旁观看。

圆圈—模仿—转变的过程就像点火，有时需要花些时间点燃，而有时根本点不着。一般来说，只要治疗师在练习过程中耐心指导成员，最终会点燃团体的热情，有时甚至会维持很长一段时间。来访者开始时通常会比较拘谨或无精打采，但过了一段时间后，他们能完全投入其中并表达和分享不同的情绪。这个练习所蕴含的能量和强度会随着成员每次转变声音或动作而不断增加，它似乎拥有了生命。事实上，圆圈—模仿—转变持续整个治疗单元的情况时有发生。治疗师在练习中应该鼓励：第一，成员自由地转变声音或动作，但不强迫；第二，通过声音或动作表达情绪；第三，当模仿者被选定时，需立即模仿圆圈中的成员；第四，两个成员在模仿对方时放大声音或延伸动作。

（5）情绪感染

一位成员进入表演区，开始通过非语言方式表达一种情绪。当其他成员感受到其表达的是何种情绪时，方可进入表演区，直至所有成员都参与其中。成员可通过走路、手势、动作、声音以及面部表情等表达情绪。这个技术适用于加入场景之前、团体模仿之后（详见第七章）。

（6）情绪默剧

一人进入表演区，并通过动作、手势或面部表情无声地表达自己选择（或指定）的某种情绪，其他成员尝试猜测其正在表达何种情绪。

参与者也可围成圈坐着进行情绪默剧，每人以默剧方式轮流表演一种情绪，然后其他人猜测其正在表达何种情绪。

（7）猜猜我的感受

除了参与者表达真实感受外，猜猜我的感受技术跟情绪默剧相同。这个练习让参与者触碰、表达以及夸大其情绪状态，同时近距离地观察彼此。当治疗师希望在治疗单元开始（或尾声）营造一种更加个人的氛围，或感觉参与者表达真实情绪比想象的情绪更舒服时，可运用这个练习。

（8）面具和默剧

除了参与者要戴上面具以外，这个技术与情绪默剧或猜猜我的感受基本相同。戴上面具让演员与观众把注意力放在身体上。当参与者不再依赖通过面部表情表达情绪时，很自然地能通过身体表达情绪。

遮住脸部这一伪装元素能够帮助参与者减少自我意识与情绪抑制。参与者经常将动作或默剧发展成迷你剧表演，并通过戴上面具表达强烈且细微的情绪，这个过程极具观赏性与戏剧性。戴上面具的成员做出的每个手势或动作都充满情绪与个性，并赋予面具生命力，这让人兴奋不已。

从戏剧与心理学的角度来看，面具本身富有力量，但面对容易迷失自我或自我意识薄弱的来访者，则需谨慎运用。这些来访者戴上面具后可能会迷失自我；或即使作为观众，他们看到演员戴上面具后，这个演员就消失了。若治疗师戴上面具，尤其会让依赖其给予安全感的成员产生情绪困扰。

（9）情绪雕像

所有成员在房间里走动，直到带领者喊出"定格"，这时所有成员如同雕像般静止不动。当成员熟悉了移动与定格的过程时，带领者会在定格之前喊出一种情绪，成员以表达这种情绪的姿势再次定格，直到带领者再次指示他们走动。

情绪雕像的另一种做法是让一位或多位擅长情绪表达的成员维持定格状态。他们定格的肢体动作与极具表达性的面部表情创造出令人兴奋的戏剧意象，并创造一个"雕像画廊"。带领者"释放"（通过轻拍肩膀）一些成员后，这些成员在"雕像画廊"里闲逛并观察形态各异的雕像作品。有时，成员会定格成几种雕像或同一种雕像。情绪雕像的变式包括伙伴雕塑和雕塑场景。

① 伙伴雕塑

两人一组，一人将另一人的身体塑造成表达一种情感状态的雕像，被塑造者尽可能像陶土般放松身体，让另一人更容易塑造其身体。[1] 所有雕塑师完成雕像后开始走动，欣赏彼此的艺术品，并讨论每个雕像可能传达何种情绪。

1　根据戴顿（Dayton，1990）曾提及的情绪娃娃游戏（Emotional Doll Game），洋娃娃的意象代替了雕像。

② **雕塑场景**

一位成员将团体里的三个成员塑造成表达某种情绪的雕像，当他完成雕像时，有以下几种可能做法：第一种，观众尝试辨识这个场景；第二种，雕像活过来，意味着三个雕像开始同时移动与说话；第三种，雕塑师给予雕像台词，并让雕像活过来。治疗师进行后两种做法时，可让雕像复活片刻后重新定格，场景以雕像的定格画面结束。

雕塑师可能会将三个成员塑造成表达不同情绪的雕像，而不是创作一个戏剧性场景。当雕像活过来时，演员通过声音、动作或话语表达情绪。这时，雕塑师可能会变成导演，并通过不同方式引导或指挥雕像进行表演。这个变式是自我雕塑（详见第七章）的理想热身活动。

（10）情绪空间

治疗师可把特定的情绪分配到房间的不同角落或空间，参与者选择的情绪状态可能代表其所呈现的某种真实的（或潜在的）情绪。例如，不同的角落或区域可能分别代表生气、伤心或兴奋等。参与者可在不同角落里随意走动，或停留在自己选择的某个角落里，并清楚当自己进入某个空间时需经历或表达相应的情绪。

情绪空间通过赋予物理空间情绪状态（或者说，将情绪状态分配到不同的物理空间）为参与者提供安全感。参与者知道自己处于安全界限内，并可随时选择不同的情绪状态，因而能够更轻松地表达情绪。

戏剧治疗师大卫·约翰逊（David Johnson）对一位被诊断患有紧张精神分裂症的年轻人丹尼尔运用过这种技术。一开始丹尼尔沉默不语，也不能与人沟通交流。但当戏剧治疗进行到第十五周时，他在房间里随意走动，并表达开心或伤心，而最令人惊讶且重要的是，他能表达怒气。约翰逊说："显然，用空间区分情绪是一种具有结构性的方式，它能够帮助丹尼尔专注于一种情绪，然后通过语言表达他的内在状态。"（David Johnson, 1982a，p.89）

与大部分的戏剧治疗技术一样，情绪空间可运用于许多不同的情况，从深入的个人戏剧治疗到团体治疗。例如，在戏剧治疗的一次聚会中，我通过运用这个技术把维多利亚式公寓里的每个房间都转变成一种情绪状态，而学生选择的情绪状态通常能反映其在课程学习中所经历的各种情绪。一小时之内，三十个学生在公寓里自由走动，并在选定的房间里与同学进行互动。有些学生在不同的房间里闲逛；而有些学生则长时间逗留在某个房间里，因为那个房间最能代表他们当晚的心情。

（11）情绪乐队

成员面对带领者排成两行，由带领者扮演乐队指挥。每人决定通过一种特定的声音表达一种情绪，乐队指挥指示着一个人或几个人开始演奏。乐队指挥根据艺术判断力指导成员用不同音量和节奏表演独奏和二重奏，或大家一起演唱。

情绪乐队也可用语言代替声音。每人被分配（或选择）带有情感且语气强烈的词语或一组台词。例如，"我想要这个""你不能拥有这个""求求你""不行""救救我""我需要你""再见"等。当一些台词互相关联或冲突时，乐队演出最具戏剧性效果，而乐队指挥甚至可以鼓励成员进行情绪互动与戏剧交流。有时，来访者也可通过扮演乐队指挥练习创造力。结尾的声音或词语的选择非常重要，如同完结一场戏，情绪乐队的结尾应当停在富有力量的一刻。

（12）声音游戏

大部分来访者习惯压抑情绪，因此这个技术的一个重要治疗方向是给予他们声音。为了释放压抑情绪，来访者不仅要用语言表达情绪，而且还要学会大喊与大叫，体会用声音表达情绪的所有细微差别。

声音游戏的一种形式是让团体成员面对面站成两排。治疗师先给其中一排成员一种声音或一个词语，那一排成员一起发出声音或说出词语，而另一排成员重复同样的声音或词语。这个游戏的要领是成员要逐渐提高音量，一排成员重复时要比前一排更大声。这个游戏也可由两人一组进行，其目的是逐渐提高成员表达时的音量。

这个技术的另一种做法是让两人互相不听对方的声音或词语，同时发出或说出治疗师给定的声音或词语。这个做法的目的是让参与者无论选择何种音量、音调、节奏以及音质，都能自由发挥（这个做法最适用于胡言乱语之前）。

在一个安全的结构性游戏里，青少年肯定会利用这个机会尽可能地大声吵闹。声音的自由释放能让保守或孤僻的来访者为情景演出做好准备。

（13）无声的呐喊

史波琳（Spolin, 1983）发展的这个技术要求参与者无声地呐喊，这意味着成员只能通过肢体动作和面部表情进行表达。当参与者能做到利用身体和面部表情进行表达时，才可以放声呐喊。

在一场抢劫戏的排练中，史波琳运用这个技术帮助演员通过身体表达情绪。放声呐喊虽然会让人感到害怕，但也有宣泄作用。因此，我利用这个技术来帮助来访者表达愤怒和痛苦，一开始安全地无声呐喊，然后放声呐喊。我通常让成员一起呐喊而且时间短暂，因此他们可承载情绪强度。这个练习有时会让成员产生困扰与不完整感，因而治疗师一定要谨慎运用。

团体互动

（1）分类分组

当团体成员在房间走动时，我大喊："尽快找到跟你出生在同一个城市或同一个国家的人！"

成员喊出自己的出生地，并询问其他成员出生在哪里，直到形成清晰的群组。我要求每个群组说出他们来自哪里，这个过程不仅让成员与团体分享个人信息，而且还让每个人确认自己是否找到自己的群组。

"请再次走动，尽快找到群组里跟你星座相同的人。"每个人再次争相喊出自己的星座，从而寻找同伴。

其他分类问题的例子有：兄弟姐妹的数量相同的人、相同的排行、目前居住在同一个城市、相同的生活环境、同一类型的工作、相同的眼睛颜色（促进眼神交流的好方法）、名字首字母相同的人（记住别人名字的好方法）。治疗师也可喊出需要思考的分类问题。例如，加入工作坊（或这个团体）的原因相同，或此时此刻的感受相同，但是这类问题会减缓成员移动身体的速度。有些分类适合某些团体，却可能会让其他团体成员感觉不舒服。例如，"相同的年纪"很适合儿童或青少年团体，但可能会让成年团体成员感觉不自在。

分类分组能够帮助成员达到一种高度的团体互动，即使孤僻的来访者也会参与其中。这个练习不具威胁性且轻松愉快，最重要的是它能帮助来访者获得团体认同感。成员对发现跟与自己某方面相似的人非常感兴趣,无论是星座、排行的顺序或出生在国外的优点(或缺点)。带领者对这些信息也十分感兴趣,并因此留意到各种文化的差异。例如,当我在美国中西部进行团体治疗时,我惊讶地发现群组里有八九个兄弟姐妹的成员居多;而来自加利福尼亚的高中生群组则大多是独生子女。

分类分组最适用于九至十四个人的大团体。我也曾在三十至六十个人的员工训练中运用这个技术,一开始有些混乱,但随着群组的形成,充满活力且令人兴奋的混乱变得井然有序。在 1986 年美国戏剧治疗协会的年度研讨会期间,我曾在晨会的打招呼环节使用简化版的分类分组,从而帮助参与者互相认识。由于会议的所有参与者都来自美国,所以我从这个问题开始:"找到跟你生活在同一城市的人。"每人要在几百位参与者中有序地找到同伴显然不太可能,因此我将 10000 平方英尺的房间粗糙地划分区域,让大家顺利地找到自己大概的地理位置(国际参与者尤其有创意),并逐渐缩小范围。我的另一个问题是"找到名字中跟你有相同首字母的人"。我同样将房间划分成可视化字母表图,以 A 开头的在这一边,Z 开头的在另一边,M 开头的在中间。会议后期,我观察到一个群组成员在活动或午餐时都坐在一起,他们的名字分别是戴安、黛布拉、大卫和迪娜!

分类分组在快速握手与情感招呼之前、躲闪之后运用最为有效。

(2)快速握手

成员在房间里走动并互相握手,带领者要求他们加快握手速度,同时用两只手跟别人握手,通常是一只手还没握完,而另一只手就开始跟另一人握手。进行快速握手不需要通过很多指令,治疗师只要带领团体并与成员进行互动即可。成员跟着带领者的指示加快速度,直到团体最后只剩下一个群组,这时带领者大喊:"定格!"

我设计快速握手的目的是让成员从语言与身体上达到高度互动。这个练习运用在大团体中最为有效,之后再进行能帮助成员热身的躲闪练习。当治疗单元的内容朝向情绪表达和戏剧表演发展时,为了让成员保持能量,我建议运用情绪招呼。

成员可在快速握手练习中尝试各种速度,包括慢速握手。

(3)假装你是他

我为一群素未谋面的来访者开始治疗单元时设计了这个技术,它适用于所有戏剧治疗单元或任何健康的团体，情绪不安的来访者可能会感觉迷失或混乱。

两人一组，成员将自己介绍给对方，并做到让对方保持兴趣听完。跟平常略有不同的是，成员不用讲真话，讲话内容可以完全虚构，也可与真实生活相关。例如，讲述的故事可以是其生命中想要选择或向往的生活，代表生命中未实现过的部分。假装你是他中最引人入胜的不是那些异乎寻常或疯狂想象的故事，而是真实发生的事情，不只倾听者觉得可信，说话者也会真实想象扮演那个角色的自己。我建议说话者使用真实姓名，而其他的一切（包括年纪）都可改变。练习开始前，大家不需太多时间准备，我建议说话者最好不要有太多思考或感知，但允许成员自发地进行自我介绍。

假装你是他首先让成员互相自我介绍，接着每位成员根据对方的表情、反应或话语，对从伙伴的谎言中收集到的任何真实信息，以及任何对伙伴真实背景的观察或猜测做出反馈。最后，每位成员回应伙伴的反馈，并告诉对方自己的真实背景（与之前介绍的内容相关）。

工作坊和团体经验交流通常都从自我介绍开始。尽管倾听者可从中获得信息，但是因为说话者已经自我介绍过很多次，往往没有什么新鲜感了。再者，对于人数众多的团体，倾听者很难有兴趣或记住所有自我介绍的信息。在假装你是他的练习中，说话者可以不讲自己熟悉的故事，这对他们来说本身就很有意思。对于倾听者来说则更胜一筹，听到说话者的投射与幻想远比简单听到真实故事更能了解说话者。假装你是他为接下来的戏剧治疗做了微观示范，参与者可体验即兴创作虚构的事实，而不是表演不熟悉的人物，并通过想象与戏剧模式揭露自己的不同面向。

假装你是他最好以分享有关成员的真实情况作为结尾。分类分组也能达到分享成员真实情况的目的，并适合作为假装你是他的后续练习。

（4）神秘派对

将装满葡萄汁的塑料杯放在桌子上，带领者邀请成员拿一杯饮料进入派对。只有当成员喝饮料时，才会看到杯子底部有关在派对上如何表现的指示（带领者提前将指示贴在杯子底部）。每人表演指定的角色，同时尽可能地认识其他人。

杯底的指示包括：尝试吸引注意力、引起争论、给别人留下印象、诱惑别人、让每个人感到舒服、避开其他人、建立专业联系、引起同情、促进团体互动等。派对结束后，每个人尝试猜测其他人所扮演的角色。

神秘派对的结果往往让人捧腹大笑！这个游戏让参与者专注表演并观察其他人，同时促进一种更有活力、互动的团体氛围。起初的刺激因素"有秘密的杯子"消除了参与者潜在的逆反心理，并让大家愉快地参与其中。

这个游戏结束后，参与者讨论现实生活中如何扮演角色，或希望在社交场合中扮演何种角色。

在一场精神病学研讨会上，我在如何促进消极或抗拒团体的互动的演讲中设计了这个技术。从那时起，我开始将它运用于员工、学生和来访者团体，进而发现十至十六个人的团体最为理想。神秘派对适用于治疗单元初期，但不适用于疗程初期；在第一阶段（戏剧性游戏）的尾声运用这个技术最佳。

我根据派对角色主题和神秘信息创造了许多变式，接下来的两个衍生变式更适合休闲娱乐，而不是治疗单元。

① 偶遇角色

我设计了符合特定情况或对团体成员相当重要的角色。例如，我在一次研究生聚会中，随机分配角色：你是这个学校戏剧治疗项目的在读生；你是纽约大学戏剧治疗项目的在读生；你正在申请戏剧治疗项目的教职；你是戏剧治疗项目的主管；你是心理医生；你是功成名就的女演员；你是性爱治疗师；你是纪录片电影制作者等。每个人选定角色后，派对开始，房间里充满源源不断的能量：笑话、严肃讨论、质疑、激烈辩论、八卦及调情等，这种互动精彩纷呈。

② 惊喜电话

我曾邀请精神病日间治疗中心的员工到家里，进行一个实验型聚会。我既想让他们感到惊喜与高兴，又希望让晚餐自然过渡到工作坊。下面是我如何达到这些目标的做法。

晚餐快结束时，厨房里的电话响起，我起身去接电话。电话那端的人要找我的一位客人安妮。当我告诉安妮有人找她时，她非常惊讶地接听电话。几分钟后，电话再次响起，这次是找另一位客人。第四或第五位客人在接听电话后与接听电话前的表现有些异样，大家开始意识到发生了一些事情。最后，每个人都接到神秘电话，整个房间里弥漫着各种形式的互动。

的确，我请朋友打来这些惊喜电话。他在电话中告诉每个人对聚会中的一人或多个人应该如何表现。我提前准备好这些信息，并模仿典型的社交互动精心设计了这个技术，它与现实生活的相似性隐藏了其从真实生活缓慢且微妙地转变为戏剧的过程。例如，安妮尝试让阿瑟加入一个严肃的学术讨论；约翰则负责分散阿瑟的注意力；阿瑟表现为被私事困扰；尼克鼓励大家多吃点东西；辛西娅鼓励所有成员对日间治疗中心进行建设性的讨论；保罗收到的信息是反对其他成员提出的任何建议；芭芭拉收到的信息是支持所有人的观点；安德里亚收到的信息是加入任何私人谈话等。最后一个接电话的成员是卡罗，她收到的信息是结束游戏。这时，每个人都尝试猜测其他人收到的是什么信息。

多年后员工们谈起这次经历，依然会大笑不止。更重要的是大家对工作环境中每个人分别扮演的团体互动角色有了更深入的认识。

（5）泡沫战争和飘浮气球

每人都有一瓶香皂泡沫作为弹药，一场愉快的战争开始了。成员用泡沫吹击其他人，同时避开对手的泡沫。整个房间看起来十分梦幻，这场具有侵略性的游戏变得充满轻松与美感。

泡沫所营造的美学氛围同样也可用气球代替。成员在促进团体互动与肢体活动的热身中，同时把气球抛向空中，确保气球不会掉下来或爆炸，这时他们更像是一个团队，而不是敌人。

肢体活动

（1）躲闪

"走起来！"带领者发出指令，"现在走快一点，更快！现在跑起来，尽可能占据更多空间。你要占据整个房间！继续，请避开其他人。"

这个简单的练习能迅速调动成员的能量，即使是刚进房间时压抑、消极甚至不情愿的来访者都能积极参与其中。躲闪其他人是这个练习的重要内容，成员按照指示避开其他人（他们通常本能会这样做）；而事实上，成员的近距离接触和几乎碰撞（这里要求躲闪）能够促进团体互动。带领者所发出的尽可能占据更多空间的指令也很重要，成员通常很乐意收到"变得贪心！"的指示，而带领者在躲闪中自身的能量与愉快参与的态度对活跃气氛至关重要。

（2）背靠背

两位成员微微弯曲膝盖，背靠背站立，其中一人尝试用背部推动另一人，另一人则尽量保持原地不动。他们可用双脚借力，但必须始终保持背靠背的姿势（如果一人退步，另一人就会摔倒）。一段时间后，成员挺直背部同时站立，并互换角色。这个练习的第三阶段是两人推动对方的同时保持原地不动。

来访者运用自身重量和力量，通常会传达出一些信息。一些极度依赖他人、消极或无助的参与者根本无法保持原地不动或利用背部力量，即使面对比自己更瘦小或更轻的对手，他们也会被推动。我通常会站在这类参与者的面前用双手帮助他们保持不动，让他们至少能体会保持原地不动是何种感受，而我双手的力量也能帮助他们找到利用背部力量推动对方的方法。

背靠背很快会让团体充满能量并且让团体享受乐趣，也是团体进行情绪练习之前有效的热身活动，我经常使用它作为重复台词的序曲。

（3）不离座

当我开始青少年治疗课程时，一位叛逆的 14 岁男孩汤姆固执地大喊：“我不要从椅子上起来。”这是典型的抗拒反应。我走向汤姆，并以开玩笑的口吻说：“尽你的最大努力坐在椅子上哦。”我温柔地牵起他的手，并尝试把他从椅子上拉起来，而他则尽力保持坐着的姿势。我们通过身体接触建立关系，他的侵略性和敌对态度慢慢转变为玩耍。在一旁观看的一位成员似乎很开心，他取代我的位置，并声称要把汤姆拉起来。很快所有成员分成两人一组，分别扮演代表反抗、服从和权力等不同的角色（Emunah, 1985）。

我当天的冲动反应最后演变为一场有意图的游戏，即策略方法（这种方法鼓励而不压抑成员的抗拒感，详见第四章），鼓励抗拒的来访者参与其中。在不离座练习中，两人一组，让坐着的成员保持安全与信任的感觉；当站着的成员试图把对手从椅子上拉起来时，会感受到抗拒。一段时间后，两人互换角色。当有些成员无法将对手拉起来时，可让其他人试试。

（4）身体接触

两人一组，成员保持身体某个部位相连，如同连体婴儿在房间里走动。带领者或成员可决定哪个部位保持相连，背部、头、手肘或屁股。这个轻松愉悦的练习要求成员注意节奏、速度和方向的改变，并互相配合保持步伐与动作一致。成员完成这个练习后可能会面临新的挑战。例如，加快速度或走动时跟对方交谈。

（5）夹气球

两人一组，成员的背部之间放着一只大气球在房间里走动，同时不能让球落下来。与身体接触练习相似，气球也可被放在成员身体的其他部位之间，从而加入新的挑战。有些来访者可能会觉得身体接触练习中频繁的肢体接触太过亲密或感觉不自在，背部气球则是一个很好的选择。

成员做完抛球练习后，很适合进行夹气球。

（6）背面对话

两人一组，成员背对背站立，并通过非语言方式进行交谈，或只通过背部进行互动。带领者喊出成员如何进行互动的一些词语，如好玩地、侵略性地、诱惑地以及争辩地。

背部对话（或身体其他部位）对许多成员来说太过抽象，因此最好将其应用于成熟的团体。这个练习对过度依赖语言交流的成员很有效，能够增强成员的非语言交流和肢体表达的能力，并通过好玩的游戏增进成员之间的关系与沟通，不过，练习时间不宜过长。

背面对话的下一个练习是背靠背。

（7）四角短跑

四角短跑适合在较大的房间里进行。带领者或被指定的成员站在房间中央，房间的四个角落都是安全地带，成员跑向选择的角落，并尽可能地不断互换角落，但不能被带领者抓住。

四角短跑虽然只是儿童抓人游戏的变式，但它非常适合作为戏剧治疗的热身活动，因为安全地带的概念容易引起情绪反应——成员从一个角落跑到另一个角落本身就是冒险。总的来说，四角短跑是个很好的热身活动，而不被带领者抓住这一目标能帮助成员减少自我意识，并挑战成员以最快速度奔跑。成员在带领者身后悄声奔跑，或在其他人逃跑时随机互换角落，从而激发其愉悦的情绪与玩心。

（8）突破或进入圈子

这个技术自威廉·舒茨（William C. Schutz）在其重要著作《愉悦感与人类感知之扩展》（*Joy: Expanding Human Awareness*，1967）里描述之后，20 世纪 60 年代的会心团体沿用至今。成员手牵手围成圈不让中间的人突破圈子，中间的人通常会使用肢体技术，也可使用非肢体技术，如口头恳求。成员在这个游戏中表现得越活跃，效果越好。只要成员能将囚徒关在圈子里，便可随意走动或改变圈子的形状，如扩大或缩小，同时开玩笑似地嘲弄与取笑中间的人。

当带领者站在中间时，这个技术的治疗效果最佳。有一次，因为我要出城旅游，所以不得不取消一个治疗单元。回来后我感觉到团体成员对我有一种无言的、令人害怕的愤怒。当我站在中间时，成员通过肢体动作与象征性方式表达了愤怒，以及想困住我让我不能再离开的欲望。我通过游戏方式投入并延长互动时间来表达对他们愤怒情绪的接受。当成员共同反对我时，他们之间的凝聚力由此产生。有时我会让大家在练习结束之后进行讨论；而有时，若成员已经发泄情绪，则无须讨论。

成员也可代替治疗师站在中间。观察成员如何完成"冲出圈子"这一任务是很有趣的事。当有些成员无法冲出圈子时，他们通常很轻易就放弃。这些成员通常也无力应对生活中的问题。为了不让他们轻易放弃，我会鼓励他们找到方法冲出圈子。而有些成员的表现则十分灵活、巧妙并坚持不懈。冲出圈子这一最终的胜利，象征着他们能够战胜真实生活中的困难。还有一些成员则希望停留在圈子里，对他们而言，圈子并不是一种束缚，而更像是安全的避风港或孕育生命的地方。

突破圈子可作为戏剧表演的热身活动，治疗师也可在成员尝试冲出圈子时引导其表达情绪。成员贝蒂尝试冲出圈子时感到孤单且矛盾，她为自己建立了一堵墙，虽然感觉很安全，但同时也被束缚其中。团体围成的圈变成她为自己建立的那堵墙，当她与这堵墙对话时，贝蒂对外界的恐惧感表现得更加明显。一段时间后，她对外界的渴望清晰浮现。最后，在我们温柔的鼓励下，她冒险向外迈出一步——虽然只有一步，但她在真实生活中也向前迈了一步。

除了突破圈子之外，治疗师也可运用进入圈子。进入圈子很容易引起成员的排外情绪，因此当团体存在接纳或排除新成员的问题时，这种方法很适用。这个技术也可发展成多人同时突破或进入圈子（或融入圈子）。

突破或进入圈子不适合身体控制力较差的来访者，尤其是儿童与青少年，他们可能很容易受伤，所以治疗师要特别谨慎小心地使用。

（9）新音乐椅

新音乐椅可从传统的方法开始：播放轻快的背景音乐时，成员围绕一排椅子走动，每张椅子正反放置。当音乐停止时，所有成员尽快坐到椅子上。椅子的数量总是比成员人数少一个，每一回合未坐到椅子上的成员就会被淘汰，直到最后只剩两个成员抢坐一把椅子。

传统音乐椅作为热身活动十分有效，能帮助成员投入和专注，而及时抢坐椅子的挑战则会让每个人高度警戒。背景音乐也会令人振奋，尤其是一些让人无法抗拒的舞曲。新音乐椅从各个方面改变了传统游戏，成员不但可围绕椅子走路，还可蹦、跳、单脚跳或倒退走，以及在走路时唱歌或谈话。每一回合都可加入新的变化，让游戏变得更好玩且比成员童年记忆中的游戏更有趣、更富有创造力。

（10）绳子游戏

绳子游戏是一种简单的拔河游戏，既让所有成员投入其中，又能为围绕冲突的情景演出做好热身（见辨识冲突）。

为了培养成员进行哑剧表演的专注力与技能，真正的拔河游戏结束后，治疗师可要求成员利用刚经历的真实感觉进行哑剧拔河，如果成员真的能够做到，他们就会发现无论有没有绳子，都需要使出同样的力气。团体拔河之后，成员也可用短绳进行双人拔河。

双人拔河的玩法非常多样化。例如，两人一组，成员抓住绳子的中间，并一起向后倾倒，利用绳子和对方的重量来支撑自己；绳子也可直接作为跳绳，双人跳绳要求两人保持相同的跳动节奏；成员也可发挥想象力创造不同形式，发展创意运动。

信　任

（1）跌倒扶

① 圆圈跌倒扶

这是大家很熟悉的一种信任练习，[1] 成员围成圈，一人站在中间向任何方向倒下时，成员要抓住（或更准确地说，承接）他的

1　20世纪六七十年代，会心团体运动发展了很多信任练习。圆圈跌倒扶与舒茨（Schutz, 1967）描述的摇滚技术（Roll and Rock）基本相同。另一方面，两排跌倒扶能够帮助成员获得包容感，建议在治疗单元初期使用。这个练习对于心事重重或孤僻的来访者而言尤其有效，因为其即时性要求成员积极参与并及时做出回应。

身体。中间成员的信任度决定了其他成员缩小还是放大圆圈。

为了承接不同体型和重量的倒下者，成员要摆好稳定的姿势。最好的姿势是双脚前后站立，后膝微曲，双手摆好姿势准备接人。倒下者则要将双脚固定在一个地方，自由摆动身体。

圆圈跌倒扶是温和且暖心的练习，同时能发展成员之间的信任。圆圈为成员提供一种安全感、界限感与团结感。

这个练习的变式是倒下者发出声音，其他成员如同回音一样重复声音；或他可以说话（通常是一些表达自我肯定的话语），由其他成员重复。这个变式对于已具备一定程度亲密感的团体效果最佳。

② 两排跌倒扶

成员并非围成圆圈，而是站成两排，在中间留出一条狭窄的通道。每位成员轮流走过通道并向后倒下时，两边的成员随时准备承接要倒下的人。

两排跌倒扶是比圆圈跌倒扶更好玩的跌倒扶变式。成员站成两排比圆圈承担更大风险，但限制相对较少。害怕跌倒的成员可以只是来回走动，而不向后倒下；其他成员会以出其不意地突然倒下或停止的方式来捉弄别人。两排跌倒扶相对轻松，通常适合未建立亲密关系的团体治疗初期；而圆圈跌倒扶则更亲密，适合成员之间具备一定信任度和亲密关系的团体。在团体治疗的后期阶段，圆圈跌倒扶在治疗单元尾声前或情绪场景后运用十分有效，成员通过这个练习表达支持和包容。另一方面，两排跌倒扶非常适合疗程初期，尤其当成员退缩或心不在焉时，它能有效地提高成员的积极性和责任感，并促使其融入团体。

有些深受情绪困扰的成员声称不相信任何人，一开始不愿意向后倒。在其他成员的耐心支持下，他们开始慢慢地信任他人，一段时间后，通常能向后倒下；而有些成员则利用身体的重量抗衡团体成员的手臂并故意用力往后倒下，用落地来证明任何人都不值得信任。与害怕跌倒的成员一样，这些成员通常是虐待或忽视的受害者，他们通常不选择退缩，反而不断测试界限并刺激其他成员做出消极回应。当他们对治疗的抗拒感减退时，通常进步很大，在跌倒扶练习中的改变最为明显。

③ 伙伴跌倒扶

两人一组，一人向后倒，另一人负责承接。承接者必须站稳（如圆圈跌倒扶中所述），才能承接比自己更重的伙伴。一开始倒下者慢慢向后倒并不断增加向后倒的幅度，直到双方都达到极限。

这个技术也可三人一组进行：一人站在另两人中间并向前倒或向后倒。

④ 伙伴依靠

伙伴依靠不需要成员向后倒，但与伙伴跌倒扶相关，并适合与其一起运用（或紧随其后）。两人面对面站立，抓住对方的手，同时身体向前倾斜，将身体的重量施于对方的双手，并慢慢抬起双脚向后退几步，直到两人接近平衡。带领者必须提醒双方千万不能放手，当双方都达到极限时，慢慢站立直到回到原来的位置。

（2）人群举高

成员围绕着一位躺在地上的成员，把手轻轻地放在他的身体下，并慢慢抬起他。减少身体接触且不太亲密的另一种做法是让一位成员躺在毯子上，其他成员抓住毯子抬起他并在房间里走动。

已具备一定信任度的团体会觉得人群举高十分暖心。若成员在一个治疗单元初期或尾声需要处理痛苦情绪，则可进行这个练习；在引发情绪的情景演出之后，也可进行这个练习作为滋养。若是后者，主角可被成员放在中间并再次抬起。为了感谢在幕后默默付出的成员，治疗师也可让他们躺在中间并由其他成员抬起，从而帮助他们找到存在感。

（3）蒙眼走动

① 引导盲行

传统的引导盲行是由一人带领另一人（蒙眼或闭眼）在房间里走动。

有些团体需要更多指示与关注，治疗师可要求蒙眼人通过触摸来识别物品；而有些团体需要更多自由度，建议在室外进行，尤其是在大自然中，成员能得到更多的感官体验。由于没有明确物理界限，故参与的彼此更需要高度的信任。

接下来我将介绍引导盲行的不同变式，它们让参与者尝试新的挑战，并促进其包括信任感在内的成长。由于这些变式都较为复杂，治疗师最好先运用传统的引导盲行。

※ 摸头辨识

为了促进团体互动，带领者（未蒙眼的成员）引领蒙眼者将手放在其他成员的头上，而不是寻找房间里的物品。蒙眼者尝试辨识摸的是哪位成员（提前说明触摸头部或身体中的哪个部位十分重要，这可避免触碰身体的其他部位时成员感到不舒服）。

※ 跟随我的声音

带领者除了通过牵手或拉着胳膊引导蒙眼者，也可通过声音引导成员。每组先确定一种特定的声音，带领者不接触蒙眼者，而只是发出声音引导他。带领者开始时与蒙眼者保持较近的距离，一段时间后，慢慢拉开距离或改变方向来挑战蒙眼者。

跟随我的声音要求成员具备较高的专注度与听觉敏感度。当成员人数较多时，整个空间里都充满了声音，蒙眼者更需要高度专注才能找到特定的声音；同时，这也营造了一种生动活跃的氛围。

为了进一步增加练习的挑战性与难度，我经常充当冒名顶替者（有时，不希望蒙眼或奇数团体里落单的成员会与我一起充当这个角色），通过模仿带领者的声音来测试蒙眼者分辨真假声音的能力。

贝茨（Bates，1987）与演员进行这个练习时，他在房间里放置障碍物（在演员蒙眼后）来增加挑战难度。带领者不限于只发出一种声音，可使用任何声音（除了话语之外），如胡言乱语式的语言。

跟随我的声音运用于十人及以上的团体效果最佳（三十人的团体也会很成功），但时间不能持续太久。治疗师应当在使成员几乎疯狂之前结束混乱。这个练习对容易迷失自我或患有精神疾病的来访不适用者。

※ 跟随我的气味

除了声音以外，气味也可被利用。气味强烈的东西可用作道具，如咖啡、婴儿爽身粉、香水、切好的洋葱等。两人一组，由带领者拿着一样气味强烈的东西引导蒙眼者。

跟随我的气味通常会产生有趣的场景：蒙眼者经常会像狗一样用四脚爬行、积极且活跃地四处嗅闻。当儿童与青少年团体做这个练习时，不必全体同时进行，而是两人一组轮流进行，从而创造一场简单的戏剧演出。

※ 跟随我的指示

除了接触、声音或气味以外，蒙眼者也可跟随语言指示。这个练习完全不需要身体接触，带领者可指示蒙眼者，如："向前走两步，左转；向前走直到我叫你停下。"

我最喜欢将跟随我的指示运用于青春期的儿童或青少年。两个蒙眼者站在舞台上，他们的带领者则站在舞台下，这个练习变成一个迷你剧。带领者相应地变成编舞者或导演。青少年很喜欢这个角色所包含的权利和控制感；蒙眼者则会享受放弃责任感与决定权。两者的不同立场间接反映了青少年时期的深层主题。

我通常会鼓励导演引导演员进行互动。例如，导演可能会引导演员相互握手或紧挨坐下。这个练习通常比跟随我的声音更有娱乐性，更重要的是能够帮助成员发展重要技能。例如,语言表达能力（导演）、合作能力（导演之间）以及仔细聆听的能力（蒙眼者）。

※ 辨识带领者

这个变式与传统的蒙眼走动相似，其所增加的难度和挑战是成员不知道带领者是谁。半数成员闭眼坐下，另一半成员分别选择蒙眼者并引导他们在房间里走动。最重要的是带领者在练习中必须通过声音持续引导蒙眼者。练习结束后，每个蒙眼者根据直觉与非语言感知来猜测谁是自己的带领者。辨识带领者只适用于具备足够信任与安全感的团体。

② 团体蒙眼走动

所有成员必须闭上眼睛来进行以下变式。

※ 围成圈

所有成员闭上眼睛在房间里走动。带领者和一或两位团体成员（通常是对闭眼感到不适的成员）负责确保闭眼成员的安全，防止任何碰撞或意外发生。一段时间后，带领者要求闭眼成员手牵手围成一个圆圈。所有成员都加入圆圈后，带领者让全体成员（眼睛始终闭着）一起坐下。

※ 辨识他人

与摸头辨识和辨识带领者相似，辨识他人要求所有成员闭上眼睛，并通过非语言的方式跟一人或多人互动，并尝试辨识他们是谁。

※ 找回相同的手

找回相同的手是我最喜欢的引导盲行的变式，它能促进团体互动、发展成员的信任与觉知意识。成员适应闭眼后要找到一位伙伴（不能说话或窥视），并牵住他的手。当所有闭眼的成员都找到伙伴时，带领者鼓励他们熟悉伙伴的双手。例如，"感觉你伙伴的手的纹理与温度，有没有戴戒指？他的手比你的手大还是小？"等。闭眼成员随后按照要求放开伙伴的手并再次走动。过一会儿，带领者指示他们找回伙伴的手（成员始终是闭上眼睛的）。在经历寻找、抓住或推开不对的手后，闭眼成员最终找回伙伴的手时喜形于色！

比较被动的成员需要更长时间找回伙伴的手，尤其是当他们的伙伴也比较被动，可能需要带领者的帮助才能找回相同的手时。找回相同的手适合人数较多的团体，我发现十二个人的团体最为理想。

（4）触觉和嗅觉

为了帮助成员唤醒感官与发展信任感，我要求成员通过形状或气味来辨识物体，最好从比较容易且亲密度较低的触觉开始，慢慢转变为嗅觉。这个练习的两种主要形式是：第一种，成员逐个进入舞台区域，闭上眼睛，用手触摸辨识带领者给他的是什么东西；第二种，两人一组，带领者把东西交给蒙眼者识别。第一种形式在带领者与成员之间建立关系，并创造一种简单的表演模式（即观众观看表演）；而第二种形式则是在成员之间建立关系，并保持以过程为主的治疗模式，所有成员都能参与其中。

治疗师最好选择触感差别较大的物品（如毛掸子、松锥、草莓等）和形状比较有趣的物品（如滴漏、假的狗骨头等）；或能刺激嗅觉的物品（如咖啡、婴儿爽身粉、肉桂、柠檬、切开的洋葱、外用酒精或薄荷等）。

触觉和嗅觉对比较被动的来访者十分有效，因为他们可以保持被动，而触摸或嗅闻的物品最终会引起他们的好奇心。这个练习的固定性与安全性尤其适合老年人，物品的形状与气味通常会唤醒他们沉睡已久的感官与记忆。

触觉和嗅觉之后，成员可直接进行讨论或进入情景演出，更常见的做法是作为默剧表演的序曲。这个练习中的真实经历能帮助参与者将一种真实带入默剧表演或戏剧性场景，他们可以想象而不用假装，并在表演中丰富运用五种感官。静默用餐可作为这个练习的后续活动。

（5）布娃娃游戏

两人一组，一人躺在地板上并放松身体；另一人则坐在他身旁，轻轻抬起他身体的某个部位，可从手开始，之后是手臂、脚或腿，然后放下。躺在地上的人不能帮忙，要像布娃娃一样毫无知觉地躺着，并闭上眼睛享受放弃所有控制与责任感，随着伙伴抬起或放下他的身体部位，他全然放松身体。一段时间后，当成员之间建立足够的信任时，一人开始慢慢抬起另一人的头部。当躺在地上的人改变所有身体部位的姿势时，如坐起来（伙伴支撑其后背）或转个圈。布娃娃游戏这种形式通常会让人安静并感觉暖心，同时也可变得更有趣。

有些来访者很难做到全身放松、任由伙伴掌控其身体。这类来访者通常在其他练习

（见信任跌倒扶）或现实生活中控制欲较强，且对他人缺乏信任，因此这个练习最好运用于治疗的最后阶段。

布娃娃游戏最适合已建立信任、不害怕亲密接触身体的团体。当成员之间表现开心、温柔并能进行适当接触时，这个练习才可运用。对这些团体来说，这个练习能够帮助他们在练习开始时放松身体。

布娃娃游戏可在伙伴雕塑与自我雕塑之前使用。

（1）抛球练习

观察与专注

① 圆圈抛球

我在疗程的第一或第二单元经常运用圆圈抛球，它能即时帮助成员高度投入并专注练习，同时与其他成员进行互动并做出回应。这个练习很有趣且毫无威胁性，能帮助成员缓解其疗程初期的焦虑情绪。

团体围成圈，我没有给出任何指示，通过默剧形式捡起地上的大球，抛给其中一位成员的同时喊出他的名字。当我将想象的球抛出时，我喊出准备接球成员的名字后迅速打断他，将球抛给另一位成员并喊出他的名字。很快，成员自发地改变球的大小和重量，如网球、保龄球或气球，最后抛球游戏变成了打球、推球或吹气球。每位成员专注于即将接到的虚拟球，并根据虚拟球的重量、大小或形状相应地接住。成员只有在接住球之后，才能对球进行改变和重塑。

我在虚拟抛球练习之后抛出真实的球。我将一个很大、很轻、五彩缤纷的球抛给其中一位成员的同时喊出他的名字，然后抛出第二、第三个球。当我抛出第三、第四个球时，成员根本没有时间和空间等待，因为每人手里都有一个球，有时手里甚至有两至三个球。若要增加练习的挑战性与娱乐性，尤其对于人数较多的团体，球的数量可增加至五或六个。我很兴奋地看到容易分心或注意力不集中的来访者都能高度专注并投入练习。

② 抢球游戏

我抱着球在房间里走动，并说每个人都想要这个球却不能据为己有，但他们可以尝试抢球。我最终将球传给其中一位成员，同时喊出他的名字，并告诉他只能由我们两人互相传球。其他成员在我们互相传球时试图抢球。如果成员抢到球，就传给自己选择的伙伴，直到球被其他成员抢走，依此类推。

这个练习的变式是所有成员来回传球，但不能被指定的成员抢走。当被指定的成员抢球时，其他成员一边跑动，一边互相传球。这个变式可能会引起排斥感。而两个成员互相传球（由其他成员抢球）会促进两人之间的联结与关系，因此前者更适合在疗程初期使用。

抢球游戏需要大量身体运动和能量，能够促进肢体活动，以及观察与专注。它很适合在圆圈抛球之后使用，也是进行台词重复（只用台词"我想要这个"和"不可以"）很有效的热身活动，和夹气球游戏有趣的前奏。

（2）猜地方

成员想象自己在特定的地方或环境。团体分成两组，带领者告诉每组他们所在的地方，一组成员通过非语言方式进行表演；另一组成员尝试猜出他们在哪里。

我建议治疗师引导这个练习时，要从简单到复杂（为成员在其他人面前进行语言场景与表演铺路）、从固定模式（带领者指定每一组成员的所在地）到自由发挥（成员提出想法）。这个练习的进展最好是循序渐进且毫无威胁性的，以至于成员练习结束时甚至都没有意识到自己在演戏或表演。

常见的进展是先给每组成员专注观看的事物，如网球比赛、足球比赛、悲剧电影或飞鸟。第一回合，成员在观看期间不能交谈或走动，坐在椅子上有助于帮助成员消除焦虑情绪并集中精神。猜测的形式则能进一步减少自我意识。当成员能想象自己真的处于指定的地方时，他们就能自然且自发地做出相应的面部表情与手势。

第二回合要求成员在指定的地方等待，如医院、分娩室或等待角色面试、求职面试。成员仍然不能说话，但可选择坐着或走动并进行互动。第三回合中，成员可以在指定的地方自然站立或走动，同时加入更多戏剧元素，如公交站台、机场、自助洗衣房、博物馆或动物园等。这一回合能帮助成员通过非语言方式为接下来的语言场景表演做好铺垫。

猜地方的第二种形式是由团体成员决定所在的地方或环境。与团体情绪相似，一位成员（当其他成员选定地方时，他不在现场）尝试猜测这个地方是哪里。成员不仅需要观察与专注，也需要团体合作。如果有些成员害怕表达情绪，这个练习可作为团体情绪的前奏。它虽然缺乏团体情绪中的情绪因素，但能引发成员的自发性与创造性，因此，成员经常产生精彩的想法并带来愉悦的表演，这个练习通常会单独在整个治疗单元使用。

第三种形式是要成员逐一表演处于指定的环境，其他成员观看表演并猜测地方。这个形式对于喜欢表演的来访者最为有效，尤其是儿童和青少年。

猜地方的另一种做法是要求参与者想象自己在听某种声音。例如，摇滚音乐、古典音乐、海浪，而其他成员则尝试猜测这种声音。这个练习要求成员高度专注并具备细致入微的辨识能力，因此它只适合较成熟的团体。

猜地方练习毫无威胁性、有趣且能帮助成员进行互动，因而最适合在治疗单元的早期运用，它能够促进幽默感与创造力、增强成员非语言表达的能力及为戏剧表演培养必要的专注力。

（3）静默用餐

静默用餐是一种相当有效且几乎不会出错的技术，因为任何人对吃东西都再熟悉不过，有时与别人一起吃东西会产生积极的联结。静默用餐可运用猜地方中的任何一种形式，但我更倾向于将团体分成三或四人一组进行这个练习。

一开始猜地方，由带领者最先发出指示，第一回合或几回合后，成员可加入自己的想法。带领者的指示必须符合团体本身的情况，对有些团体可用比较简单、容易演绎或猜测的食物，例如：意大利面、烤玉米、香蕉等；有些团体则需要更有创意的挑战，如洋蓟、龙虾、柚子等。进行几个回合的猜食物后，带领者也可加入如咖啡、冰激凌、苏打水、玛格丽特等。较成熟的团体可按照指示表达与指定的食物或饮料相关的情绪。

包括嗅闻真实食物（见触觉和嗅觉）的感官练习在静默用餐之前使用较为有效，它能让成员集中精神，从而加强成员对静默表演的信任。静默用餐后可自然过渡到餐厅场景。

静默用餐要求表演者专注地表演吃东西，而观看者与猜测者则仔细观察或猜测。有些观看者可能急于做出猜测，而中途猜测可能会打扰表演者的专注力，甚至中止表演，因此我会要求猜测者保持安静，直到我中断表演。儿童与青少年的团体很难克制自己不说出答案，我建议他们在表演进行时轻声告诉身边的人。

静默用餐的另一个做法是要求成员想象自己正在野餐。每人轮流从中间的（虚拟）大袋子里拿出一样食物吃掉。当其他人猜出第一人正在吃什么东西时，他们也开始吃相同的东西（或喝相同的饮料）。第一人环顾四周并观察每个人是否都在吃相同的东西。这个练习在治疗单元尾声运用最佳。

（4）谁是带领者

在史波琳发展的剧场游戏中，当一位成员离开房间时，其他成员选出带领者。他回来后站在圆圈中，尝试猜测谁是带领者。其他成员要尽可能准确地跟着带领者做动作，从而增加猜测的难度。带领者可频繁地改变动作，但必须要谨慎地做出改变，以防被猜测者发现。

谁是带领者(模仿练习中也有)要求所有成员集中精神,猜测者也要有敏锐的观察力。

（5）三个改变

这是史波琳发展的技术。团体分成两排面对面站立时，每个成员仔细观察对面成员穿什么样的衣服等细节。两排成员同时转身，并在自己身上做出三种细微改变，如将戒指戴在另一根手指上、解开一个扣子等。所有成员转过身后，尝试找出对方的三个改变。另一种做法是每组成员轮流做出改变或观察对方，而不是同时进行。

为了加大练习的挑战难度，史波琳建议可以要求成员做出更多改变，或将练习分成几个回合进行，成员越来越难找到对方的新的细微变化。我为了加强团体互动与合作的另一种做法是：两排成员同时坐下，并以小组为单位做出三种改变或互换，如大卫的手表戴在约翰手上、玛丽的项链戴在凯西脖子上等，其他小组成员则尝试找出哪三种改变或互换。较成熟的团体（或成员彼此具备一定亲密度的团体）可利用想象力来增加挑战难度。我曾看到有些成员互换腰带、耳环，甚至袜子！我的做法显然不适用于个人界限模糊或自我意识薄弱的成员。

三个改变（尤其是后一种做法）用作猜猜谁是罪犯的前奏，十分有效。

（6）猜猜谁是罪犯

进行剧场热身的游戏时,团体分成两组并面对面坐下。一组扮演观察者,更准确地说,他们的身份是警探,负责观察另一组成员。游戏的地点是警察局的等候区,警探组得知另一组的其中一人是罪犯，而其他人则都是无辜的。在问讯另一组成员之前，警探组成员通过一个单向镜短暂观察其非语言的面部表情。

另一组成员的任务是被警探观察时，需要集中精神。每个人必须想象自己身处某个特定的环境（由带领者明确告知成员，如在从墨西哥开往加利福尼亚的大巴上，警探发现了走私毒品并拘留所有乘客）。罪犯（通过抽签、带有罪犯标记 X 或所有成员闭眼时，带领者轻拍其后背）必须专注想象自己的处境。这个练习能否达到效果取决于成员是否能够沉稳应对（为此，我会选择扮演罪犯的成员，而不是随机选择）。治疗师必须提前申明：罪犯或任何其他成员都不能表现反常，而只需简单想象自己所扮演的角色或所处的环境即可。

当警探们开始猜测（或更具戏剧性地指控）时，嫌疑人需保持沉默直到所有警探说出自己的猜想。这时，警探们所猜测的罪犯缓缓站立，其他成员不由自主地变得紧张并互相怀疑，带领者可延长混乱时间直到真正的罪犯站立。所有成员都十分享受真相大白的一刻。

之后两组互换角色，警探组变成嫌犯组。猜猜谁是罪犯可发展为：由警探向嫌犯提问，这个技术从非语言方式向口头提问转变，为接下来的即兴表演做铺垫。

猜猜谁是罪犯能够帮助成员理解想象而不是假装的概念，发展专注力与观察力，以及增强观察非语言信息与表情的能力。青少年团体特别喜欢这个游戏，或许是因为他们很熟悉惹麻烦、罪恶感以及被指控的感觉。这个练习人数较多的团体效果显著，理想人数是十至十四人。

（7）猜主题

两个成员被秘密地告知主题并进行与之相关的谈话，但不提及主题，其他成员则仔细聆听。他们的谈话通常故意模糊不清，从而让聆听者不能轻易地猜出主题。例如：

"你以前参加过吗？"

"当然啊，还参加过不同类型的，我第一次参加时还是个青少年。你呢？"

"从来没有。"

"真的？从来没有？为什么不参加呢？"

"我不知道啊，可能我有点害怕。"

"最近一次我和妻子一起参加，我们已经一起参加将近一年啦。"

"感觉怎么样？"

"不是特别有趣，但感觉不错。它真的帮助我们敞开心扉。我们很快就要参加团体的啦。"

当听众觉得自己猜出主题时，他们可加入谈话。若起初的谈话者明确感觉到新加入者所说的话语不符合主题，可让其回到听众席（这个游戏最令人享受且好玩之处是当新加入者正高谈阔论时，却慢慢意识到自己所谈论的内容与主题不符）。这个游戏在所有成员都加入谈话时结束。

根据上面的例子，谈话主题可能难以解读，尤其是谈话者会故意影射或误导听众。机智幽默的谈话能帮助成员集中精神并高度专注。猜主题最适合语言表达能力较强的团体。

顺便一提，上面那段谈话的主题是心理治疗。

（8）人偶

两人一组，一人扮演人偶，另一人扮演操纵人偶者。操纵人偶者想象自己拿着一根可操纵人偶的细线，首先操纵人偶的手臂，让人偶用不同方式摆动或抬起手臂。操纵人偶者必须尽可能精确地操纵细线，从而向人偶清楚表达自己的意图；而人偶则必须全神贯注并仔细观察，根据细微指示几乎凭借直觉移动身体。人偶对成员所要求的高度专注与回应能力与伙伴模仿相似。成员掌握基本动作后，可尝试高难度的动作。操纵人偶者可让人偶走路、鼓掌、微笑甚至跳舞，并根据要求在其他成员面前展示他的人偶。

人偶是史波琳的戏偶和自动人技术的一个变式。在戏偶和自动人中，成员像戏偶一样进行表演或操纵戏偶者操纵一群如戏偶般反应的成员。人偶建议运用在进行伙伴模仿时没有困难，并能保持高度专注的较成熟的团体。这个练习对成员的要求较高且具备一定技能（实际具备默剧经验），但与布娃娃游戏（归类于信任）相比，它对亲密度的要求较低。由于人偶不能帮助成员表达情绪或感受，因此我很少运用它，更倾向于运用伙伴模仿或伙伴雕塑。

（9）空间想象

这是史波琳的剧场游戏之一。成员想象在由特定物质组成的空间里走动，如雾、泥土、糖蜜等。史波琳建议成员想象全新且未知的物质。考虑到这个练习本身固有的抽象性，我发现使用已知物质为戏剧治疗热身更有效。

空间想象能培养成员的想象力与专注力，我发现它最适合儿童，但最不适合亟须实际互动的躁狂症患者。当使用实际的物理环境代替想象的物质，这个练习变得更具象，如结冰的小溪、炙热的沙子、没有重力的行星。若要加强成员之间的互动，治疗师可给予成员互相帮助的动机，如石头太光滑，成员帮助他人渡过小溪；或一位成员正陷入流沙中，其他成员正努力救她！

第七章
治疗单元和疗程中期

治疗单元和疗程中期的主要目标在于以下几点：表达与沟通、性格与角色发展、团体合作及自我启示。前三个目标的大部分技术适合疗程的第二阶段（情景演出），只有魔术电话适用任何阶段。最后一个目标——自我启示中的技术主要针对疗程第三阶段（角色扮演）与第四阶段（演出高降）。这些技术在戏剧治疗中地位崇高，也是本章最主要的部分。

（1）魔术电话

表达与沟通

一部电话放在房间中央，它只是个道具，并未接线，用来让成员拨打电话。

治疗单元即将开始，一位争强好胜的青少年跌跌撞撞地进入房间。当他正要愤怒地挑衅我时，他瞥到了那部电话，并很自然地走过去拿起听筒："喂？（停顿）你好，爸爸！我怎么样？你觉得我能怎么样呢？你把我送进精神病院，我很生气！我现在就是这样！"他"啪"地挂断电话，其他成员继而大笑起来。这在某种程度上减缓了成员的焦虑情绪，同时也表明团体已被游戏深深吸引。我问大家："谁可以扮演电话那端的爸爸？"两个男孩急不可耐地站起来，说："没问题！我知道他会说什么。"我选择其中一人扮演爸爸，另一人扮演刚挂断电话的男孩。治疗单元由此开始。

在面对一群极度反抗和充满敌意的青少年时，我第一次想到把电话作为道具。当时，我的任何语言指示都会引起他们的强烈抗拒。因此，我急需一种让他们难以抗拒而又不需任何指示的做法。我很快摒弃了很多想法，因为我几乎可以预见他们的反应："这个太愚蠢了！""我才不会那么做！"我真正需要的是能让他们感到熟悉、与他们密切关联、放下戒心，又却是意料之外的东西。那一刻，电话闪现在我脑海里，我就知道它能发挥作用！

电话对青少年而言是值得珍惜的东西，甚至对任何年龄段的团体来说，电话都代表远距离沟通。事实上，电话的真实性能够让来访者很容易联想到真实的生活场景；而未接线的电话则可激发来访者表达压抑已久的真实感受，并毫无心理负担地发泄情绪。

对于高度抗拒的团体，治疗师最好让电话铃声"响起"（通过播放事先录好的录音带），这样效果更佳。来访者会自发地接起电话，开始说话或将电话递给其他人，并说这个电话是找他的。当治疗师不需构思对策来帮助来访者克服抗拒情绪时，我建议进行下面三个步骤。

第一，要求成员回忆一通引发其某种特定情绪或情感的电话。每个人轮流拨出电话号码，但不说话。观众仔细观察并猜测每通电话所传达的信息。例如，"你在生某人的气""你等不及要告诉别人一个好消息""你鼓起勇气邀约某人"。

第二，从非语言方式到语言交流的过程中，之前的治疗阶段所引发的情况得到发展。成员拨出电话时需要投射适当的情绪，然后开始说话，仿佛电话另一端有人在讲话。治疗师也可引入新的情况与冲突。从治疗角度来说，独白内容不仅为治疗师揭露与来访者有关的重要信息，也反映出来访者的内心想法；而从戏剧角度来说，这些独白则倾向于让观众信服其所表达的真实。聆听电话并回应想象的人本身就极具戏剧性效果。

第三，戏剧场景从独白发展到对话。另一个成员拿着第二部电话扮演电话另一端的人。两位演员背对背，如同真实的电话对话，没有眼神交流。

青少年一开始都喜欢语出惊人。例如，给毒品走私者打电话很常见。治疗师可以利用这些对话引导后续的电话，从而帮助成员深入地探讨相关议题。但最常见的情景是青少年通过电话述说他们内心的渴望与挣扎。住院治疗的青少年经常打电话回家，尽管家里冲突不断，他们却经常表示想家。例如，一个14岁女孩迫不及待地给家里打电话，她的思家情绪里夹杂着对被送进精神病院的愤怒。很显然，她是被"骗进医院"的，父母并未告诉她这次"出门"是去精神病院。我温柔地鼓励并支持她表达所有的愤怒、痛苦及羞耻。其他青少年都分享了自己进入精神病院的经历后，这位14岁女孩在单元接近尾声时扮演她的父亲，说："我们只能通过这种方式把你送进医院，让你得到帮助。如果一开始我们就告诉你，你肯定又会逃跑，对不对？"她让另一个女孩扮演她并做出回答："对！"同时扮演两个角色的经历不一定会让她原谅父母，但肯定能让她更深入地理解父母的做法。

在第二阶段（情景演出）中，魔术电话有助于引发一些幽默且富有创造力的想法。成员原本是要打电话订比萨，但拨错了号码，然后其对话变成了跟基金会主席抱怨精神疾病的资金问题。在第三阶段（角色扮演）中，成员通常要处理生活中的实际情况。他们利用魔术电话为现实生活做好准备。例如，邀请（或拒绝）别人一起约会、安排工作面试、应对拒绝。

进入第四阶段（演出高峰）时，成员的电话内容可能会承载更多情感。一通电话引发另一通电话，治疗单元变得愈发紧张。在一个女性团体中，一位 29 岁的成员打电话给多年未曾说话的母亲时，她的很多情绪显而易见。对话中，她突然轻声说："我当时需要的是母亲，而不是姐姐。我需要被保护。"我知道她和其他成员此时能够承受更深入的情感与揭露，因此我让她重复这句话。

深受这通电话的触动，一位 24 岁的女性鼓起勇气打电话质问她的母亲：十几岁时自己被继父性侵，她为什么视而不见？她曾经多么渴望得到她的保护！虽然其他团体成员对她表达深深的同情，但我也能感受到其中三人逐渐上升的焦虑感，因为她们的身份恰好是母亲。其中一人开始表达自己内心的愤怒：社会把照顾孩子的责任与压力主要加于母亲身上；而作为母亲不代表不会犯错误。之后，她流露出自己深藏于心的情感：自己算不上一位好母亲的愧疚感。

房间里一时寂静无声，成员之间达到某种程度上的移情作用，即使身为母亲的成员承认自己所犯下的轻微罪行，身为女儿的成员会接受她们吗？身为母亲的成员又能感受到女儿所经历的痛苦吗？在团体治疗中，女性的年龄通常隐晦不提，而现在却显而易见。

团体之间的人际关系互动终于慢慢出现。当团体成员审视彼此之间的感情与关系，并各自分享自己的观点时，成员之间产生了一种更深层的联系与联结。还有一通电话是一位 47 岁的女性打给自己 21 岁的儿子的。她表示很后悔当初因为要重新工作以及适应被丈夫抛弃的心情，而在儿子童年时期将他交由保姆照顾。经过许多治疗单元后，这个团体的成员表示魔术电话是整个治疗过程的转折点。

戏剧治疗单元中运用魔术电话技术有时比实际情况更具象征意义，因此难以描述。例如，来访者可打电话给某一部分的自己、一种想法或一位想象的朋友。治疗师有时会指示来访者在拨打一通真实的电话后，再拨打一通具有象征性的电话。最近工作人员指出一位来访者查尔斯总是习惯于压抑怒火，因而导致抑郁。他尝试打电话给令其愤怒的房东来发泄怒火。之后，他说："有什么用呢？我不会在现实生活中真的这么做。这只会导致我被逐出公寓而已。我似乎总是那么倒霉，生活总是一团糟。"我问他是否愿意给这些"生活状况"打个电话。他一开始不太情愿，但随着独白的发展，他的情绪占据上风。查尔斯表达了多年来被"不公平对待"所压抑的愤怒。之后，他根据我的指示强有力地表达出自认为应得的一切。我在练习结束后问他感觉如何，他回答："我感觉十分健康而且坚强，这种怒气不会伤害我自己或其他人，并帮助我感觉更好。或许我可以用我感受到的能量改善我的现状。"

在魔术电话练习中，治疗师应知晓何时指示成员加入对话（即加入第二个人和第二部电话）以及通过独白形式继续练习。下列情况发生一个或以上时，治疗师可让成员进行对话：第一种，治疗单元的重点在于两人之间的关系或沟通；第二种，这种互动帮助成员最终体验真实生活，因而获益良多；第三种，第二人的加入是最大限度地帮助成员投入练习与表达情绪的唯一方法。

如果来访者在没有伙伴时能保持专注，或出现下列两种情况时，可继续运用独白：第一种，治疗单元的重点在于成员的情绪表达；第二种，设定的情景在现实生活中永远不会改变（发生在过去或电话那端的人与成员已经"毫无瓜葛"等）。例如，当那位被继父性侵的年轻女性选择在治疗单元后期打电话给继父时，我只让她用了独白的方式。想象的继父其实并没有实际作用，但主要目的是让她能够顺畅地发泄愤怒。而当一位冲动的 14 岁女孩给父亲打电话寻求更多自由时，我引导她用对话方式，并进行角色互换，从而促进他们在现有关系中的沟通。这个过程能帮助她认同并表述自己的需求，同时也能理解父亲的观点。通过角色扮演，她经历了不可避免的转变，因而她能够直接表达自己的感受，而不是冲动地宣泄。

魔术电话中的独白与对话形式通常都充满戏剧性与情绪上的潜能，因此我经常在表演中运用这两种方式。例如，在《由内而外》（详见本书第三部分）的一个场景中，独自坐在舞台上的卡琳接听父亲打来的电话。观众会从剧场的音响里听到她父亲的声音（由另一成员播放录音）。卡琳童年时在生理上与情绪上曾受到虐待，父亲威胁她要是不回家"回答关于其未来前途的问题"，就要跟她断绝关系。当她拒绝回家时，父亲就侮辱她并"砰"地挂断电话。当观众意识到这个场景来自其真实经历时，他们专注于卡琳的反应。她首先找到海洛因注射器，随后想到用剃刀割腕。但她突然停了下来，并选择感受自己的痛苦，"与痛苦共存"。这位曾有药物滥用、自杀未遂以及精神病院治疗记录的23 岁女性站在舞台上面对所有人，并说出她的解决方法："我要为我自己活下去。"

我很难想象未使用魔术电话之前的治疗单元是如何进行的。假如我现在只能保留一样道具，那肯定是电话。如同戏剧本身，电话作为道具近乎真实，处于真实与想象之间那条细微的界限——即戏剧与治疗产生力量之处。

（2）手势游戏

一人坐在椅子上，同时将双手放在椅背后，他在即兴场景中扮演说话者。另一人蹲在椅子后面，（从说话者的手臂与肋骨之间）伸出双手，假装它们属于说话者。然后，由团体或一位成员采访说话者，椅子后面的成员根据说话者的回应做出相应的手势。手势游戏的这一玩法简单而有效，同时它也有很多变式，包括：两人在即兴场景中同时扮演说话者，另两人则分别依照其说话内容做出相应手势。

成员做手势的创意让人惊叹，他们不但注重细节、极具个性，而且能够跟随与引导说话者。对于羞于用语言方式表演的成员来说，手势表演不但能够让他们不被看到或听到，也有机会上台表现自己。此外，成员也可加入双手可握的道具，如香烟、墨镜、钱包、帽子，它们既能激发成员的创意，又能增加乐趣。

手势游戏十分有趣。比其固有的幽默与创意更重要的是它能够促进演员（说话者与手势者）之间的同理联系。他们都必须十分敏感并能够准确地回应对方的线索。此外，手势游戏还能增强成员之间的非语言认知。

手势游戏具有娱乐观赏性，因此我在演出中也会使用它。在"超越分析"剧团的演出《插曲》中，有一个场景是精神病医生与病人和他们的手势者根据现场观众喊出的，演出一场即兴对话。表演的主题是与精神分裂症有关的双关语，病人一开始声称自己身心分离，但当医生询问她是否如此时，她用手势生气地回复："那个不是我！"

手势游戏之前有效的热身活动是每位成员只用手势表达一种情绪或传达一个非语言信息，而其他成员则尝试猜出那种情绪或信息。

（3）胡言乱语

在史波琳描述的这一技术中，参与者用声音代替可辨识的语句。本质上来说，他们需要即兴创造一种语言。肢体动作、手势、表情及语调都有助于传达讯息。我将胡言乱语应用于戏剧治疗的目的是帮助参与者表达情绪，尤其是怒气。胡言乱语所固有的娱乐性让来访者毫无威胁地释放压抑的情绪；其附带作用是帮助参与者减少抑制感以及增加幽默感与自发性。

胡言乱语是让参与者自由地释放情绪还是心生畏惧，取决于治疗师如何以及何时运用它。这个技术只适合具备自发性与自信心、不担心自己显得愚蠢的团体。治疗师将来访者带入胡言乱语练习的方式决定了其是否能够成功。我建议运用下列步骤热身并进行练习：第一步，两人一组，来访者同时不停地说话，无论对方说什么都不听；第二步，参与者在规定时间内重复前一步骤，同时尽可能大声地说话，如同在争吵或尖叫，参与者所说的语句本身无关紧要；第三步，重复前一步骤，但参与者用自创的语言代替英语，好像外国人在激烈争吵；第四步，每组创造一个包含争吵或表现生气的情境，并通过胡言乱语来表演，如同观看没有字幕的外国电影，其他成员观看并猜测发生了什么。上述步骤的目的在于一种互动——通过争吵简化胡言乱语。争吵的语气和效果清晰明了并能超越任何语言或文化。治疗师也可通过这个步骤将练习的重心放在情绪表达上。

导演（治疗师）通过要求参与者激化争吵并得出解决方案来发展场景。或者说，这些场景可能会为用英语表达强烈情绪的演出做准备。当然，胡言乱语练习也可以不那么中规中矩：参与者可设计自己的情境（不一定非要是争吵）或简单地进行即兴创作。为了增加戏剧难度并将重心从情绪表达转移到互相交流，治疗师在场景中可加入翻译——每个演员都有一个翻译。对于成熟的团体来说，这样的场景表演会极具娱乐性。

胡言乱语通常被看作是第一或第二阶段创意表演的高阶活动，但它也可用作第三或第四阶段中的个人与心理戏剧场景的一种介入方法。胡言乱语在下列情况中的介入可能会有帮助：第一种，当演员感觉到演出情景的荒谬与诙谐时，治疗师会发现其掩藏的笑意，这时，治疗师指示演员以胡言乱语继续场景（或重新表演），从而提高演员的感知力并增加其新的观点；第二种，当演员的情绪表达受到阻碍时，治疗师感觉到让他们转换成自创语言可能会消除这种阻碍；第三种，当演员对场景感到害怕以及对其的需求减少时，胡言乱语则可被用作保持距离的工具。

胡言乱语的变式是整个团体在自由表演或特定情境中同时以胡言乱语的方式说话。例如，带领者说他们互不相识，正身处异国，并于高峰时段在一列拥挤的火车上；或者他们是在酒吧里互相讲笑话的朋友。此外，成员也可通过自发的互动来表达（用胡言乱语的方式）与拓展治疗师所喊出的不同的情绪。

当团体中有一个或多个外国人时，我通常会使用一种与胡言乱语密切相关的技术。一般而言，语言障碍会使退缩的来访者更加孤立。但我不会无视这一障碍，而是在治疗中充分利用它。例如，两位性格内敛的中国青少年在一群喧闹而且冲动的加利福尼亚青少年团体中渐渐迷失自我。于是，我要求他们用中文进行表演（对其他成员来说就是胡言乱语），观看表演的青少年很难辨识他们究竟在演什么。让我和团体成员感到惊讶与高兴的是，两位中国青少年在拓展表演中相当活跃、表达欲很强，并且能够很清楚地传达演出的核心内容。因此，美国青少年给予他们热烈掌声并进行讨论，然后开始请教中国青少年如何用中文说一些词句。那周剩下的时间里，医院里的所有青少年都在学习中文，有时甚至禁止用英文说一些词句。这是两位中国青少年自两周前入院以来第一次融入团体。

（4）召唤情绪

在一个即兴场景中，两位演员必须立即演绎观众所喊出的情绪并将其融入其中。例如，饰演丈夫和妻子的两位演员正在一家餐厅庆祝结婚周年纪念日。当一位观众喊出"浪漫"时，其中一位演员立即（表演时没有任何中断）与另一位演员以浪漫方式进行互动。之后，当另一位观众喊出"伤心"时，演员又立即从"浪漫"转变成"伤心"。直到几分钟后，又一位观众喊出"不信任"，演员则再次转变成相应的情绪与对话。一般而言，观众根据场景中的细微差异所喊出的情绪要么是表面的，要么能够引发潜在的互动。然而，在一些案例中，观众所喊出的情绪与正在进行的表演毫不相干。这时，演员快速转变情绪的能力就会受到挑战（通常会产生非常有趣的时刻）。

召唤情绪的另一种做法是由一位观众扮演导演，并负责喊出情绪词语。有时也可由两位观众同时扮演导演，分别指挥一位演员。两位导演可分别指示演员表达不同的情绪，从而增加表演的难度。

召唤情绪强调的是即兴场景中的情绪表达。有时，演员要演绎平时不常表达的情绪，其情绪回应的能力因此得到拓展。表演结束后，演员通常会被询问表达哪些情绪最舒服，以及表达哪些情绪最困难。此外，召唤情绪也可由演员（或导演，或整个团体）预先决定其想要探索的情绪，进而将这些选定的情绪融入表演中。例如，当我要求一个青少年团体选出四种最难表达的情绪时，他们的回答是生气、伤心、爱与恐惧。两位指定的导演在接下来的场景中负责喊出这些情绪。虽然情绪是事先决定的，但导演可用艺术手法掌控次序、节奏、频率、最后的情绪或时刻，以及如何与另一组导演或演员进行互动（有时，两位导演可指示其演员同时表达相同的情绪；而有时，导演则会并列喊出不同的情绪）。导演也可控制情绪的强度。例如，喊出"更加生气"或"多爱一点"。导演角色的运用让演员能够自由地表达、夸张或强化情绪状态，并帮助演员维持与发展场景。因此，对需要结构性与"支柱"来投入情绪的团体尤其有效。而对于自我意识较强的来访者（太害羞而无法表演）而言，召唤情绪也给予其机会扮演积极而重要的导演角色。

召唤情绪的应用基于史波琳的下列几种技术：第一种，改变情绪（changing emotion）——带领者要求正在进行肢体活动的演员演绎不同情绪；第二种，改变内在反应的强度（changing intensity of inner action）——带领者要求演员逐步表达更强烈的情绪（如怀疑—害怕—恐惧）；第三种，跳跃情绪（jump emotion）——每个演员事先选择截然不同的情绪（如恐惧—勇敢），史波琳称之为"内在反应"，并把它融入表演。在召唤情绪中，治疗师也可扮演导演或带领者，但我更倾向于让观众或特定的来访者指导表演。此外，召唤情绪的另一种做法是用不同的态度或心情代替情绪。

当演员能够轻松自如、熟练而且自发地表达各种情绪时，召唤情绪的结果往往令人十分期待。我已多次在公开演出中使用这一技术，让观众喊出不同的情绪。《由内而外》的一个场景是关于团体治疗的。观众在演出进行到一半时开始喊出不同的情绪，所有演员（包括治疗师）同时进行演绎。几分钟后，每个演员演绎一种不同的情绪。每场演出中的这个场景都十分有趣、鼓舞人心并且具有启发性。

我在大型的戏剧治疗工作坊与员工培训中都运用过召唤情绪。例如，在一次员工培训中，由两位志愿者分别扮演来访者与治疗师，观众则负责喊出情绪。精神健康工作者因而有机会以好玩而且幽默（通常有点夸张）的方式释放其在从事咨询治疗时所经历（或压抑）的情绪。

随着场景的发展以及演员的"充分热身"，观众感受到一种逐渐增加的自由（和力量），召唤情绪因而慢慢演变。顺带一提的是，我在示范或表演中每次都会有观众喊出"性欲"。

（5）配音与静默情景

在史波琳发展的配音技术中，演员进行肢体互动时用嘴形无声地对话。成员所扮演的配音员加入场景，让人感觉他正在为一部外国电影配音。史波琳建议配音员使用话筒来增加效果。

配音的另一种做法是让演员只进行肢体动作，而没有现场配音员，即静默情景。在静默情景中，演员主要以默剧方式进行表演（治疗师最好叮嘱演员不要使用嘴形对话），尽可能清楚地以非语言的方式传达正在发生什么。表演结束后，观众试图辨识场景的主题。这个版本对儿童与青少年十分有效，通常也被应用于语言即兴场景之前，属一种不具威胁性的"前奏"。此外，我曾经的团体中，一位来访者有听觉障碍，因此我多次使用静默情景。静默情景的另一种形式（见讲故事）是由一或两位讲故事者复述故事（预先决定或当场设计），并以非语言方式进行表演。

（6）传达信息

传达信息可作为促进第二阶段（情景演出）中情绪场景发展的一种手段。在传达信息中，一个演员根据要求传达一条重要讯息给另一个演员。虽然两者已经提前建立好关系，但第二个演员并不知道信息的内容。信息的内容可由演员设计、由治疗师耳语告知，或写在一张小纸条上。此外，信息的内容可能充满戏剧性。例如，他刚刚中了彩票、失去亲人、被不忠的配偶背叛，或在他身上发生了更不可思议的事情。无论信息的内容是什么，传递者都必须小心谨慎地传达给接收者；而接收者则必须时刻准备对戏剧化或充满个人挑战的信息做出真实反应。传达信息只对在第二阶段中感到轻松自在，并且能清晰分辨虚构与真实的参与者适用。

（7）对嘴唱录影

来访者根据要求带来一卷对自己意义重大、能表达其强烈认同感的歌曲录音带。团体一起听完风格迥异的歌曲后，每人都有机会用嘴形默唱自己的歌曲。需要强调的一点是，每位成员带着情绪与激情"唱出"歌曲，并尽可能地表达自己的真实情感。表演者若能记住歌词会更有帮助。录影的过程不仅能够增强表演的感觉，也让成员看到自己演绎的新角色。

对嘴唱录影建议运用于青少年团体。情绪不安的青少年团体进行这个练习时，我经常看到内敛的成员从一开始的沉默不语、表情平淡变得积极活跃；情绪反复无常的来访者在激情高歌的过程中，能够准确而且有节制地释放情绪。来访者也可选择真的唱歌，而不只是对嘴形。为了缓解成员的表演焦虑，治疗师可以让每人选择一件乐器，并组成乐队支持主唱。当录影开始时，成员以默剧方式演奏乐器，有些来访者可选择充当伴舞。

对嘴唱录影可发展为摇滚乐创作录影（Emunah，1990）。来访者通过视觉化表演与团体讨论来设计能象征性地表达歌曲情感的意象。这些意象散布在录影中主唱及其乐队的镜头之内。此外，所有的镜头都可被拍摄，包括扭动身体跳舞的成员、艺术品，以及与歌曲情感或主题相关的戏剧场景。摇滚乐创作录影要求成员有耐心并互相合作。成员观赏完成的录影带时通常充满成就感与自豪感。

性格与角色发展

（1）家庭角色

"你又回来晚了！你去酒吧了？"妻子很生气地责问丈夫。

"没有。我得处理一些工作。你能不能让我安静一会？"丈夫一边说，一边打开了电视机。

8岁的凯蒂跑进来，在电视机前表演翻筋斗。"爸爸，快看我翻筋斗！"

"宝贝，晚餐后再做给我看好吗？我现在想安静一会儿。"

"你每次都这样说！晚餐后你又有其他借口了。"妻子不满地嘟囔。凯蒂继续表演翻筋斗。

"太棒了，凯蒂！"12岁的丽萨刚挂完电话，对父母说："你们为什么就不能看一下她的表演呢？我可以帮忙做晚饭。"

团体成员观看这四位演员的即兴表演五至十分钟后，观众试图辨识每个家庭成员所扮演的角色：妈妈是责备者，爸爸是逃避者，小女儿是争取注意者，大女儿是调停者。

同样是四个角色的下一个场景却更加细腻。四个演员扮演正在秘密计划为母亲庆祝60岁生日的成年姊妹。这些角色都具有多面性，因此成员需要一些时间在虚构家庭里呈现自己经常扮演的角色。演出后的讨论中，观众试图辨识每个角色；演员则检视自己在演出场景中的感受以及与对应角色之间的关系辨识。

家庭角色练习开始时，团体成员四人一组并组成家庭，他们决定彼此之间的关系以及选择扮演的家庭角色。一般而言，我经常使用上述四个角色：指责者、逃避者、争取注意者以及调停者（成熟的团体可在更大范围里选择角色或自己设计角色）。为了帮助演员进一步发展性格与角色，治疗师可使用一些道具，如假发、帽子、眼镜、布、厨具和家务用具以及玩具等。之后，各组成员轮流表演计划内的即兴创作。

家庭角色的结构性体现在：有限的角色选择、事先决定的角色关系以及明确的演出目的。这种结构性能帮助初期接触戏剧的成员持续地进行表演。此外，家庭关系所固有的情感纽带能支持成员进一步投入表演并发展戏剧。事实上，家庭角色通常是疗程中呈现的第一个戏剧场景。

家庭角色的原意是演出虚构的家庭，而不是某个特定的家庭，但家庭的动态关系能很轻易地引起成员的反思并讨论自己的真实家庭。家庭角色也倾向于在想象与真实场景之间建立联结，因此最适用于第二阶段（情景演出），即当团体成员达到或接近戏剧表演与真实生活经历之间的临界点时。

在计划阶段中，来访者一般会选择扮演自己较熟悉的角色。在精神病院里，每人争抢逃避者的角色；而在为精神健康服务人员设计的工作坊中，调停者的角色则立即被抢走。在第一回合的场景中，参与者通常选择本色出演或扮演自己熟悉的角色；而当他们获得成功后，就会愿意尝试不熟悉的角色（这时，许多精神病患者喜欢能隐藏其压抑与逃避的角色——生气的指责者）。这一新的角色会让成员体验不同方式的表演。

家庭角色的有效热身活动是让每组成员通过非语言方式广义地演绎四个角色，而非特定的家庭角色。演员在房间里走动，通过肢体动作进行表演并以角色与其他成员进行互动。短暂的非语言即兴表演后，团体成员尝试辨识每个演员的角色。这个简单的迷你场景让参与者更加熟悉扮演指定的角色、用身体感知角色以及与其他成员进行即兴互动与表演，因而有助于成员之后通过语言方式进行更复杂的创作与表演。

语言场景在戏剧治疗师的指导与介入下，能够从戏剧与治疗角度得到延伸与发展。下面是情景发展的几种可能方向：第一种，聚焦在两个演员身上，其他演员可离开现场或留在幕后进行一些非语言活动；第二种，为演员的角色加入替身，通常会给逃避者加入替身，因为替身让逃避者能有机会表达压抑的感受（一直扮演逃避者的成员有机会扮演自己的替身时，通常会感到放松）；第三种，要求演员修饰自己扮演的角色，从而逐渐改变彼此之间的互动模式。演员最好是在替身促进检验和表达内在感受与动机后修饰角色，因为这样的改变更为真实。

（2）家庭治疗

家庭治疗通常是针对一或两个家庭的场景。带领者在场景开始前通过短暂面谈大概了解每位家庭成员的问题和观点，并根据每个角色共同设计家庭关系与状况。一般而言，家庭治疗不需要很多准备。事实上，我经常在青少年团体治疗开始时使用家庭治疗，只是简单地询问："谁想当家庭治疗师？坐这把椅子（椅子已在舞台区域摆好）；谁想扮演父亲？坐这把椅子；扮演青少年的坐那把椅子。"依此类推。这种邀请转移了成员对表演的关注，反而强调成员可扮演特定角色的机会难得。大家很快坐在椅子上，随即开始面谈。

　　一如我设计家庭角色的初衷,家庭治疗也是为了满足疗程第二阶段的后半部分对团体的要求设计。同样地,家庭治疗也是演出虚构的家庭,而不是某个特定的家庭,但它能很轻易地引起成员对自己的真实家庭与生命角色的反思。这次的戏剧场景是家庭治疗,其中所包含的问题都被逐一揭露与检验,因此它比家庭角色更容易引发个人情绪。青少年与这个技术密切相关,他们因为经常卷入家庭冲突并且很渴望演绎现实场景,所以很快就能呈现真实生活中的冲突。此外,青少年来访者或演员通常会借儿女的角色来表达压抑已久的情绪与怨气;而扮演父母角色的成员则会再现自己父母的影响与立场,虽然一开始会比较夸张与蔑视,但他们的扮演会随着场景的发展变得更加真实,甚至对父母产生同理。

　　最具疗效的重要角色是家庭治疗师。扮演这个角色的成员不仅要保持客观、对每个角色怀有同理心,还要找到合适的方法介入。很多青少年都渴望扮演这个角色,或许是想拥有这个角色的权利或通过这种熟悉而令人生畏的经历掌握一些专业技能,这让人联想到儿童扮演医生的游戏。一旦进入角色,他们会发现扮演本身比拥有的权利更重要。在治疗师这个角色的伪装下,我看到通常情绪疏离的青少年在表现其情绪分离的同时高度投入情景,无助与无望的青少年找到方法帮助家庭重塑希望,以及有些青少年表现出非凡的观点与智慧,这常常令我十分感动。他们在角色中的新发现通常会引发重要的团体讨论,并将珍贵药方带入自己的生命中。

　　家庭治疗可通过角色互换得到进一步发展。事实上,青少年通常会要求互换角色。假如来访者在扮演其他家庭角色时感觉进退两难,则需与治疗师角色互换,这会激发这个角色所固有的治疗潜力。

　　在家庭治疗场景后,情绪困扰或躁动不安的青少年会演绎一场即将到来的真实的家庭治疗或"联合"会议。一般而言,这些会议通常会让青少年感觉焦虑。当家庭成员之间交流不顺畅或感到受压抑时,他们在安全而且包容的环境里进行练习和表演是让会议卓有成效的最好方法。

(3)治疗师与来访者

　　在治疗师与来访者的场景表演中,一位成员扮演来访者;另一位成员扮演治疗师。这些场景对那些在现实生活中有过"来访者"经验的人而言,关系是最为密切的。例如,住院的精神病患者。尽管只是戏剧扮演，但来访者长期扮演病人的角色会产生依赖感。来访者若是扮演帮助者的角色，则会唤醒自己内心更坚强而且独立的部分。再者，不仅治疗师有长期观察病人的经验，而且病人同样也观察治疗师多年，所以治疗师是他们熟知并能扮演好的角色。事实上，来访者扮演治疗师时通常一针见血而且极具幽默感。治疗师与来访者场景也能给予来访者讽刺和嘲笑共同经历的机会。此外，来访者的任何治疗经历，尤其是他们的住院治疗经历所包含的羞耻感，使得这个场景主题更为重要。我在精神病院所指导的演出大多都包含治疗师与来访者场景，这个场景往往能为来访者和治疗师提供喜剧性的释放。

治疗师与来访者场景具有深刻意义，并具有重要的治疗作用。当来访者扮演病人角色（适合由在治疗单元中不想偏离自己的身份、感受或困境的来访者扮演）并陷入僵局时，可转换成治疗师角色。扮演这个新角色能让来访者同理与支持自己的回应，包括：对质、意见、洞察力和智慧。此外，扮演自己的治疗师能够帮助来访者寻找内在力量与健康的部分，并增强自我观察力。从这个角度来看，治疗师与来访者和培养内在自我照顾父母（developing an internal nurturing parent）的介入手法相似。

（4）餐厅场景

团体分成三人或四人一组，由一人扮演服务员，其余的人扮演顾客，并根据要求表演发生在餐厅里的场景。演出前，小组要决定一个在场景中呈现的冲突。

餐厅场景是第二阶段（情景演出）早期有效的计划内的即兴创作。假如治疗师在疗程的适当时机以及充足的热身活动之后介绍餐厅场景，它会帮助成员对即兴创作与表演树立信心。餐厅场景所包含的熟悉的餐厅地点与清晰的角色解读对初期即兴表演者来说相对容易，并毫无威胁性。此外，场景中冲突的增加会促进戏剧的发展。服务员角色有其特别的任务，他不必整场都在舞台上，可随时离开或回到舞台，这样，即使是退缩的来访者也会跃跃欲试。

餐厅场景中的冲突通常是老生常谈，如汤里有一只苍蝇或其他一些服务态度恶劣的版本，这些情景在精神病院里经常发生。由于场景的目的是培养演员的自信，场景情节简单、常规，就不会有问题。另外，许多精神病患者对主流社会有强烈的排外与疏远情绪，常规的表演也可能会有积极效果。成熟的团体通常对即兴表演比较适应，因此我在计划阶段就规避了顾客与服务员之间的典型冲突，而是要求他们即兴表演发生在顾客之间的冲突。因此，他们的注意力转移到了顾客之间的关系上，这能让他们进行较深入而且复杂的互动。服务员变成戏剧性陪衬，他负责应对（或影响）顾客之间的冲突，如讲八卦、帮忙、打断或火上浇油。事实上，餐厅作为公共场所限制了潜在的情绪升级，因而能够增加演员在疗程初期的安全感。

餐厅场景的理想前奏是静默用餐，我建议以下列方式依次进行：第一种，静默用餐；第二种，将静默用餐延伸至以静默方式吃一顿饭，观众试图辨识演员在吃哪一类餐（如意大利餐、中餐等），而不是特定的一道菜；第三种，每组成员以静默方式表演在某种类型的餐厅里吃饭，观众试图辨识是什么类型的餐厅。有些团体需要治疗师提供想法，如优雅的法国餐厅、即将倒闭的小饭馆、高中食堂、货车休息站等，非语言即兴场景让角色性格自然浮现，也为后续的场景做好铺垫；第四种，团体已经准备好以语言方式演出餐厅场景，包括环境、角色或性格、冲突。

（5）报纸

带领者坐在舞台上阅读报纸，她表示自己坐在公园长椅上，而报纸是很珍贵的东西。然后她挑战其他成员，夺取报纸。除了暴力夺取以外，参与者还可通过各种具有创意的方式让她放弃珍贵的报纸。陈列出的道具可鼓励角色发展与激发成员的想象力。

参与者逐一进入公园场景。例如，有人扮演路人，他冻得瑟瑟发抖，因而寻求报纸来御寒；有人扮演遛狗者，需要报纸来处理小狗的排泄物；有人扮演自恋的罪犯，想要看看自己最近的罪行是否被报道。带领者只有在特定的戏剧互动下才会将报纸交给她无法拒绝的人，随后那个人代替她的角色并进行下一轮。

报纸有一种"雪球效应"：一开始大家都不情愿参与，一旦有人参与其中，他们很快就会想法不断，并且其所编造的故事和人物愈发充满创意。事实上，夺取报纸是一个特殊的挑战任务，能激发创意并转移参与者对表演的注意力。简短的戏剧片段而非完整的演出能进一步减少参与者对表演的焦虑。参与者走上舞台后离开，之后以不同角色再次进入舞台。另一方面，报纸要求团体中的参与者积极主动。因此，这会使那些内向的或更结构化的参与者在扮演想象的角色时不知所措。报纸最好运用于第一阶段（戏剧性游戏）的尾声或第二阶段（情景演出）的开端，有助于增强已具备自发性与创造力的团体的娱乐精神，并激发成员探索新角色与人物的欲望。

（6）电视采访

"欢迎来到晚间电视采访节目，我们会采访有趣的人物，与你一起聆听他们的生命故事。"戏剧治疗师由此开始，并根据团体特性加入相关字句或富有创意的节目名称。治疗师或其他成员扮演主持人，受访者自愿以特定角色接受采访。例如，已知或虚构的人物、知名人士或普通人。电视采访的更个人化版本是受访者以生活中的真实人物、自己、未来或过去的自己（与不同年纪的自己有重合之处）的身份被采访。当参与者扮演角色时，道具会很有帮助；而当参与者扮演自己时，道具则会分散他们的注意力。

电视采访通常从不同的娱乐性扮演开始，然后逐渐向个人采访发展。角色所透露的希望与幻想会自然地投射出成员心中未来的自己。即使整个单元都是角色采访而不是个人采访，采访的角色也会慢慢从典型而表面发展到复杂而深入。

与之相关的技术是亚当·布莱特内和阿利·布莱特内（Adam and Allee Blatner，1991）设计的脱口秀主持人（Talk-show Host），这个技术可作为电视采访的热身活动。每个人可设计一个想象的人物。为了简化过程，布莱特内兄弟通常会提出一个主题，如吸引人的但又不能马上让人产生熟悉感的职业。团体分成两人一组，一人扮演采访者的角色，而另一人则扮演选择的角色，两人都想象自己正面对电视镜头和观众。大约五分钟后，他们互换角色。脱口秀主持人可作为成员学习角色取代（Role-Taking）的基本热身活动。

电视采访尤其适合接近青春期的儿童和青少年，因为电视机是他们生活中重要的一部分，所以这个技术让他们感觉熟悉又有吸引力。扮演采访者的成员有机会介绍别人（对这个年纪的团体有一定挑战），并允许现场观众提问，这样会减轻参与者的压力，并提高观众的参与度。

当一位（或多位）新成员加入现有团体，或成员之间互相不熟悉时，治疗师使用电视采访会很有效。其中采访真实人物的形式为成员提供一种具有结构性与娱乐性的手段，从而认识彼此并收集对方更多的信息。

（7）隐藏冲突

在史波琳设计的这一技术中，每个演员演绎一个由自己决定（或被指定）的内在冲突的场景，但不直接说出冲突。史波琳举出的例子是：一对夫妻吃早餐时的场景。在表演开始前，她把角色的内在冲突告诉成员，丈夫今天不想去上班；妻子则希望丈夫尽快离开，因为她在等待一位神秘客人。不难想象这个即兴场景能引起有趣且具有娱乐性的效果。

我经常在青少年团体中运用隐藏冲突。他们通常很熟悉隐藏，也很喜欢我给他们秘密信息的形式（在房间外，表演开始前）。因此，我为他们设计出与此相关的场景表演，其中一个是母女互动的场景：少女发现自己怀孕了；而妈妈认为女儿天真无知，正焦虑如何跟她解释性知识。场景中互有关联的冲突能增强戏剧张力与趣味性。戏剧冲突要求演员具备即兴技术，并能投入不同程度的互动。因此，隐藏冲突不适用于很容易暴露冲突的儿童或发展迟缓的成年人，以及受情绪困扰的来访者，因为这个活动会让他们很容易联想到原生家庭的双重讯息。

隐藏冲突的理想热身活动是介绍替身。替身可以表达演员的内心想法与感受，这个方法的介入把场景导向更关注演员心理的发展方向。场景结束后，治疗师可引导来访者反思现实生活中自己对他人隐藏冲突或他人对自己隐藏冲突的感受。这些场景会产生一种有趣的悖论：表演内容保密，但在其他成员面前表演却是一种泄露。这种经历不仅让来访者卸下心理包袱，而且还能深入探索他们的隐藏、伪装或撒谎，以及这些行为背后的动机与恐惧。

（8）剧本场景

虽然戏剧治疗以即兴创作为主，但治疗师有时也会运用剧本，尤其是当团体成员本身表示对按照剧本表演感兴趣时，治疗师必须根据团体主题或个体需求谨慎地选择剧本，并将其带入治疗单元；还要试图找到来访者容易扮演并能从中获得成就感的角色，从而达到针对特定来访者的治疗目标（例如，有些来访者需要学会自我肯定，而有些来访者则需要学会表达愤怒）。剧本场景不仅能促进情绪宣泄与角色延伸，还能让来访者感到富有创造力的成就感，尤其是当他们能背诵台词时。

受剧本场景吸引的团体通常喜欢表演，这些团体中的来访者总是找机会表演。因此，来访者对剧本场景的投入度通常很高，并经常将剧本带回家练习。有一次，精神病医院的两位来访者在相对隐秘的区域里互相尖叫。所有的医护人员突然围住他们，以为发生了紧急状况。原来这两位来访者是我的团体治疗中的成员，他们当时正在为剧本场景排练。后来，他们很自豪地告诉其他成员：医护人员以为我们的表演是真实的！

剧本场景也可发展成让演员以扮演的角色受访、设计演出结局、根据剧本进行即兴创作。例如，事情发生在过去或未来，演员少于或多于角色，以及以角色身份进入治疗单元的情况。

（1）加入场景

团体合作

加入场景跟史波琳的在哪里游戏 (The Where Game) 技术基本相同。一人进入舞台区域并开始某种表演，当另一人认为自己知道第一个人在做什么（或在哪里）时，他就以合适的角色（或任何扮演的角色）加入场景；其他人通过相同的方式逐一加入。第二个人加入场景后，参与者可用语言进行表演。

加入场景通过有趣而富有创造力的方式促进团体互动。每个人的贡献会立即得到接受、支持与发展，每个人都需要互相回应、适应其他人的加入，并当场改变自己对现有场景的先入为主的看法。因此，场景的复杂性逐渐增加。例如，一位女性进入表演区并开始试穿鞋子，这时，另一人拿着鞋盒进入并问："为什么不试试这双鞋呢？我觉得它们更适合你。"顾客与销售员之间的对话持续几分钟后，一位男士突然进来并大喊："玛吉，你去哪了？我走遍了整个商场找你！"那位女性讥讽道："我告诉过你我要去鞋店，只是你一如既往地没听见而已。"销售员在一旁好奇地观看时，一位母亲带着活泼的孩子进入鞋店。与此同时，另一人进入并观察了销售员片刻后，以权威式的口吻说："阿瑟，我要跟你聊聊。"这个场景中自发的节奏与不间断的插曲使其自然发展。加入场景的目的在于强调团体合作，而不是强调表演技术。因此，整个团体按照指示（最终）全部进入场景后，场景随着最后一人的进入而完结。这个活动最适合少于六或七个人的团体。团体人数过多时，场景会变得十分混乱。

加入场景的另一种做法是由治疗师或成员决定何时让演员"定格"，以及何时让新的演员进入。但新的演员不是进入现有的场景，而是进入其改变的场景——已在舞台上的演员做出适当回应。这个做法最适合肢体动作较多而语言表演较少的场景。治疗师最好在肢体动作能唤起演员的联想时喊出"定格"。另一人进入场景时可借由这个肢体动作进行联想，从而创造新的场景。这个技术要求成员具备一定的自发性。

（2）转化场景

除了参与者可转化场景以及"定格"环节被删掉以外，转化场景与加入场景相似。因此，参与者可自发地转化场景（包括不同的背景、人物关系等）。其中一人做出改变后，其他人则立即适应新的场景。20世纪60年代，史波琳首先在发展实验性即兴创作剧团时运用转化场景技术。后来，戏剧治疗师大卫·约翰逊进一步发展这个技术，从而创造出戏剧治疗中的一种高阶发展途径（David Johnson, 1982b, 1986, 1991）。他几乎无一例外地在所有的个人戏剧治疗中运用这个技术。来访者与治疗师可在表演的任何时刻根据场景中的素材所引发的联想进行转变。这个令人兴奋的技术不仅能激发自由联想的过程，而且能帮助演员在有趣且安全的环境里接受并探索自己的内心世界。约翰逊说："当来访者与治疗师更加投入戏剧场景时，场景本身似乎在蜕变。这些意象似乎来自于别处，而不是参与者有意地设计。此外，在转变过程中出现的意象、场景和角色通常是自然而且个人的，并反映出由心理治疗引发的更深入的过程。"（David Johnson, 1991, p.290）

约翰逊的转化场景技术非常复杂，因此本书很难对其进行简单描述。但这个技术包含很多治疗目标，并可归于第二部分的不同部分。

（3）法庭审判

法庭审判是培养团体戏剧感与加强合作的有效方法，其清晰的结构有助于成员积极投入其中。每个人扮演明确的角色并清楚表演顺序，扮演证人的成员逐一站立，所有成员都参与其中，从而能消除演员与观众之间的距离感。尤为重要的是法庭审判（术语是"法庭戏"）所固有的悬念与戏剧性会带来高度发展与悬而未决的表演，并需要持续整个治疗单元。成员参与持续、现实、发人深省与富有创造力的戏剧，这样的经验会引发其对剧场可能性的无限遐想。此外，成员由此获得的成就感可通过录影回放进一步增强。

开始时，我通常会询问大家想扮演哪个角色。法官角色通常很受欢迎，并具有特定的治疗优势。事实上，法官是个核心角色，但又不需要说很多话。因此，它非常适合喜欢隐藏而且被动的来访者，同时对扰乱不安与难以自控的来访者（经常是惹是生非的青少年团体中的煽动者）也很有效。扮演法官的来访者必须维持法庭的秩序。这一任务让来访者通过角色练习运用权力与控制局面，因此，来访者实际上是在协助治疗师，而不是抗拒（Emunah, 1985）。

辩护律师和检察官是两个难度最大且极具挑战性的角色，最好由语言表达能力较强的成员扮演。被告是另一个核心角色，而证人的角色重要与否皆可；法警不需要语言或即兴技能，可由擅长按照指令做事的成员扮演。其他剩下的成员可扮演陪审员，并有权做出裁决。这个角色所承担的责任能够帮助容易分心的成员集中精神。治疗师分配任务给观众，通常能增强其投入感。在我指导的一场公开演出中，我让观众扮演陪审员，目睹一场法院审判并在中场休息后做出裁决。

法庭审判的另一种做法是成员首先投票选出被告，然后决定案件性质。被告从其他成员中选择自己的辩护律师和检察官，这些选择很明显都具有启示性。

法庭审判通常非常依赖成员进行语言表达。为了加强戏剧效果，我鼓励律师进行非语言回应（从细微的瞥视到愤怒的爆发）、同理"异议"、戏剧性与情感综合表达。我也鼓励成员进行心理辩论而不是技术辩论，包括分析证人的性格与强调犯罪动机。定罪的案件可能具有象征性而非现实型，也可能是围绕真实而非虚构的个人、团体或社会问题。例如，有一次，来自精神病中途之家的一位来访者按照要求表现得"与众不同"；还有一次，我将一位叛逆、棘手而且已多次缺席的成员送上缺席罪的被告席。他选择了辩护律师和证人为他做证，而其他成员通过这些角色表达了对他缺席的感受，包括生气与担心。因此，他终于意识到自己缺席的严重性以及对他人造成的影响，也了解到自己的行为不只是我们之间的问题，更是一个团体问题。这个场景不仅讨论了成员的出席问题，也引导了成员对责任与承诺这一更广泛的主题进行探索。这个主题与团体中的所有精神病来访者密切相关（Emunah, 1983）。

我曾将法庭审判成功运用于不良少年团体。他们曾经历过真实的法庭审判，并且很高兴能安全地重演创伤经历，尤其是可以扮演最有权力的法官、律师或陪审员。场景之后的讨论通常可能会围绕真实（或象征性）的罪行以及由此带来的内疚感展开。从更隐喻的角度来说，场景扮演和之后的讨论能帮助来访者探索其被起诉、辩护或审判的感受。

法庭审判也可有效地运用于教育领域，这个活动能提供一种富有创意且有趣的方法，从而让年轻人思考法律制度以及重要的心理学与哲学问题。例如，犯罪的社会与情感因素以及无罪与有罪的界限。扮演律师的学生有机会练习表达自己的观点，而扮演法官和陪审员的学生则会获得决策与承担责任的经历。

法庭审判不论是从精神上、情感上，还是从戏剧角度，都非常引人入胜。

（4）理想治疗社区

"我讨厌这个地方！"17 岁的雪莉进入精神病院青少年科的戏剧治疗单元时，咕哝着："别逼我做任何事，我已经受够了！"

我沮丧地看着她的到来对一些已做好准备的成员所带来的负面影响。他们坐回椅子上，并帮腔道："就是，这个地方糟透了！""我也什么都不想干，我都快烦死天天让我干这干那。"

雪莉正在生闷气，她的抗拒似乎来自无助与无望。当我询问她最不喜欢医院哪一点时，她噼里啪啦地说出一大堆的批评。然后我又问她想住在什么地方时，她回答："总之就是跟这里一点都不像的地方。"这时，我要求她描述这个地方。不久后，雪莉和其他成员一起创造出理想的青少年治疗社区。

我很自然地任命雪莉为新社区主管，这标志着团体转变为戏剧表演。她从团体中选择自己的员工。一些来访者和积极参与的员工扮演新入院的病人，他们来自混乱、充满敌意和毒品的世界。在已加入项目一段时间的青少年的帮助下，雪莉和她的员工熟练地处理每一位病人。雪莉投入场景后，她对戏剧治疗单元的反应大为转变。

场景结束后，雪莉终于能够讲述自己所经历的压抑与无助，以及她可能会如何度过接下来在医院里的几周和出院后的生活。场景中她所经历的距离感与新的观点给予其希望（Emunah, 1985）。

理想治疗社区最显著的治疗作用是增强成员的能量感。这个技术的创造力与戏剧性让对环境与生活缺乏控制感的来访者体会到掌控的感觉，它象征着内在的自我控制。其次，成员通过这个技术获得创造的成就感以及对未来生活的可能性展望与希望。此外，理想治疗社区也能促进团体合作。与法庭审判一样，理想治疗社区也可分成许多分场景加以呈现，并持续整个治疗单元。个别团体可能会希望呈现治疗社区的不同部分，或追溯某个成员从入院到三个月后离开的经历。有时，家庭治疗也可运用其中。

理想治疗社区变式——理想星球

与理想治疗社区一样，理想星球也是我偶然发展的技术。有一天，我无意中听到日间治疗中心的一些成员谈论理想星球，并开玩笑地说："那儿的生活会更好。"治疗单元开始时，我询问他们是否愿意聊聊那个理想星球，他们同意了。他们通过采访形式逐渐构建理想星球的雏形。他们的创造力令我十分感动：这个团体中的成员大多在童年时期都经历过身体虐待或性虐待，甚至现在还有受虐倾向，而他们却设计出一个"没有犯罪或暴力、不伤害别人或自己、没有儿童虐待"的星球。当我询问歌肯星（他们为理想星球起的名字）上的人是否会伤心或沮丧？他们告诉我：会，但悲中有甜，因为他们可以自由哭泣、向外表达感情而不是压抑于内心。当我建议他们带领一些地球人游览理想星球时，团体讨论自然地过渡到场景表演。游览过程详尽细致，其中包括带领游览者进行歌肯星专有的特殊净化程序。游览者可通过这个程序辨识并清空其所有负面情绪。

理想治疗社区与理想星球可以让团体成员暂时离开真实世界，进入幻想世界，如同去国外旅行，回家的旅程总是异常艰辛的。这两个活动的完结过程至关重要，因为成员将再次面对现实情况。因此，治疗师在完结时最好带领成员进行讨论，一起回顾经历并探索发明的社区或星球中有哪些东西可以带回或融入真实生活。

（5）创作一出戏剧

带领者开始时会询问团体："你们想创作一出什么主题的戏剧？"这个技术根据英国戏剧教育家多罗西·赫斯科特（Dorothy Heathcote）（Wagner, 1976）的方法发展而来。赫斯科特引导团体说出感兴趣和关心的议题，并帮助他们以戏剧方式组织这些素材。有时，成员的表演内容可能会围绕一个特定的主题，如在历史课上，成员可能会设计一场有关内战的戏剧（这里的戏剧并非指公开演出，但它包含成熟且连贯的演出场景，并由成员为团体表演；每个人都会同时参与动作或表演）。此外，赫斯科特通过提出深入且引发深思的问题，指导成员讨论戏剧内容。他这样做的主要目的在于帮助成员对重要问题进行深层反思与理解、增强其同理心，并提高成员将外部事件与内在经验相关联的能力，以及为成员提供创造、驾驭与互相合作的经验。当创作一出戏剧应用于戏剧治疗而非戏剧教育时，主题不必提前选定，并可与个别团体感兴趣的任何社会或个人问题有关。

与大部分技术不同的是，创作一出戏剧不需要带领者预先准备，也不需要任何热身或后续活动，并且不依赖任何之前（或之后）的技术。它本身就是一个完整的活动，可贯穿整个治疗单元。这个技术非常适合对戏剧或表演已产生积极联想、不过分依赖带领者提供意见以及渴望表演而非参与更具结构性的剧场游戏的团体。整个团体需要承担很大责任，从而进行从无到有的创作。一开始，成员感觉一片空白（如同面对一张空白画布），但零星想法会慢慢浮现。在治疗单元结束之前，这个想法已足够发展成一场迷你戏剧。

创作一出戏剧的过程和成果同样重要。带领者引导团体决策、选择并发展角色以及探索戏剧里的其他表演。成员可在演绎场景之前对情节发展与角色性格进行详尽讨论，但讨论与表演通常交织进行：成员在讨论后进行表演，但有时表演会被打断（通常是带领者介入）。因此，成员可随时从表演中退出，从而进行反思并重新决策。如果完成的戏剧对团体的成就感意义重大，治疗师可运用录影回放，最终的表演场景会被拍摄下来（讨论环节或"排演"会被删除），成员因而可在治疗单元的尾声观赏自己的创作。若想让成员在一个治疗单元中完成所有上述任务，治疗师需要给予其大量的指引与帮助。

（6）祝贺

我是从伦敦一个名为互动（Inter-Action）的社区艺术组织那里学到这个游戏的。一人离开房间时，其他人负责决定一件他刚经历的事情（想象的）。一般而言，这个事情是积极并值得祝贺的。例如，他中了彩票、他得奖了，但又不仅限于好事。当他回到房间时，其他成员根据想象的主题与其进行互动，但不能直接说出主题。主角通过表演回应其他人（仿佛她知道刚刚发生了什么），并试图猜出主题。假如治疗师面对的是一个住院少女团体，她们可选择的主题是：她怀孕了，她刚被逐出戏剧治疗团体，她在社区戏剧中扮演一个角色，她与男友分手了。假如成员选择"怀孕了"作为第一回合的主题，她们可能会询问主角："你感觉怎么样？""你打算怎么做？""你告诉父母了吗？"有些成员可能会加入个人的感受，如："我也经历过这件事。当时我被吓坏了！"在祝贺中，主角通常还不清楚大家正在讨论什么时，她所做出的回应却不可思议地切合主题。

祝贺要求主角放弃先入为主的想法，容忍模糊不清与未知，并根据成员的语气来回应问题。它也要求团体成员具备较成熟的语言表达能力，或者至少具备察觉细微差别的能力。此外，团体成员也需要谨慎选择祝贺的主题。带领者要确保成员所选择的主题不会让主角感到痛苦或被冒犯。一般而言，一些团体所选择的主题都是积极乐观的（例如，他赢得了比赛、他找到了工作、他很快就要出院等），而且与主角的真实生活息息相关。能在角色与自我之间保持明确界限的团体成员通常很享受演出各种可能性，甚至是那些"令人不愉快"的主题。祝贺让成员有机会通过想象演出特定的生活事件。有时，很多成员即使已经清楚知道设定的主题，却仍然选择继续这个游戏，从而延长自己身处其中的体验。

（1）雕塑与自我雕塑

自我启示

在雕塑练习中，一位来访者通过要求其他成员站在特定的位置来设定一个戏剧场景。雕塑的典型做法是让其他成员代表某个原生家庭的成员。[1]来访者不仅要注意每个成员的位置，还要关注场景中每个成员之间的关系。例如，一位青春期女孩的雕塑场景是：父亲远远地站在舞台拐角处，背对其他人；哥哥蜷缩在另一个拐角处，一只手拿着瓶子，另一只手遮住眼睛；母亲站在椅子上，高高地俯视女儿（我的来访者），伸出一只手试图抓住她，而另一只手作势要惩罚她；女孩自己蜷缩在母亲下方，并伸出双手仿佛要获得自由。这种引发情绪与传达信息的雕塑场景并不少见。在家庭治疗中，每位家庭成员可创作一个雕塑，从而辨识与传达自己对家庭互动的看法。

由成员所熟悉的雕塑衍生而来的另一种技术是自我雕塑，它是我最常用的自我启示技术之一。其中，一位成员雕塑或塑造其他成员来代表自己的不同部分。这个技术有如下几个发展阶段，治疗师可根据实际情况只用其中之一，或停在其中一个阶段。

第一种情况，主角从团体中选择三位成员代表自己的三个重要部分（选择的数量可视具体情况而定），把每个部分放在合适的位置并控制其姿势。若要增加难度，主角可把三个部分放在互相关联的位置，如主角可能会把一个重要部分放在其他部分的前面或阻碍其他部分的位置。

第二种情况，完成雕塑之后，主角站在每个部分的后面并以第一人称代表其说一句话："我是（主角名字）的某个部分……"例如，"我是戴安脆弱而且容易受伤的部分"。

第三种情况，雕塑"活起来"，意指主角通过肢体动作、手势、声音或话语呈现主角的某个部分。主角也可像指挥官一样编排表演的内容，并指导每个部分轮流进行表演。几分钟后，这个迷你场景变成定格的雕塑。主角通过发出"活起来"与"定格"的指令来控制演出的长度，如果场景让演员感觉太痛苦而难以承受，主角可尽快"定格"。此外，主角也可运用"暂停"，借此时机反思创作并进行润饰，或改变演员的演出方式，从而提炼演员所代表的内在自我形象。有时，主角或导演修改多次后，才会感慨："这就是我的感受！"

1　维吉尼亚·萨提亚（Virginia Satir, 1988）把这个技术运用于家庭治疗中，并称之为家庭雕塑（Family Sculpture）。它也曾被希伯恩（Seabourne, 1963）称为雕像建设（Statue Building）以及被布莱特内（Blatner, 1988b）用于心理剧中，称为行动社群图（Action Sociogram）。

第四种情况，主角扮演其中一个角色。一段时间后，她可能会扮演不同的角色，直到她扮演了所有部分。一般而言，最后一个角色所包含的情绪最为强烈并具挑战性，因而主角一开始会有意避免这个角色。

这时，戏剧治疗师根据主题所引发的情绪，利用不同的方式介入场景，并指导主角：①退出场景并润饰雕塑，进而使其象征演员希望达到的内在变化或心理整合（有时，主角需要加入新的部分）；②仔细观察每个部分（观察内在自我的优点——见证并指导内在自我的部分），从而达到自我接受的目的；③只关注两个部分，从而帮助主角检视两者之间的互动。

治疗师可根据雕塑的深度与复杂性决定是否运用上述几个阶段。如果雕塑只代表主角较为表面的部分，治疗师就不必深究，而雕塑所呈现的自我启示程度通常会随着治疗单元的深入越发增加。在雕塑能呈现情绪（很多成员明显受到触动）时，治疗师可考虑发展个人场景，并让更多成员有机会创作雕塑。无论雕塑所呈现的自我是多么简单，它都具有观赏性。具有凝聚力的团体成员总是很兴奋地见证同龄人描绘那些包含美学与戏剧性的部分，即使是他们所熟悉的部分，也能带来惊喜。此外，若治疗师想要让成员彼此了解，可将这个练习引至另一个游戏：成员试图辨识雕塑代表的是谁（或这个人的哪个部分）。而这个治疗单元往往会发展为成熟、个人化、心理剧式的场景演出，而不是进行团体互动。

进行自我雕塑之前，来访者最好进行一些练习，从而熟悉如何运用人创作雕塑以及如何让三个雕塑"活过来"。如果参与者能够不受复杂指示的干扰，所有自我启示的技术就能帮助参与者表达情绪。因此，我建议将伙伴雕塑作为热身活动，雕塑场景则可作为后续练习。在雕塑场景后的个人化场景中，主角可将三个人雕塑成与其此时的真实生活相关的三种情绪。这时，整个团体成员完全准备好投入自我雕塑。

自我雕塑场景通常具有诗意、深刻意义、情绪化及幽默感。场景的美学随着演出发展而产生，从而帮助成员为自我启示表演做好准备。事实上，自我雕塑最适合在成员进行自我启示表演之前运用。自我雕塑通过处理内在挣扎与自我关系的实际演绎，以及与即兴表演相反的象征性，来促进第三阶段（角色扮演）到第四阶段（演出高峰）的过渡。只有当团体成员互相了解时，治疗师才能运用自我雕塑。这不仅因为它要求成员进行自我启示，也因为配角需要对主角的心理动态和困境有深入的理解。

治疗师在指导自我雕塑时可发挥创意，从而引发新的变式。治疗单元中的最后一个雕塑通常包含三个容易辨识的部分，其中一个治疗单元是主角扮演自己的每个部分后，我请所有成员加入场景，并扮演他们希望的任何部分。以个体为导向的治疗单元因而发展成生动活泼且充满能量的团体场景。在另一个治疗单元中，我要求一位已呈现表面自我（尽管治疗已发展到更深层次）的女雕刻师进一步扮演"每个部分背后"的部分。事实上，她最初所呈现的部分掩藏了这些部分所蕴含的更脆弱的部分。六位演员根据自己的本能，通过肢体动作与语言共同即兴表演复杂的内在互动。此外，在另一个治疗单元中（详见第四章尾声），一位成员雕塑其他成员以可视化形式表达自己得知邻居被诊断出艾滋病时的复杂情绪。自我雕塑还可发展成语言场景，如成员可召集自己的不同部分开会讨论彼此之间的互动关系。

（2）自我面具

我把空白面具分发给成员，可用空白纸或纸板剪成脸的形状、挖两个洞以露出眼睛，并在边上绑上细线（成员可将面具戴上）。成员可在面具上画出自己的模样，并可抽象且具有表达性地反映自我形象，而不必描画外在特征。成员可通过画画、涂色、拼贴或用物品装饰面具等自由发挥艺术想象。面具的运用可促进成员进行自我启示，这与运用面具帮助成员表达感情的技术不同（见静默面具）。

成员可将完成的面具成排展出，由一位志愿者选择一个最吸引他的面具。他描述这个面具之后，提出问题或做出评价。面具制作者以第一人称作答。那位志愿者最好一直看着（或拿着）面具，而不是看着面具制作者。由此所产生的距离感让面具制作者在面具的伪装下揭露与自己有关的更多信息，同时也赋予面具一种独立角色。

自我面具将艺术治疗与戏剧治疗相联结，艺术创作通常让人赏心悦目。在特定的团体中，成员所制作的面具总是会存在一些共同点，如很多精神病患者会在面具上画出第三只眼睛和问号；很多受虐幸存者经常会在面具上画上鲜红的条纹来表达愤怒。团体成员与面具之间的对话通常会让面具制作者产生新的洞察力。这个以语言为导向的活动结束后，治疗师可引入另一个具有创意的艺术治疗模式——舞蹈治疗——成员戴上面具跳舞。一位或几位来访者可通过肢体动作和声音表演一段即兴创作。面具本身的戏剧性不需要太多指示。此外，成员也可进行互动游戏：成员任意戴上一副面具，并根据团体的反应猜测自己戴的是哪个面具。

自我面具可有多种玩法，以下是几个例子：①成员制作两个面具——一个代表社交面具，另一个代表自己不为人知的一面。成员可将第二个面具制作在第一个面具的反面；

②成员制作多个面具来代表自己的多个面向。这个做法可与自我雕塑整合使用；③与自画像不同，成员创作自己崇拜与希望扮演的面具，如英雄、女神、拥有超能力（神话或灵异）；④不用纸或纸板，成员制作可看见真实脸部的薄纱面具。成员将薄纱裁成条状，并用温水浸湿贴在成员脸上（涂上凡士林）。成员每次贴上一层薄纱面具，等前一层干掉就再贴一层。一些部位要留出空隙，如鼻孔、嘴巴，也有成员喜欢空出眼睛的位置。这个活动通常是由两人一组进行的，彼此需要互相信任并能忍受触碰，最后一步是在对方脸上画画或进行装饰。

（3）建立关系

建立关系由史波琳的技术谁发展而来。演员 A 坐在表演区里，演员 B 以设定好的角色以及与演员 A 的清晰关系进入表演区，并通过语言与非语言方式与演员 A 进行互动。演员 A 假装知道自己扮演的角色与演员 B 互动表演，进而确定自己的角色。

若治疗师要把谁改成适合戏剧治疗的练习，可由带领者分派角色给演员 B（通常耳语或在房间外悄悄告诉他）。这些角色最好是成员所熟悉的。例如，在青少年团体中，带领者可告知演员 B，演员 A 是他们的儿子、父母或咨询师；或带领者可设定一些有趣的表演场景。例如，在成人团体中，演员 B 被告知演员 A 是其相亲对象，并约在咖啡厅见面。治疗场景（演员 B 通常扮演治疗师）非常有趣生动。一段时间后，带领者可不再设定角色，而是由成员自行设计角色。

建立关系能够帮助成员积极地聆听。演员 A 需要根据直觉对任意细微的线索做出回应，同时要留意任何先入为主的想法与可能误导自己的预测。与祝贺对来访者的要求相似，建立关系最适合能够忍受模棱两可与未知状况的来访者（演员 A 需要在一无所知的情况下进行表演）和有能力分辨细微差异的来访者（演员 B 需要隐藏自己的角色）。我把建立关系归于自我启示表演中，是因为它能邀请成员反思彼此之间的互动关系，同时它也是下一个技术——生命中的一个人的理想的热身活动。

（4）生命中的一个人

生命中的一个人是我根据史波琳偏重戏剧的技术——建立关系或谁发展而来的以治疗为导向的技术。与建立关系的模式相同，演员 B 以设定的角色进入表演区，但唯一不同的是，角色设定是基于其真实生活中的关系。坐在表演区里的演员 A 一边假设演员 B 扮演的角色，一边等待有关演员 B 所扮演角色的线索。例如，约翰正坐在表演区，安东尼进入场景时，咆哮道："我真的搞不懂你！你看，整天坐在那儿，无所事事！"约翰知道自己在扮演安东尼，但他不清楚安东尼扮演的是谁。他轻声回答："我可不只是坐在这里，我在思考。我多希望你能了解我啊！"约翰与安东尼扮演的角色逐渐清晰：安东尼扮演的是责备儿子（约翰扮演安东尼）一事无成的父亲。

生命中的一个人通常会让演员互换角色，进入表演区的演员因而有机会以自己的身份回应设定的角色。正如上述的例子，安东尼通过角色互换扮演自己，从而表达他对父亲不认可的反应。此时，约翰清楚地知道应当如何扮演安东尼（由安东尼扮演的父亲）的角色。治疗师可通过各种治疗介入手法发展心理戏剧场景（见第五章）。

建立关系很适合作为生命中的一个人的热身活动，因为它让成员熟悉游戏模式，从而减少成员开始生命中的一个人的练习时的困惑。在生命中的一个人的练习中，成员可决定情感投入与自我启示的程度。例如，成员可选择扮演平淡无奇的发型师角色。一般而言，这个练习开始时的场景会比较轻松（尤其是在更有趣的建立关系后），但逐渐地向个人化与情绪化的场景发展，因而最后来访者可揭露正在挣扎的事情与最初的经验之间的关系。

一个简单的衍生做法可作为生命中的一个人的热身活动或后续活动。团体成员分成两人一组，其中一人扮演生命中的某人，另一人仔细聆听或提出问题。这个练习的关键是由成员扮演其他人讲述自己的故事。例如，马克扮演他的弟弟查尔斯，并以查尔斯的角色谈论自己对马克的感情（观察）；另一个组员萨拉以自己的身份简单聆听或扮演角色（例如，扮演她的丈夫艾拉，并以艾拉的角色谈论自己）。开始时，成员的角色非常清晰，而且每个人坐着进行对话。这个做法作为生命中的一个人的热身活动时，能让成员毫无威胁地扮演自己生命中的某个人；或作为其后续活动时，能让成员进一步探索其早期呈现的关系或由其他成员演绎场景所引发的关系。

（5）不同年纪的你

来访者扮演过去或未来的不同年纪的自己。例如，两位二十几岁的来访者都扮演13 岁的自己，他们即兴表演在度假胜地或夏令营第一次见面，并开始交谈；或另一位青少年来访者扮演 6 岁的他，接受治疗者或团体其他成员的采访，他的父母在他 6 岁的时候离婚了；或来访者以五年后 21 岁的自己接受采访，成员想象 21 岁的自己正在反思五年前深受其扰的青春期问题。如第八章所述，对在不同年龄的预测与重聚相似。

成员所投射的未来的自己非常具有启示意义，特别是关乎其改变的动机和欲望时。对于情绪困难或躁动不安的青少年团体而言，我发现如果来访者所投射的未来的自己（对于青少年而言，五年后的自己比较合适，因为那时他们已经是年轻的成人）是积极乐观的，那他们在治疗过程中通常进步明显，并且愿意努力获得情感上的成长；而如果来访者所投射的未来的自己没有任何改变或变得更糟糕（开玩笑式地演绎），他们通常会抗拒治疗，并对自己不抱任何希望；而投射未来的自己积极乐观但不切实际的来访者通常自大而且没有与情绪自我相联结（例如，"我现在是个百万富翁"），他们私底下也抗拒改变。这些总结并非规范或诊断分类，只是我个人的案例观察。如本书的第一部分所述，治疗师应当综合考虑各种因素来解读角色。

当来访者投射过去的自己时，需要适当做好准备，因为这个练习不容易达到戏剧性效果。当治疗师把这个练习运用为热身活动时，团体成员可同时扮演特定年纪的自己；或团体成员可分成两人一组，轮流以特定年纪的自己受访。史波琳设计的技术我几岁更偏重戏剧效果，也适合作为热身活动。来访者拿到写着特定年纪的纸条（或自己选择年纪）后，即兴表演在公交站台等车，并以非语言方式传达自己的年纪。

不同年纪的你能让成员回忆过去发生的事情，以及再现其生命里某个特定年纪所经历的情绪和感受。这个技术适用在个人的语言治疗中。当来访者提及过去某个年纪的自己时，治疗师可引导她以那个年纪的自己说话；而当来访者提及未来的自己时，治疗师则可建议她以未来的自己身份说话，因而让成员的投射更生动活泼。不同年纪的自己与时光机（详见第五章）相似，治疗师可将两者介入任何即兴场景的方向与发展。

不同年纪的你有一种更复杂而且接近心理剧的做法。一位成员接替另一位成员正在扮演的角色（某个特定年纪的成员），而被接替角色的成员则变回现在的自己，并与过去（或未来）的自己对话。第三章中伊凡的故事是一个很好的例子。

（6）成为自己的治疗师

"我感觉我活不下去了！"阿里安娜—— 一位患有严重抑郁的 20 岁女孩说，"人生真的太不公平了！太痛苦了！我受够了痛苦！"

我请她从团体中选出一位可直接倾诉的人，她选择了感觉亲近的米歇尔。米歇尔坐在她身旁并仔细聆听。"我感觉我的过去太丑陋了,而且不能被抹去。现在的生活无法弥补我所经历的一切。今天我刚得知我居住的中途之家要停业了。太多事情要处理了,我又想结束这一切了。"

米歇尔怀着同理心继续聆听。我请其他成员作为替身站在阿里安娜的身边,给予她支持与认可,并鼓励她进一步表达感情。两位成员进入表演区,随即第三个成员也加入。这时,阿里安娜变得似乎不那么害羞了,而且她说话时带入了更多的情绪。一段时间后,她的表演陷入了困境。我请阿里安娜与米歇尔互换角色。

我悄悄地告诉阿里安娜,她正在扮演其理想的角色——治疗师。她焦虑了片刻,但米歇尔的话立即引起她的注意。"我受够了!我无法承受这么巨大的痛苦!"米歇尔准确模仿阿里安娜的语气与情绪,同时把这些话加入自己的真实经历中。阿里安娜仔细聆听,虽未做出任何回应,但明显因为自己的想法被回演而十分感动。这段回演意味着她所说的一切都被聆听与理解,或许米歇尔有过类似的经历。

阿里安娜被米歇尔所扮演的自己深深感动,因而更加投入地扮演治疗师,她终于开口:"我知道这很困难,也不公平,要坚持下去并不容易,但你所经历的一切让你变得更坚强。你已经走了这么远,要是你现在放弃的话,你就可能会错过更好的下半生。"米歇尔认真聆听,并插入反驳来进一步挑战阿里安娜。阿里安娜说:"不要放弃。我会陪在你身边。过来,我会一直帮助你。"之后,我结束了这个场景。

成为自己的治疗师让成员找到自己的内在力量并得到成长。当成员扮演治疗师时,他们能够找到自己的答案,并表达出原先没有的观点、希望或智慧。成员通过鼓励他们或给他人提出建议来找到自身的力量,这比别人告诉他们更有效果。扮演治疗师角色(作为自己的一部分)通常是内在感受,但有时也可变成外在表达,如阿里安娜所说的最后一句话。

成为自己的治疗师通常作为介入第三阶段(角色扮演)与第四阶段(演出高峰)的方法,与第五章描述的引入一个内在自我养育的父母的治疗目标一致。这个技术最适合擅长表达并且能够接受复杂的、模棱两可的复杂指示的成员,否则成员所扮演的治疗师会变得很虚伪。例如,不断地提出建议或强迫他人保持乐观。

治疗师可根据对每位成员最有帮助的关系,如最好的朋友、智慧的老者或灵魂指路者来代替治疗师。在第三章描述的克里斯汀的演出高峰中,她扮演一位"试图帮忙的成年人"。在一些案例中,来访者演绎关于童年经历的心理场景后,我要求他们从现在的自己变成拥有成年时力量的孩子,详见第五章哈罗德的故事。

（7）魔法商店

魔法商店是一种著名且有效的心理戏剧技术。团体成员依次受邀到出售人类特质的魔法商店。一开始，店主通常由治疗师扮演，之后也可由成员扮演。店主责任重大，她负责引导顾客说出自己渴望的特质，并尝试以对话形式帮助顾客认清自己的真实想法。由于魔法商店不接受金钱，顾客与店主必须找到适当的付款方式，通常可利用顾客的其他特质（或不同面向的自己）进行交易。有时，顾客需要放弃自己的某种特质来买到其他有效的特质；或店主希望储存某种积极有效的特质时，店主也可向顾客购买。

店主首先要帮助顾客弄清自己想购买什么特质。以下是第一部分可能出现的对话。

> 顾客：我终于来到这个声名远扬的魔法商店了。我想要买爱。
>
> 店主：爱！它在我们店里十分畅销。但是我们店里有上百种爱，不知你想要买哪一种呢？
>
> 顾客：我想要感受到大家的关心。
>
> 店主：你觉得大家不关心你？
>
> 顾客：我不相信他们真的关心我，我觉得自己不值得被关心。
>
> 店主：那我怎么帮助你感觉自己值得被关心呢？
>
> 顾客：我想是觉得自己有价值吧，或许我真正需要的是价值感。
>
> 店主：我们店里有自我价值感。
>
> 顾客：太好了！我就想要这个。请给我很多价值感。
>
> 店主：我可以为你特制一种自我价值混合体，我应该放什么成分进去呢？（以默剧形式准备制作）
>
> 顾客：你能不能放一些自尊？我有点缺乏自尊，我感觉我不是很爱自己……你有自爱吗？
>
> 店主：好，我放一些自爱和自尊。这是帮助你感觉别人关心与爱你的第一步。
>
> 顾客：谢谢你。我什么时候开始使用它呢？（假装拿取袋子）
>
> 店主：等等！首先，我们要做个交易。你要拿什么交换呢？

店主与顾客之间的对话可长可短。魔法商店的交易范围广泛——从世俗到深刻，但顾客能获得一定程度的诗性正义是很重要的（Blatner, 1988b）。我通常会区分以下两种交易：顾客放弃自己的某个面向来"获得"渴望的特质或"捐赠"商店寻求的特质，两者均可。前者更具前瞻性，而后者能帮助顾客辨识自己的积极特质。交易环节通常可作为个人心理治疗的迷你单元，我通常扮演店主（尤其是面对能力较差的团体时），但会让其他成员扮演助理，从而帮助他积极投入并相互合作。

　　魔法商店运用在具备抽象思考能力并能投入个人活动的团体中最有效。若治疗师想要平衡成员的语言与认知能力，可加入更多戏剧元素，如让顾客通过表演或肢体动作表达自己要放弃的特质或面向，而不只是简单地说出名称。一开始营造的活跃气氛能让这个练习变得生动，也能激发成员的想象力。例如，店主可能是个古怪的人，因而顾客需经历长途跋涉才能找到隐藏在茂密森林里的商店；或者商店里储存各种状态的特质，如乳液状、粉末状、液体等。一些心理戏剧治疗师强调魔法商店的想象力。例如，李维顿（Eva Leveton, 1991）让每个成员创造自己的商店，并让店主和顾客扮演神秘或非人类的生物，从而增强活动的娱乐性与象征性。

　　我通常在魔法商店后让成员进行场景表演，即顾客必须使用购买的特质（不一定是同一个单元）进行表演。例如，购买自我肯定特质的成员可表演与之相关的戏剧场景。开始时，他把购买的自我肯定药水涂抹在身上，在自己的能力增强后，演绎如何应对眼前的情况。观众可据此判断他购买的药水是否真的奏效。虽然成员以一种虚构的方式进行表演，但它缩小了抽象与具体、内在变化与外在具体化之间的鸿沟。

（8）辨识冲突

　　"搬出去！"成员在房间的右边排成一行，同时大喊，"是时候啦！我已经24岁了，我要搬出去。"

　　"还没到时候，至少不是现在。至少住在家里是我所熟悉的。我处理不了任何大的变化，我还不够坚强。"站在另一边的一排成员以同样肯定的语气反驳。

　　情绪低落的年轻女性吉娜（详见第五章）坐在房间中央，并呈现出她所面临的困境。一开始，她将椅子转向右边。但当她受到第二排成员影响时，她又转向左边。

　　"我比自己认为的更坚强。"右排的某位成员说。吉娜没有移动，直到另一成员补充道："我现在获得了很多支持，可以应付新的改变了。"这时，吉娜才慢慢地往右边移动。

　　"别人的帮助是不够的。我太害怕了！""一切都太快了！就像把童年抛在身后似的。我不能那么做！我还需要更多！"吉娜立即移向左边，因为他们说出了她的心声。

"现在正是个好机会，桑迪正好需要一个室友。关于搬不搬出去这件事，我已经挣扎了很长时间，现在需要付诸行动！""加油！""接受挑战！"团体成员极富热情地鼓励她。这时，某个成员却插话道："而且，即使我一辈子待在妈妈家里，也得不到我想要的情感需求，永远不会！"吉娜的椅子仿佛能够自我驱动，她直接移向说这句话的人。

在辨识冲突中，坐在椅子（最好有轮子）上的成员停留在房间中央，并表达一种她正在挣扎的冲突。所有成员辨识了两组成员所代表的冲突后，可选择加入自己希望游说的一组（通常与自身最为相关）。两组成员站在与主角相同距离的位置。主角述说所处困境的更多细节，从而为两组成员运用何种技术提供线索。

辨识冲突也可通过比赛进行，每组成员可通过说出主角的真实想法与感受，说服其移到自己这一边（每组带领者需让成员保持一致性，每组成员轮流说话）。主角根据每组成员所说的话引发她共鸣的程度来决定往哪一组的方向移动。当主角完全移到一边或另一边时，这个练习到此结束。

在练习的过程中，主角通过倾听两组成员的意见及见证自己自发性的回应，从而获得明晰的答案。她移动椅子的方式通常能反映其处理冲突的方法：一些主角在房间中央停留很长时间，几乎不往任何一边移动；一些主角则往两个方向大步移动，当他们受到任何争论的影响时，就会犹豫最后选择哪一边；还有一些主角会慢慢但坚定地移向其中一边。连珠炮式的意见可能会让主角情绪紧张，但也有助于主角从理性分析冲突过渡到深入辨识自己的情感与直觉回应。一个回合结束后，治疗师可通过让主角反思两组成员的重要语句，来回顾整个过程。

辨识冲突也可发展成代表两个方向的肢体游戏：站在两边的成员拖拽主角。经历拖拽之后，主角辨识冲突并给予两边的成员几句台词。当再次开始拖拽主角时，两边的成员可加入对话。每一组成员都试图将主角拽到自己这一边。

辨识冲突后，治疗师可让主角进行与最后决定相关的场景表演。在上述例子中，吉娜最终选择了支持她搬出母亲家的那一边。随后，她在场景中表演将自己的决定告诉朋友。场景结束后，她说："感觉真棒！"后来，她又表演了另一个场景：四个月后，她和室友桑迪一起在厨房做饭。这些场景表演让吉娜有机会预演做出决定后自己的反应。有时，成员以"活出来"的方式表演两种决定，希望由此明晰自己内在的欲望。成员的难以抉择往往是由于对未知的恐惧。戏剧表演不能预知未来，但它为成员提供一次难得的机会来实际预演做出决定后的潜在反应。

（9）自我启示表演

我指的自我启示表演是团体成员将个人素材转变成戏剧创作。美学元素变得很重要，而最后场景（跟戏剧治疗单元中典型的以过程为导向的即兴表演相比，自我启示表演是创作）将会在一个完备的剧场空间里呈现。表演可能是面向团体或外界观众的，我将在本书的第三部分中详述。

自我启示表演与自传式戏剧表演都基于真实生活。两者的不同之处是自我启示表演所揭露的议题是现在仍然困扰成员的事，它会轻易地牵动其情绪，因而在情感上需要承担风险；而自传式戏剧表演中的议题是过去已经被解决的事，因而不太容易触动成员的情感。例如，无关亲密或强烈情绪的过去经历（à la Spalding Gray）。

自我启示表演的内容都来源于戏剧治疗过程中来访者的自身经历。演出场景可以是即兴场景，或团体成员已经呈现的演出高峰的延伸或成果。这个练习通过具有创意的过程和演出，帮助成员进行更深入的探索，并进一步发展主题。

创作过程随着时间逐步地发展和演变，它通常需要团体以外的时间投入，从而使戏剧或治疗素材不断地被试验、编辑或改良。虽然最终的演出可能是即兴创作而非根据剧本，但它也需要预先安排、排演以及测定时间，甚至需提前敲定最后的台词和结局。参与者在创作过程中会面临许多选择，例如，如何更好地呈现主题并做出回应。此外，美学元素的逐步增加会推动治疗过程，例如，创作戏剧片段的过程能够帮助成员探索与寻找内在力量、表达感受、传达细微差异与复杂情绪、明确与澄清问题以及获得高度的自我掌握感与成就感。

成员虽然通常只在团体中进行自我启示表演，但也应当加强表演的戏剧感。例如，用剧场灯光创建神圣的表演空间。每人轮流进行表演，除了掌声以外，每个场景之间没有任何其他干扰。表演场景虽然各不相同，但一种集体创作感由此产生。在同一个（延伸的）治疗单元中进行表演，所有成员会产生互相分享内在生命感受的亲密氛围。

来访者在演出中通常会揭露一些新的信息。如同例行的古老文化净化仪式，来访者通常会有很强的宣泄经历。例如，原谅他人、深度的认可或放下重担般的释然。每场演出结束后，观众的热烈掌声是对演出成果与演员的认可。

场景演出需包含一定元素的移动、过渡或转变，而不是重复现实。观众不只会看到演员通过戏剧方式表达自己的世界，也能看到演员与外在世界互动时所面临的挣扎。过渡或转化可能包含新的表达方式、处理技术、预见或观点。成员处理当下的问题时，才可进行即时转化。从戏剧角度来看，这种即时性不仅引人入胜，而且饶有兴趣。此外，观众见证与喝彩场景创作与其中所包含的转折点，这个过程是一种超越。演出场景通常是来访者或演员真实生活的预演——因为这种超越在现实中还未被经历过，但场景的创作与表演让演员更近距离接触真实生活中的自我实现。

自我启示表演中的戏剧风格与形式千差万别。理想地说，来访者所选择的形式不但能反映其个性与表演技能，还能反映正在处理的问题。有些来访者喜欢以生硬的独白来面对观众，而有些成员喜欢使用面具或人偶产生距离感；有些成员选择再次演绎现实场景（由其他成员扮演配角），而其他成员通过隐喻方式讲述自己的故事。例如，在我的戏剧治疗课程中，一位学生表演如梦境般自由联想的片段，而这些意象不断转化，从而让观众窥见他的内心世界。另一位学生扮演一场电视游戏节目《游戏人生》的选手和主持人。在轻松且商业化的主持人问答环节中，她揭露出自己令人惊讶与艰难的生活经历。有时，学生会带领观众到能象征性地体现问题或引发其特定情绪的地点。一位学生在电梯里演绎处理其"跌宕起伏"的情绪状态，而观众在电梯外的通道里观看表演。电梯门的关闭为这个场景完美谢幕。另一位学生演绎为自己的身材苦恼，并将卫生间作为她的舞台，观众通过镜子来观看表演。（Emunah, 1989）

自我启示表演的另一种做法是参与者在治疗单元中创作场景，而不是单独地长期发展与排练场景。这个做法适用于短期且密集的工作坊。我会准备一些道具、乐器、音乐录音带、布料和面具等，让个人或小组在45分钟内创作与工作坊里呈现的问题有关的戏剧片段，并在团体面前进行表演。这种戏剧片段很明显要比长期发展的场景更简单，但还是能让来访者体验美学元素和戏剧仪式的空间。

成员表演情绪强烈的个人场景需要接受很大的挑战和拥有足够的勇气，因此治疗师帮助成员为自我启示表演做好准备是很重要的。治疗师千万不能在团体还未做好准备时运用自我启示表演。此外，演出当天的热身活动也很重要，治疗师可运用信任练习（如跌倒扶）、语言练习（如声音游戏）或团体模仿来帮助成员轻松愉快地辨识与表达感受。

自我启示表演后，治疗师最好让团体通过简单的仪式一起庆祝成果，并分享共同经历的紧张情绪与亲密感。如果成员通过剧场表演已经表达了想说的话，就不需要再进行讨论。剧场本身的诗意、力量与丰富感能引发神圣感，并带给团体成员一种改变的意识状态。大家最好不要试图用语言诠释这股神奇力量，而是将它留在房间里。接下来的治疗单元中，每个成员都吸收并消化演出后，才可进行语言讨论。我建议将演出录下来，接下来的治疗单元可让成员观看录影并进一步讨论。成员通常需要很长时间整合在自我启示表演中的多层次经验。

（10）面对自我录影

一位来访者坐在电视机前，面对自我的影像。

"看看你这可怜兮兮的样子！看着你让我恨不得饿死你、把你剪成碎片！"

七个月后，同一位来访者再次面对电视机里的自我影像："你的眼睛看起来如此脆弱。我好想抱抱你。看着你、想起曾经对你的所作所为让我感觉伤心。但我又要伤害你、抛弃你了。（长长的停顿）我知道你很难相信我。但我们是一体的，你的脸庞与我的脸庞一样，我看到了一种以前从未注意到的美。"

面对自我录影能让来访者更强烈而亲密地面对自我。来访者通常独自一人在房间里面对录像机，她透过屏幕与自己的影像对话时，有关自我感觉与自尊的问题会自然浮现。随着治疗慢慢深入，我设计这个技术来检验与记录来访者改变其自我影像的过程。第三章中克里斯汀的故事是这个技术的一个例子。此外，许多来访者可能对这个技术感到不安或困扰，因此治疗师需要小心谨慎地运用它。

面对自我录影的另一种做法是将影像录下来，并播放给来访者观看。[1]当来访者观看录像时，她会做出回应并与自己的影像对话。录影也可作为她自己的某个面向，一位学生的自我启示表演就是一个例子。一位女性站在电视机前，观众透过屏幕看到极度消极与自我批判的她；与此同时，观众看着她现场表演如何回应其影像而不是"深陷其中"。这个变化也可用录音机（来访者录下自我的一个面向，然后现场回应它）记录，本书第三部分吉米的演出可作为案例。真人与录影机（或录音机）之间的互动极具戏剧效果。这种互动也非常适合自我启示表演。

1　在戏剧治疗中以多种方式探索录影机使用方法的戏剧治疗师包括：兰迪（Landy, 1986）；佩蒂蒂（Petitti, 1989）以及德奎因和皮尔森 - 戴维斯（Dequine&Pearson-Davis, 1983）。

第八章
治疗单元和疗程尾声

　　治疗单元和疗程尾声的主要目标在于：给予与收获、集体创意、团体觉知以及回顾与庆祝。给予与收获和集体创意中的大部分技术适用于疗程各阶段的单元尾声，其中许多技术运用于第一阶段（戏剧性游戏）与第二阶段（情景演出）十分有效。集体创意与第七章的团体合作的相似之处在于所有团体成员都参与表演；而两者的不同之处在于团体合作的技术都可进行延伸，其中大部分技术可持续整个治疗单元（除祝酒以外）；集体创意的练习大多比较简短（除戏剧性仪式以外），通常只是治疗单元结束前的一小部分。团体觉知的技术最适用于成员互相熟悉的治疗后期。回顾与庆祝中的技术大多朝向第五阶段（戏剧性仪式），或第五阶段治疗单元的任何时刻发展。

（1）夹手游戏

给予与收获　　夹手游戏可能是本书的所有技术中我运用最多的。夹手游戏简单明了，且具有亲密与娱乐的完美平衡。我发现用它来结束治疗单元极为有效，因而我通常在一些疗程中以戏剧性方式运用夹手游戏作为每个治疗单元的完结式。

　　团体围成圈坐在地上，手牵手并闭上眼睛。带领者开始时轻轻地快速紧握身旁成员的手，这个成员立即快速紧握下一个成员的手，依此类推。几个回合之后，为了挑战整个团体以尽可能快的速度传递紧握，带领者轻声说："加快速度！"团体成员之间紧握的传递能够引发（并表达）互相关联与团体的生命力。许多来访者表示这个练习好像让他们感受到了团体的心跳或脉搏跳动。为了增加练习的趣味性，带领者可同时往相反方向传递紧握，并提醒大家继续最初接收到的紧握。成员同时用两只手传递紧握时，其专注力得到提高。成员的笑声时常会打破沉默，尤其是当一个成员的两只手同时被紧握时。

夹手游戏有多种变式。当治疗师在疗程中运用夹手游戏作为每个治疗单元的完结式时，他可通过常规方式介入其不同变式，或要求成员发明新的版本。例如，成员可通过轻拍旁边成员的另一侧肩膀传递紧握，因而传递紧握转变为轻拍肩膀。还有更有趣的做法包括：成员伸出脚放在圆圈中心，并传递点脚的节奏；或成员把手放在膝盖上，从而传递轻拍膝盖。第五章的来访者安吉拉在其表演场景中设计了用肘轻推：参与者紧挨坐下，并保持肩膀接触，每位成员用肘轻推另一位成员。这个练习的挑战在于不将别人推倒。

我近几年开始运用的做法是在原始的夹手游戏后，让成员坐着一起慢慢靠近，形成一个围栏。每一位成员拉住另一位成员的手，但不是坐在旁边的成员。成员可能会彼此靠近与伸展，有时则会拉紧彼此的手。这种近距离的身体接触能增强成员之间的亲密与联系感。大家再次闭上眼睛，我开始紧握一位成员的手，然后他紧握下一位成员的手，依此类推。一分钟后，带领者需检查是否每个人都收到至少一次紧握，因为有时大家围成的圈是闭合的，若有需要的话，治疗师可带领大家从头开始。这个做法对已达到较高亲密度的团体效果显著，它能够反映并增强团体成员已获得的感受。

为了在夹手游戏中加入语言成分，参与者可在传递紧握的同时说话。成员所说的话语（或词组、或意象）可表达其感受或愿望，或表达其在这个单元中最希望保留或带走的东西，或对团体的祝福。

（2）转化物件

在史波琳的转化物件中，成员以默剧方式创造一个物件，将它传递给圆圈中的另一位成员，然后，他拿着物件并将它转变成另一样东西，接着传递给下一位成员，依此类推。戏剧治疗师伯尼·沃伦（Bernie Warren, 1984）利用魔法黏土的意象创造出不同的物件，最后捏成一颗球。转化物件能够激发成员的想象力，并让参与者体验无中生有的创作过程，这正是创作的根本所在。

以下是转化物件的几个变式。我发现这些变式最适用于难以识别幻想与现实的精神分裂症患者，以及不会受幻想干扰的团体，同时对大部分团体都有效果。

① 转化真实物件

在这个练习中，成员不是传递想象的物件，而是真实物件，每位成员以不同方式使用该物件。例如，一根小棒在成员之间传递，一位成员把小棒转化为车上的挂挡杆；下一位成员把它转化为接力棒；再下一位成员把它转化为长柄扒。简单的物件（如球、帽子或假发）很容易让人联想到其他物品，并激发想象力。握着真实的物件能帮助难以传递想象物件的成员发挥创造力。转化真实物件能让成员感受到力量，因为它象征着其拥有想象力时可拥有无数觉知（世界）的方式。

② 转化报纸

一张报纸在房间里传递，每人以某种方式使用或改变这张报纸，但这个技术比转化实物更抽象、更需要自由联想。每人收到报纸时可根据灵感自由发挥。例如，一人可能会在报纸上戳洞；另一个人可能会揉皱报纸；还有人可能会撕碎报纸。曾经在一个能力很强的团体中，有人烧了报纸，而另一人用灰烬在脸上画画，这象征自我毁灭。

③ 传递实物

这个做法与转化物件的相似之处在于成员传递的物件是想象的，但更具有指示性与具象性。成员辨识一种实物，并在团体围成的圆圈中进行传递。例如，我开始时说出（并演绎出来）这个实物很热，每个人要快速传递给下一个人。一轮结束后，我或其他成员可把它转化为冰冻、沉重、黏腻的东西。我最常用这个做法，因为它能帮助团体进行高度互动以及彼此分享（每个人会接收、传递实物，但不会每次都进行转化），也能提高成员传递事物时的反应能力与表达能力。通常反应不多的来访者也会变得乐于表达并参与其中，尤其是当他们以默剧形式传递潮湿或黏腻的物件（大家的最爱）时。这个做法可作为转化物件的热身活动。

④ 传递面部表情

大家围成圈，其中一人用手遮住脸部，创造一个表情，然后转身并以手作势把这个表情如面具般传递给旁边的人，旁边的人立即接过面具并模仿其表情，再传递给另一个人，依此类推。另一种做法是在传递表情时，两人进行短暂的模仿练习，即保持眼神交流，直到第二个人能准确模仿表情时，第一个人才会停下来。在这个变式中，成员不以默剧方式传递面具。最后一个人成功模仿第一个人的面部表情时，一轮结束。另一个人开始传递不同的面部表情，第二轮由此开始。

传递面部表情的热身活动是让每个人放松或锻炼面部肌肉。一位成员做出某种面部表情时，其他成员开始模仿。这个练习能帮助成员模仿其他人的面部表情，需要强调的一点是，成员要模仿表情的感觉，而不是面部轮廓。

⑤ **静默礼物**

团体围成圈坐下，每人轮流给另一人送礼物，可通过帽子里抽签或自行决定要把礼物送给谁。礼物以默剧方式制作并送出，而不是金钱或可触碰的实物。静默礼物可以是对方喜欢或需要的具体物品（如围巾、滑雪板或汽车），隐喻式的物品（如代表温暖与舒适的披肩、代表自由的鸟类）以及人类特质（如爱、自信或希望）。许多礼物通常跟团体共同经历的特定场景或主题有关。

收礼物的成员以默剧方式接收并表达自己知道是什么礼物。

集体创意

（1）魔术盒

由约翰逊（Johnson, 1986）设计的魔术盒技术以象征性手法包容治疗单元里发生的一切。治疗师把魔术盒放在成员围成的圆圈中央（在治疗单元间，它通常被放在天花板或房间里的指定位置）。成员将与治疗单元相关的情绪、经历、感知、预见、恐惧或希望放进魔术盒（或在单元开始时，再从中取出）。这些东西被安全地储存在魔术盒中，直到下一单元时治疗师再次打开它。

（2）戏剧性仪式

戏剧性仪式不是一种技术，而是一个过程，有多种做法。有些仪式根据特定情况设计或象征性地反映与治疗单元相关的主题。此外，来访者在疗程完结时必须面临离别与结束，因而仪式显得特别重要。戏剧性仪式能帮助成员以隐喻方式具象地纳入与表达复杂的感情。例如，来访者可演绎葬礼、复活、篝火晚会、受困到获得自由的经历以及获得亲密感的场景。治疗师可加入肢体动作与声音、音乐与意象。一般而言，戏剧性仪式由团体共同即兴创作，但也可由治疗师或来访者有意识地预先设计。

戏剧性仪式通常是个人化的且具有"自由发挥"特性（包括潜意识所引发的意象），因而我很难进一步阐述它，带领者应当充分发挥想象力与创意进行这个过程。

（3）构思故事与讲故事

在史波琳的构思故事中，带领者通过指向需立即续接故事的成员，来精心策划一个故事讲述场景。这个技术要求参与者做出急智反应，当讲故事者被中途喊停时，另一个人必须立马续接故事，不落下节拍，也不必重复最后一个词。如果参与者能关注彼此的语调、音调或表达，构思故事就会变得十分有趣。因此，许多即兴剧团在表演中运用这个技术。我建议将它运用于簇拥站立的团体，如同情绪乐队。

在讲故事中，一人开始讲故事，并可随时停止，然后由圆圈中的另一个人续接故事，最后一个人负责完结故事。讲故事与构思故事相比，成员可自行决定讲多久以及何时停止，因而其压力较小。故事内容可以是完全开放的结局或预先设定的方向。例如，治疗师可将故事的主题或类型提前告知成员（如神话故事）。

另一种做法是团体成员躺成圆圈，头向里、闭上眼睛。当讲故事者停下时，他轻推或轻拍旁边的成员，然后这位成员续接故事。

构思故事与讲故事也可归类于观察与专注（治疗单元与疗程初期）和团体合作（治疗单元与疗程中期）。我通常在治疗单元尾声时使用这个技术（通常是疗程初期阶段），就像儿童的睡前故事一样，从而促进成员放松并增强亲密感，其变式如下。

① 一人一字接龙

每人一次只说一个字，然后由团体共同创作一个故事或一段对话。例如，第一人说"我们"；第二人说"是"；然后第三人说"一个"，依此类推。成员发展故事的过程具有悬念和娱乐性，尤其是当成员加入不同的形容词时。治疗师有时需要提醒成员尽快结束语句，从而保持结尾的逻辑性。我经常在单元尾声使用这个技术，让大家尝试以这种方式谈论自己的感觉、变化、希望等。这个做法不适合对句法理解或仔细聆听有困难的团体，对其他团体则很有效果。

一人一字接龙的一种做法是万事通博士（Dr. Know-It-All）。由三个成员同时扮演万事通博士，其他成员则询问万事通博士问题（通常与心理学或哲学相关），然后三个成员以一人一字接龙的方式做出回答。我曾将万事通博士运用于现场即兴表演中，请观众向著名的博士（由三位精神病患者扮演）提问一些有关精神健康与人生的问题。

② 叙述和呈现故事

这是史波琳设计的技术（她称之为讲故事）。一人讲述一个现实或创作的故事后，其他人戏剧化地演绎这个故事，大多通过默剧方式，但偶尔也可使用对话。这个做法很适用于儿童。正如史波琳所说，叙述者最好能让演员自由发挥，而不是像鹦鹉学舌般重述这个故事。

这个技术最适用于治疗的早期阶段，但我有时也会将它运用于第三阶段（角色扮演）与第四阶段（演出高峰）。叙述者通过独白讲述重要的生活经历或事件，然后演员通常以抽象方式而非通过语言或象征方式进行呈现。例如，通过肢体动作表达感受或心情。这个做法与回演相似。

③ 回演

一人讲述真实的生活故事，其他成员进行表演。他们不只是如实演出故事，而是要捕捉并演绎故事所包含的情感要素。乔纳森·福克斯（Jonathan Fox）（in Schattner & Courtney, 1981）所设计的回演剧场（Playback Theatre）混合了心理剧、戏剧治疗与剧场。在现场表演中，福克斯邀请观众讲述个人的生命故事或社会议题，然后由经过特殊训练的演员和音乐师回演这些故事。[1]

回演也可创造性地应用于机构发展训练中。在公司、机构或社区中，员工可戏剧性地呈现或转化机构发展的问题。

④ 互相讲故事

精神病医生理查德·加德勒（Richard Gardner，1981）为其儿童来访者设计了互相讲故事。治疗师通过采访与提问方式指导来访者创作故事。孩子们讲完创作的故事后，治疗师会讲述一个相似或同类型的故事，但加入以治疗为导向的解决方案并呈现其他的可能性。

⑤ 讲述个人故事

成员以第三人称代替第一人称讲述一个真实的故事，由此产生的距离感能促进自我

---

1 根据福克斯的方法，许多回演剧场在世界各地开设。

启示的过程，并帮助成员从形而上的角度理解生命事件（Landy，1986）。

基恩和瓦利 - 福克斯（Keen&Valley-Fox，1989）提出，质问自己的生命是一种以自我意识创作自传的方式，而不是跟随潜意识演出自己的生命。他们说："直到讲述时，我们才会明白故事的意义。在讲述过程中，我们会察觉到脑海中无意识的神话故事，并据此积极地重构我们自己的故事。"在自传式讲故事中，治疗师可在某个时刻要求讲述者从第三人称转变为第一人称，从而减少其距离感，以及帮助其体验与故事内容的高度联结。

⑥ 故事创作

英国戏剧治疗师爱丽达·雀丝（Alida Gersie, 1991;Gersie & King, 1990）致力于利用来自世界各地的神话和故事来帮助人们处理现世命题与挣扎。例如，死亡、失去、爱与希望。有时，雀丝会讲述一个故事，并让小组成员在戏剧化演绎故事中受到触动，或者激发成员创作与演绎个人故事。事实上，雀丝的工作方法不是一种技术，而是她在多年戏剧治疗过程中发展的一种复杂疗程。

（4）幸运地 / 不幸地

这是巴特勒和阿利森（Butler & Allison,1978）设计的技术。成员围成圈开始故事接龙，并以"幸运地"或"不幸地"作为开头。治疗师也可要求成员以简单续接对话代替故事。例如，成员可进行有关团体问题的对话。幸运地 / 不幸地不仅具有娱乐效果，而且还能激发成员的创意与自发性。此外，它还倾向于以夸张方式反映人生起伏，并帮助成员从积极与消极两个方面看待同样的事情，因而具有净化效果。

（5）整体（或机器）的一部分

这是史波琳设计的技术。一个人通过把自己变成有生命或无生命的可移动物体中的一部分开始练习。团体中的其他人辨识这个物体时，可加入其中并变成整体的另一部分，依此类推。最后所有人都会加入其中。演员开始时可只通过肢体动作进行表演，之后还可加入声音。

整体的一部分与史波琳著名的机器练习大同小异。在机器练习中，一人扮演简单的机械并重复肢体动作，其他人轮流以补充的方式成为机器的其他部分，并有节奏地运用肢体动作与声音。当所有人都加入其中时，带领者可加快机器运转速度，然后逐渐放慢直至停止，治疗单元到此结束。

整体（或机器）的一部分的另一种做法是团体成员分成两组，每组成员组成一种特定的机器或无生命的物体并进行表演；另一组成员尝试辨识他们表演的是何种机器。与加入场景有关的另一种做法是参与者加入指定的场景，变成其中互动的演员或无生命的物体。所有成员也可共同创造无生命的物体，如两或三位成员可能会组成场景客厅里的一件家具。与整体（或机器）的一部分相比，这些做法更不建议在治疗单元的结尾运用。

为了在这些好玩的练习中加入情感元素，我曾设计可生产情绪的情绪机器。

（6）团体雕塑

与整体（或机器）的一部分相似，团体雕塑让每位成员轮流加入，从而共同形成一个整体。在团体雕塑中，整体本身是一个雕像，由成员的身体构成有趣的抽象形态。治疗师最好建议成员可有一些身体接触。为了给予团体成员反馈，治疗师可用拍立得拍下完成的雕像。

另一种做法是大家围成圈，一位成员进入圆圈并扮演雕像，另一个成员可改变雕像（即中间的成员）。例如，将他的手臂放在不同的位置；下一个成员可做出其他改变；第三个成员把自己放在与雕像有关或互补的位置。这个活动在圆圈中进行，每轮的第三个成员需变成雕像的一部分。

还有一种做法是雕像活过来，并做一些动作（也可发出声音），片刻后，它以改变后的形态重新定格。带领者可多次有节奏地喊出移动和定格，也可喊出情绪或主题来激发特殊形态的雕像的形成与再创造。

（7）团体诗歌

一位成员将诗歌的第一句话写在一张纸上，并将这张纸折叠以防被其他成员看到。每个成员都要在纸上写上一行诗，再把纸折叠并传给下一个成员。当每个成员都贡献了一行诗时，团体成员整理出一首诗，并共同决定一个标题，然后一起大声朗读。为了避免让下一位成员等太久，每位成员都可开始一首诗并传递下去，因此，每位成员在练习结束时都会有一首诗。

当带领者事先设定诗的主题或每行诗的首字（最后一行诗除外），团体诗歌效果最佳。

例如，带领者可指定这首诗是关于情感深度和成长带来的痛苦；或要求每位成员以"当我回忆往事……"作为每行诗的开头。当团体成员对其创作感到十分自豪时，带领者可在后续单元中把完整诗歌的打印稿发给大家。

诗歌治疗师通常会运用团体诗歌的多种做法及与之相关的技术进行治疗。

（1）诗意联想

团体觉知　　　　一位成员心中想着团体中的某位成员，其他成员可通过下列问题猜测这个人是谁："假如这个人是＿＿，他可能是什么？"空白处可能是某种类别，如一种水果、一种动物、一种颜色、一个季节、一种音乐类型、一种汽车型号等。答题者根据观察被选者的独特性与对其特质的联想做出回答。一或多个回合之后，每位成员猜测被选者是谁，然后由答题者揭晓答案。

诗意联想最适合互相熟悉的八至十二人的团体，参与者必须能凭借直觉进行抽象思考。答题者的回答应当反映抽象观点而非事实情况。例如，他对"那个人像什么类型的车"的回答可能是"甲壳虫"，而事实上那个人开的车是凯迪拉克。当成员借由这个过程察觉其他成员如何看待别人和自己时，他们通常会感到十分兴奋。有时，答案显而易见；而有时，成员的答案则不尽相同。

答题者与提问者都面临创意挑战，双方都要不断提出新的提问类型。例如，"如果这个人是一道自然风景……""一种纤维""一件家具""一种类型的鞋""一种面部特征"或"一种标点符号"等。双方发挥想象力而提出的问答通常具有诗意。成员可记录、缩短或大声读出这些回答（如河流、绿松石、鹿、尘埃、分号……），并把它们作为礼物送给被选者。活动结束后，成员可发挥想象力，使用隐喻写下诗歌，从而进一步表达对其他成员的看法。

事实上，这个技术来源于我的童年。我与母亲经常会将某些亲戚或朋友想象成某种食物或物品，最终几乎将我们认识的所有人都囊括其中。我们从未理性地分析我们的想象（事实上，任何语言都会破坏意象）。例如，我们感觉舅妈像新鲜的草莓，舅舅像一只棕色皮革钱包，表哥像玉米片。如果我们产生分歧，就会深入反思直到找到共同"触动"我们的意象。我们很多年来一直玩这个游戏，我想我们永远不会停止。

（2）真假句子

"我有一个姐姐和一个妹妹，我们三个人都从事与治疗相关的行业。"

"我有一个哥哥，比我大两岁，他是一位出色的等离子体物理学家。"

我以同样肯定的语气说出上面两个句子，但其中一句是虚构的。聆听者试图猜测哪个句子是真实的（在上面的例子中，第二句是真实的）。在一个团体中，每位成员轮流说出两个句子，其他成员根据句子内容或过程——即说话者的非语言表达方式做出猜测。例如，有些人可能在撒谎时不自觉地避开眼神交流。

当参与者可选择自己的叙述时，这个游戏可能会变得更轻松好玩或更加亲密，有时真假句子的内容大多是自我启示。成员叙述的内容可能会围绕其过去、家庭的现实情况或简单的个人喜好，两段叙述之间不必有所关联。团体有时会从轻松的内容（如爱好或最喜欢的食物）开始，并逐渐涉及更个人的内容。不论成员的自我启示程度如何，真假句子都能让成员更加了解彼此。

青少年团体大多很享受真假句子练习，或许是因为撒谎对他们来说，与说真话一样熟悉，而且还不会因此被惩罚。这个游戏所具备的结构性让青少年有机会分享秘密，尤其是那些他们十分渴望倾诉，但一直没有机会或害怕别人异样的眼光而无法分享的秘密。另一方面，这个技术不建议运用于难以区别幻想与现实（或谎言与真实）的精神病患者，因为他们很可能会觉得虚构的叙述非常具有干扰性与威胁性。

在本书提及的所有技术中，真假句子是我在专业外最常用的娱乐方法。我发现它能让成员认识其他人，尤其是在彼此不了解的治疗早期。这个游戏为成员提供了宝贵的机会检视自己对他人的初步印象，并检验其观察力、规划力与直觉。虽然这个技术能帮助成员在治疗单元早期进行互动，但运用于具备一定熟悉度的团体最为有效。

与斯坦尼斯拉夫斯基(Stanislavski，1936)的魔术假设相似，说谎的过程让成员一尝表演的滋味。一位成员说出一个句子，并完全想象（与假装相反）这个句子是真实的，与表演或想象自己处于虚构的即兴场景的过程相似。例如，当我说出上面的第一个句子时，我想象现实中我真的分别有一个姐姐和妹妹，而我是第二个孩子。从这个角度来看，真假句子与假装你是他相似，两者中的假句子（或幻想）和真句子对成员同样具有启示作用。

（3）别人代答

团体围成圈坐下，一位成员坐在中间负责提问，被提问者不作答，而是由他右边的成员以他的口吻做出回答。这个练习重要的一点是提问者与被提问者保持眼神交流，而不是答案本身。治疗师通常是第一个提问者，负责开始这个游戏并为提出的问题定下基调。

别人代答能够探索团体觉知、检验成员互相了解的程度、促进自我启示与对质、消除对抗情绪并加深自我认知与同理心。在针对二十几岁的四个成年姐妹和两对夫妻的密集治疗中，我设计了这个技术。他们以前十分亲密，但经历了一些困难后，各自深陷长期的感情僵局，互相之间不愿意沟通，因此开始产生误解、沮丧与猜疑。幸亏他们还愿意代替对方作答。最后，别人代答进行了整整三小时，每个人都有机会帮他人代答以及担任提问者。每一回合后，我们都会针对回答的准确性进行讨论。这个练习让参与者慢慢释放源于过去的压抑情感、深藏的怨恨、误解与冲突，也帮助他们检视长期以来与家庭互动关系相关的问题。在治疗单元结束之前，虽然参与者之间的冲突并未完全解决，但已经建立良好的沟通。因此，六位参与者自信自己能解决存在的问题，并对改善彼此之间的关系充满希望。

别人代答很适合家庭治疗，也很适合彼此熟悉并能忍受对质与自我启示的团体，还能有效地帮助成员处理个人冲突与沟通不畅的问题。我的最好经验是将这个技术运用于工作关系密切的员工，它不仅能帮助成员分享感受与觉知，而且能促进参与者扮演角色时的娱乐性与幽默感。几个回合之后，参与者经常有意识地交换位置，并代替团体中的某人回答问题（或让某人代替自己回答问题）。

别人代答的延伸做法是让每个成员扮演另一成员的角色，而不只是代答问题。第三章里克里斯汀的故事就是一个典型案例。另一种更具结构性的做法是让成员尽量减少戏剧性扮演，而是将某人的名字贴在另一人后背。每个人根据他与其他人的联结方式试图辨识他在扮演谁（他后背上是谁的名字）。

（4）团体雕塑

团体雕塑的基调与雕塑相同，一位成员通过将其他成员雕塑成特定的姿势来创造静物画面。在团体雕塑（与心理剧的行动社会图相似）中，一位志愿者创作代表团体互动关系的雕像，其中一些成员需与在中央或边缘的成员有身体接触或互相靠近，这是一项相当复杂的任务。在雕塑完所有成员后，雕塑师也加入其中。

团体雕塑通常能够帮助成员直面逃避的个人问题。由于它会让成员知晓别人如何看待自己，这个技术适用于所有能忍受并讨论他人看法的团体。几位成员，甚至每位成员最好都有机会创作一个雕像，从而呈现出不同的观点。

另一种做法是让成员不再关注别人如何看待自己，而是创作出呈现"团体核心"的雕像。整个团体以一个实体呈现，而非展示特定的内在关系或角色。雕像可完全抽象，表达一种感受或雕塑师此刻与团体成员产生关联的意象。

（5）秘密

秘密是我为关系亲密且彼此信任的团体设计的。每人将准备好的秘密写在纸条上，将所有的纸条放在一个帽子里，轮流抽出一张纸条，默默读几遍并想象这是自己的秘密。然后每人轮流说出自己的秘密，其他成员可支持与同理回应，或试图辨识这究竟是谁的秘密，或仔细聆听所有人的秘密。不论带领者选择什么样的练习模式，大家在每一个回合的分享后都进行讨论。这个练习围绕参与者如何分享秘密、聆听他人讲述自己的秘密以及把他人的秘密想象成自己的秘密，真正的所属权由此建立。

我在多年的治疗经验中只运用过这个技术三四次，因为自我启示最好针对个人（有时会被运用于戏剧性场景或真假句子中）。这个技术的缺点是如果成员选择放弃自我启示，这可能也代表他们放弃自我控制，这会让治疗适得其反。另一个缺点是对有些成员来说，自我启示的秘密较为私人，但对其他成员来说可能却无关紧要。自我启示与之后的讨论都是非常重要的过程（Yalom, 1985）。

虽然我极少运用这个技术，但每次团体成员都反应积极。随着成员完全参与其中，成员的同理心与想象力逐渐增强，并将隐藏秘密与被揭露时羞愧难当的一致感受完全呈现。从某种程度上，所有人拥有秘密的感受能激发成员的情绪，从而达到更好的分享效果。

秘密的一种更轻松安全的做法是让每位成员写下自己不同寻常的经历（或其他信息），其他成员并不知晓。当成员大声读出这些经历时，大家试图猜测这个经历属于谁。这个做法可用于帮助成员较多而彼此不熟悉的团体打破僵局。

（1）猜一出戏

为了帮助成员轻松愉快地回顾治疗过程和回忆各种创作场景，我设计了猜一出戏。每位成员选择一张纸条，纸条上简要写下过去的一出戏（包括演出成员名字的一两句话）。每人轮流表演一句台词或戏中的某个场景，最好能表达那出戏的核心。台词可属于戏中任何角色，表演者要演出角色，包括肢体动作以及所处的舞台位置。台词应当非常简洁，有时甚至只有一个字。表演者演完之后定格，这时其他成员试图辨识这出戏以及当时参与表演的成员。

任何治疗阶段的戏都可包含在内。猜一出戏将治疗阶段早期的场景和治疗阶段后期的个人情景演出带回想象。成员从情感与认知的角度回忆演出范围：戏剧性再现唤醒成员对演出的记忆以及扮演或观看演出的感受。即使只是短暂的一刻，这个情景演出也能重新呈现在舞台上。成员将猜一出戏描述成治疗过程的快速重播。成员很开心能以娱乐方式再次回忆之前的治疗场景，同时也会十分感慨治疗课程中的演出数量之多与广泛。

为了帮助成员表达对彼此的欣赏，我一般会在练习结束后让每位成员走动，在规定的时间内停在另一成员面前。每个成员告诉伙伴自己特别喜欢或对自己有特殊意义的演出（通常这个伙伴也在演出中扮演角色）。成员再次走动并组成新的小组。治疗师发出指令："告诉伙伴你特别感激他在场的原因""描述一个你欣赏的他身上的特质"或"告诉他随着治疗深入你所观察到的他的变化"。

猜一出戏效果显著，我将它运用于几乎每个疗程的尾声。在课堂或戏剧治疗中，我通常会让每位成员在 20 秒内表演纸条上的技术或过程，从而达到回顾的目的。

（2）重聚

两位成员即兴表演在未来的某个时刻遇见对方，地点和时间都很精确。例如，五年后的公交站台或机场。两位演员对虚构的偶然相遇自发地做出回应。有些成员立即认出对方，而有些人则有些缓慢或迟疑。认出对方与打招呼之后，他们彼此交谈各自现在过得如何以及在做什么，并回忆曾经一起接受的戏剧治疗。重聚通常运用于疗程尾声，治疗师要提醒演员这个练习的目的在于回忆。

我设计重聚来帮助成员在疗程尾声回顾各种演出、场景、感受或关系。事实上，成员回顾想象发生在未来的事，也能增加距离感与观点，并加强成员从整体上看待治疗经历对自己的人生影响，并赋予其意义的能力。这种距离感也能帮助许多成员理解并接纳自己所经历的内在变化与进步，以及表达所经历的困难。成员自然流露出对包括治疗师在内的其他人的感觉。例如，"一开始我跟凯特相处感觉很不舒服，但我慢慢喜欢上她了""记得蕾妮吗？她以前……"第三章里克里斯汀的故事是重聚的一个典型案例。

当治疗师将重聚运用于疗程早期时，重点在于帮助成员预测未来的自己而不是回忆过去。这时的重聚技术和不同年纪的自己有重合之处（或通过不同年纪的自己发展而来）。

（3）降落伞

彼此熟悉的成员围绕缓慢展开的降落伞，创造出一种美学意象与兴奋感。降落伞缓慢展开，如同肢体的延展与开放，给人振奋、庆祝及活泼的感觉，象征着疗程的高峰。

弗鲁吉尔曼（Fluegelman, 1976）在《新游戏手册》（*The New Games Book*）一书中详细描述了降落伞游戏。房间中央放着一只巨大的降落伞，每个成员抓住一个角，等距分散开，同时有节奏地抖动手中的一角，降落伞开始上升或下降。

当降落伞完全降落时，戏剧治疗团队的带领者可喊出各种类别，符合特定类别的成员跑到降落伞下停留一会，然后回到自己的位置。若分类分组被运用于疗程开端，治疗师可喊出同种类别，这会唤起成员疗程第一阶段的记忆，进而增加成员的圆满完成感。治疗师也可喊出做过的练习，如"曾创作自我雕塑的成员""未缺席任何治疗单元的成员""志愿使用魔术电话的成员""在其他人的演出中曾扮演替身的成员"或"在自剖演出中使用面具的成员"等。这个技术让成员通过具有娱乐性而仪式化的方式回顾疗程，并认可每个人的付出。治疗师还可根据降落伞的升降的间隔喊出类别。如每当第三次降落伞升起时，治疗师喊出类别。

为了让成员熟悉喊出类别的节奏，治疗师可将下面的做法作为前奏：每当降落伞第三次升起时，治疗师喊出两个成员的名字。他们必须在降落伞降落之前交换位置。

治疗师喊出类别后可让团体成员一起在降落伞下跑动。这时，降落伞在最高处，成员可以短暂体验一起被包围的神奇感受。

另一种做法是当降落伞处于最高处时，成员回到降落伞四周，迅速将降落伞拉到地面，并面朝中心坐下。这时，降落伞变成像子宫一样安全的帐篷。成员从最初的延展与兴奋转变成安静封闭的亲密感，反映治疗过程的其他面向：深度的亲密感、封闭的安全感与创造的神圣空间。成员通常喜欢在降落伞下静坐一会儿，与其他成员安静相望，从而享受此刻静谧温暖的氛围。

（4）祝酒

祝酒是一个简单的治疗过程，参与者互相庆祝自己的收获与成功、希望与梦想。成员以祝酒方式分享互评或团体认同感。参与者一开始可能以默剧形式手拿酒杯，之后加入倒满无酒精香槟的酒杯，进行真正的祝酒。不管是真的还是假的祝酒，每一回合的碰杯与抿一口都很重要。互相碰杯象征着同志友谊与重要的成员关系；抿一口的动作会增强祝酒雅兴。祝酒让成员以具结构性、仪式感以及精神认知的方式表达自己的感受，包括庆祝疗程结束的自豪感与感恩之情。

（5）证书

治疗师在疗程结束时给每位成员分发证书，每张证书印上成员的名字（使用大写正式书法或有趣的彩色字体）。另外，证书上还写着"该成员已完成戏剧治疗的三十个疗程，不仅出席率与参与度很高，他还_____"剩余部分留白，每位成员填写自己的证书，最好写出自己在治疗中显著的成功与进步。

证书让成员有机会回顾与认清自己的成长与进步，尤其看到自己收获的生活技能。它还能为成员提供实实在在的认可，这一特性特别适合儿童或受情绪困扰的来访者，他们的生命中缺少完成一件事或获得成功的经历。有人认为这个技术很幼稚，因此最好在团体提出需要证书奖励后，治疗师再运用这个技术。事实上，在我的治疗经验中，很多成员都会提出这个想法。

当证书填写完整后，团体成员像家人一样围成圈，可选择读出证书内容。如果要进一步发展这个技术，其他成员可建议证书需要添加的成就，这位成员可选择是否真的加入大家的意见。当一位成员朗读完证书后，其他成员可在证书上签名，从而强化庆祝仪式的完结感。

（6）团体合照

疗程尾声旨在帮助成员带着经历与改变继续生活，合照会是一个很好的实物。照片不仅方便随身携带，还能减轻别离的痛苦。团体合照尤其适合在生活中经历别离的儿童，对他们来说最后的终结会特别困难。当治疗过程的记忆慢慢淡化时，成员在未来经历困难时能从中获得些许力量。拍合照时，成员可选择摆出各种各样的姿势，间歇地定格成雕塑，治疗师用相机记录下这一幕幕。团体雕塑里的许多想法都可运用于团体合照，成员也可用不同表情拍摄戏剧性照片、独照或合照，最后都会分给每位成员。

（7）新幸运饼干

我总是被中国幸运饼干里蕴含的开心与惊喜深深吸引，包括打开并大声读出幸运纸条这个过程所引发的互动。然而，纸条上的话有时不一定与惊喜相符。因此，我设计了新幸运饼干，幸运饼干里的纸条可用镊子移除，放进治疗师写的新纸条。治疗师发挥创意写下与主题或团体目标相关的内容。

我曾将新幸运饼干作为特别礼物送给我爱的人。每个饼干里包含一张纸条，上面写着"你是……"第二部分的许多技术经过调整后都可运用于个人生活中。

Part 3
Performance
第三部分

展　演

七个人的故事和自创的生命剧本

第九章
一个团体治疗和一出戏剧的发展

剧场与治疗

在传统剧场里，演员在舞台上演绎戏剧里的角色。但一种截然不同的范例出现了：演员在戏剧中演出自己的真实故事。

一般来说，此类剧场演出中的演员从未在台上表演过，在台下的生活也从未被关注过。他们的生活被隐藏在公众主流中，对他人甚至对他们自己来说都是一个秘密，而在舞台上他们可以述说自己的身份与故事。

这些表演者可能是囚犯、康复中的吸毒者、身心障碍人士、退役军人、性虐待幸存者或无家可归者。他们也可能是新移民或难民、少数民族、青少年或年长者。我的工作主要面对的是进出精神病院的患者。

本书的第一、二部分讲述了戏剧治疗的过程和技术，但并不足以涵盖戏剧治疗的所有领域，戏剧治疗的另一个重要方面是公众演出。这个公众演出转变了剧场与治疗的概念。戏剧演出场景从封闭的房间转移到公众舞台，来访者与治疗师的关系转变为演员与导演，其余成员则成为观众。戏剧演出的治疗效果不但与以历程为本的戏剧治疗不同，而且效果更好。演出的衍生影响由团体延伸至社区，由治疗延伸至教育，由个人延伸至全体。

1979 年，我与一群前精神病患者成立了"超越分析"剧团，和他们一起工作的经历让我对剧场与治疗的结合进行了深刻反思。我们一起探索了戏剧的过程与成果，以及人生与艺术之间的关系。我和几位成员一起参加电视节目和电台采访，尤其是斯泰西和亚历克斯。我们从各自的来访者或演员、治疗师或导演的角度，从内在与外在的视角试图向公众传达剧场与治疗的结合所蕴含的内在力量。

我希望"超越分析"剧团及《由内而外》这部戏剧能激发治疗师从特殊群体的真实

生活经历中吸收创作的灵感，并为其创作演出。有些治疗师已经开始从事类似的工作。例如，大卫·约翰逊（David Johnson, 1975, 1980）为精神病患者创作演出，以及和他的同事米勒·詹姆斯（Miller James）一起为越战老兵创作演出；大卫·摩根·路易斯（David Morgan Lovis）和瓦伦·麦克科门（Warren McCommons）组建了由发展迟缓（或非发展迟缓）人士作为演员的"无限剧场"；约翰·伯格曼（John Bergman），"鹅剧团"导演，以及雷蒙·格登（Raymond Gordon），前"单人囚室剧场"导演（Ryan, 1976）为囚犯创作剧本；琳恩·约翰逊（Lynn Johnson, 1990），路易斯·墨菲和李安诺·布鲁托 (Louis Moffet & Liliano Bruto, 1990) 为康复中的滥用药物人群创作戏剧演出。[1]

"只有当我们叙述自己的生命、以戏剧性方式展示我们的存在时，才会获得身为人的尊严与力量……"（Keen & Valley-Fox, 1989, p.xiv）我们通过挖掘生命故事，并根据这些故事创作演出，揭露个人、社会或文化事实，从而促使我们的生命更加完整。

我在这一章会讲述一个团体的故事，他们花费一年多的时间准备一场戏剧演出，我希望从情感与理念上能做到以小见大，从个别情况反映整体。我会讲述七位独特人物的故事，他们的挣扎让我们反思人类共同面临的命题。他们的生命令我感动；他们的勇气与创造力给予我启发与教育。

精神病患者出院后重返精神病院的概率极高。我在精神病院工作期间，曾多次目睹在住院期间进步很大的病患出院后又重返医院。一开始，精神病患者不断地旧病复发让我感到非常震惊，但我慢慢习惯了这个现象，同时也开始思考对前住院患者回到社区的需求是否有建设性的解决方法。

重返精神病院很大程度上是由于患者感到与社会疏离、缺乏应对生活压力与沮丧情绪的能力（或缺乏动力）。我认为加入剧团会改善这些情况。在剧团里，人与人之间的高度互动能够给予参与者归属感、联结感与亲密感——这些都是对健康人群很重要的元素。同时，剧团为患者提供了情绪表达的创意出口。在外界观众面前的成功演出能够帮助患者强化戏剧治疗过程中培养的自信与自我价值感。患者长期参与剧团或许能够改善他们普遍存在的低自尊感。

我萌生创办剧团的想法不仅基于精神病患者的需求，也出于我自己的渴望：在精神病院以外的环境里，我长期与患者根据真实故事共同创作一出戏剧。在以过程为导向的

1　加州整合学院戏剧治疗课程的许多毕业生曾就他们的生命挣扎或作为治疗师所面临的困难等进行创作表演（有些是他们论文报告的一部分），包括：艾米·艾洛特（Amy Elliot）、吉尔·希尔弗曼（Jill Silverman）、阿蒙德·弗卡斯（Armand Volkas）、芭芭拉·劳什（Barbara Roush）、希拉里·赫斯特（Hillary Hurst）等。

戏剧治疗单元中，我目睹了无数由非专业演员演绎真实生命主题的戏剧。我知道只要经过一些指导，这些艺术创作完全可以转变成有价值的舞台演出。我也认为这些戏剧应当为外界所见，来帮助更多的人群。曾住院的患者与社区之间的隔阂应当被消除，禁忌话题应当在公众场合被讲述，教条与影射应当被打破。失去发言权利的人需要找到途径倾诉，我们则需要仔细倾听。通过聆听，我们不仅会产生怜悯之心，也会找到人性的共通点。

通过加州艺术委员会（California Arts Council）的资金支持和旧金山一家名为交叉点（Intersection）的艺术中心的场地支持，我从不同精神病院的戏剧治疗团体中选出七位患者参加剧团，他们都刚出院，而且大部分有多次进出医院的历史并曾有自杀倾向。这份工作不论对他们或对我来说都充满挑战，但如果我们能善用人性的阴暗面，正如一位成员所说的"将痛苦转化为艺术"，那我们的所有努力都是值得的。

下面讲述的故事发生在"超越分析"剧团成立一年并创作了一部原创戏剧之后。第二年，新的成员加入剧团。这时，我们得到多方面的资助，包括加州艺术委员会、旧金山基金会以及泽勒巴克家庭基金会，他们支持我们全方面的工作：一周两次的工作坊、演出前额外的排练、个人及团体治疗以及戏剧制作的相关成本等。他们对这个项目的支持很多，有些支持方式甚至是非传统的。我们和重度抑郁与情绪不稳定的参与者共同创作公开戏剧演出的过程是非常具有挑战性的，但事实证明一切的努力都十分值得。

"超越分析"剧团：团体过程的初期

（1）第一、二阶段

整个剧场是空旷而且没有窗户的空间，舞台与观众席之间没有界限。四面的墙壁都是黑色的，但房间被彩色的剧场灯光照亮。我在剧场里踱步，试图融入其中并探索我们之间的关系，就像我在探索如何融入团体成员。

首先进门的是四位我熟悉的成员。他们在一年前剧团成立之初就已加入。在一个月的间歇之后，他们回到剧团时显得十分兴奋。40岁的非裔美籍年轻男子亚历克斯与我拥抱问好。美丽的拉蒂莎是一位27岁的非裔美籍女性，她更为内敛、优雅，面带微笑地与我拥抱。拉丁美裔的斯泰西和白人苏珊都是30岁。斯泰西肤色黝黑，而苏珊皮肤白皙，两人都是短发、身材娇小，她们时而轻松活泼，时而显得紧张。很快，新成员也到了，他们曾在医院参加过我短暂的戏剧治疗单元，因此我对他们不是很熟悉。他们三个人看起来有些焦虑，比较沉默。22 岁的杰米在团体中年纪最小，身材瘦高，是一名同性恋。他刚从纽约搬过来，火红的头发与害羞谨慎的行为形成鲜明对比。23 岁的亚裔美籍女性卡琳与 46 岁的白人英籍男性拉里都非常引人注目，但拉里的姿势略显僵硬，卡琳则迟疑而警戒。他们三个人保持距离地站在剧场门口。

我意识到不仅要认可老成员的表演技能，尊重与培养他们彼此之间的关系，而且还要为他们设计新的挑战。与此同时，我还需要让新成员感到自在并与即将到来的治疗过程保持足够的联结。很快，我根据七位成员之间的互动关系，为他们创建新的身份。在接下来的几个月中，我们的治疗将会围绕建立一个具有凝聚力的团体与培养成员的表演技术展开，而较少关注最后的演出。

第一治疗单元以及接下来所有的初期治疗的重点都在于帮助成员进行轻松愉快地互动。这个阶段的核心目标是培养团体成员的凝聚力，而演出场景的创作则会在后期阶段进行。热身活动能够消除治疗单元开始时成员之间的隔阂。考虑到老成员渴望进行新的练习，我设计了一些新技术，从而避免让他们觉得只是重复之前的练习。新成员团体可能觉得无聊的治疗过程在四位老成员所营造的轻松氛围中顺利进行。其中一个热身活动是让成员在房间里随意走动，当碰到其他成员时就喊出他们的名字，并逐渐提高音量，好像成员之间很难听清彼此。另一个热身活动是将快速握手与手势游戏相结合：要求每人在聚会上与其他人握手，但不是用自己的手——而是由其身后的成员做出握手姿势。这些初期单元能够促进成员进行深入互动，并将活动气氛从一开始的被动与尴尬转变为积极与活跃。

已有一年经验的半数老成员很快把团体推向戏剧场景演出的第二阶段（情景演出）。团体成员对计划内的即兴创作反应良好。在一个治疗单元中，成员结束胡言乱语式的争论后，又开始进行争吵剧烈的戏剧场景。亚历克斯与拉蒂莎分别扮演丈夫与妻子，这不仅再现了他们曾在即兴场景中扮演的角色，而且还暗示两人之间的联结是基于共同参与之前的治疗过程，以及是团体中仅有的两位非裔美籍人。拉蒂莎把一位质问丈夫为何在邀请客人之前没有通知自己的妻子演绎得极为传神。两人在厨房里争执的同时，生动地想象客人正坐在隔壁房间。这时，我引入召唤情绪，其他成员开始喊出不同的情绪，而演员则将情绪融入彼此之间的互动。之后，我又加入一个新的元素：当演员进行表演时，一位成员通过动作和手势表达演员正在演绎（或压抑）的情绪。这位成员在点亮的幕布后进行表演，因此观众只能看到他的影子。通过这个方法，每个成员都能有机会表演与欣赏多维度的戏剧场景。

尽管成员高度参与热身活动及单元初期的戏剧场景，但成员关于持续出席的承诺还是受到了检验。只有四位成员参加了第三个治疗单元，之后几位成员又再次缺席第五个治疗单元。我对成员提出的出席重要性的要求，以及提出的"没有借口就是最好的借口"的口号，很显然没有发挥任何作用。

为了定期地解决团体问题，我将每月的最后一个治疗单元全部用于团体讨论。我们的第一次"每月讨论"是在第八个治疗单元，成员围坐在桌子旁边。我对成员因为心情沮丧或状态不佳而很难出席治疗单元的情况表示理解，并以此作为开场，邀请成员分享由于其他成员缺勤而引起的情绪，以及关于目前在团体过程中的感受。有些成员表示与其他成员相比，自己的觉知技能不足；有些成员分享自己对承诺没有什么积极的经验——不论是自身，还是他人；还有些成员分享害怕让别人失望或自己对别人失望的感受。我们以惊喜蛋糕的形式结束单元，并一起庆祝拉里的生日。我们会在疗程中庆祝所有重要事件与节日。

每位成员不仅都出席了之后的几个单元，而且还会提前抵达。原来团体自发地相约提前半小时在隔壁的咖啡厅碰面，这个习惯让我感到欣慰。

虽然最初的考验与出席问题已经成为过去，但我还是提醒自己，即使前方的道路不再困难重重，但也充满未知。我也意识到我的出席对团体来说是多么重要。我曾经因为参加市外的研讨会，缺席了一个单元。当我回来时，每个人的情况都变差了。斯泰西重返医院，卡琳决定要退出团体。为了应对团体成员的倒退情况以及弥补由于我的缺席所导致的失望情绪，我专门为这个单元设计了充满活力的练习。我带领成员在空旷的剧场空间里做大量延伸的肢体动作，并激发成员进行强烈互动。随后，我们进行具有延展性与情绪性的圆圈—模仿—转变，让成员通过非语言方式演绎兴奋与恐惧。

（2）卡琳的恐惧

卡琳是个敏感而谨慎的人，所以对于她没有亲自告诉我要退出团体，而是让亚历克斯转告我这件事，我感到非常意外。在之前的几周里，她不仅与团体成员紧密联结，而且几乎总能陶醉于表演过程中。我很欣赏她的存在与天赋，她为团体付出了很多，而且很明显她自己也从团体中获益良多。

我不确定她的决定是否不可改变，但我想了解她的反应。如果她真的决定要离开，我也想帮她做好治疗的完结。因此，在她缺席治疗的第二天早上，我打电话给她。

她轻声迟疑地说："哦，你好，我希望你已经收到我决定退出团体的讯息了。"

"是的，我收到了。但我想跟你见面聊聊这件事。"

她变得紧张："我已经决定了。我考虑了很久，也跟我的医生聊过。我绝不会改变主意的。"

"我明白。但我还是想跟你当面聊聊，听听你的想法与做此决定时的感受。"最后，我听到她微弱且犹豫地说了一声："好。"

我们在那天傍晚见面。身穿一袭长裙、脚穿凉鞋、头戴黑毡帽的卡琳迟到了几分钟。我们相对而坐，开始漫长的沉默。与此同时，她望进我的眼里，仿佛在找寻一周前她信任的那个人。我知道她找到了，然后才向她提出问题。此时，面对卡琳最好的办法是无声胜有声。

"我喜欢这个团体，直到现在我都很开心。它比我期望得更好、更容易。我从没想过自己能感到那么快乐。但现在我得退出。"

我静静地再次询问。

"我永远不会登上任何舞台，在陌生观众前表演。你可能会说我们在演出之前有很长时间可以排练，但我已经算过了：我绝不可能在五个月之内做好准备的。"她说这番话时，一直盯着我。她紧张而脆弱地继续说："我想最好现在离开。如果我在演出之前或戏剧创作开始之后再退出的话，那样就太不合适了，所以，对团体最好的决定就是我现在离开。"

她说得真诚而极具说服力，以至于我几乎相信她是对的：她坚持不到最后，所以她最好现在离开。但我知道这个故事背后肯定有更多的原因，也有更多的方法来解读这个故事。复杂情绪即将被揭露，秘密也呼之欲出。

"你能谈谈对表演的恐惧吗？"我温柔地询问。

"我不想成名。我不想被别人看到，任何地方，即使是在街道上，我也希望把自己隐藏起来。"她的语气开始变得急促，"我不能在舞台上被别人看到。表演意味着暴露我自己，那绝不是我想做的事情。"

"你能多聊聊不想成名的原因吗？"

我终于听到重点了。"如果我瘦一点，那情况就不同了。我现在的样子完全不行。我得在演出前减掉 40 磅才行，不，要在演出前至少三个星期，大家才会相信我能进行演出。"她稍微停顿，开始反思，"一开始，我以为可以慢慢瘦下来。我算了算只剩 23 周就要演出了，这就意味着我只有 20 周进行减重，一周减 2 磅。我曾经以为自己做得到，但现在我意识到我绝不可能瘦那么多。"

我不仅仔细聆听，而且认真观察她的每个表情，同时耐心等待。

"不但没有瘦下来，我反而增重了。我不断狂吃，尤其在戏剧治疗单元后，回到家里我要么狂吃东西，要么吸毒。"她瞥了我一眼，好像是在查看我对她自我揭露的反应。她似乎既希望又害怕她的话会吓到我或让我感到困扰。可是更深层的感受是她渴望我的反应是平静而且不受影响的，但同时给予她同理的反应。我想她得到了想要的。

"我觉得是因为我对演出太焦虑了。加入团体之前，我告诉自己我的主要任务就是减重。如果团体反而让我增重的话，那我就不能继续了。"

她专注于讨论这个核心问题时，说话的内容与语气都带有一种明显的强迫意味。我想知道这个问题背后隐藏的深层原因。

"有没有团体的其他方面原因困扰你呢？除了害怕表演以外，有没有其他原因导致你感到焦虑呢？"

她谨慎地看着我，好像在确认我是否值得信任。我感到她的担忧不仅是保护她自己，也是保护我。她仿佛想确认这份依靠会不会崩塌，我以无言的方式让她知道我值得信赖。

"演出结束后，每个人似乎都能在扮演角色与去除角色之间自由切换，"她平静地说，"但我做不到。上周我感觉很受伤，大家都在笑谈我扮演小女孩的场景，并告诉我，我是一个多么棒的女演员。那是因为我当时并不觉得自己在搞笑或表演，我感觉自己变成了那个女孩。后来我很害怕，因为我感觉自己还是那个女孩。"

我感觉自己仿佛用目光握住了她的手。

"表演时，对自己是谁感到迷茫，那确实会让人害怕。"

她点头，继续说："表演结束后，我应当变回卡琳，但我却不知道卡琳是谁，不知道该变回谁。"

我点了点头，开始向她敞开心扉，并同理她在复杂过程中所承受的汹涌情绪。我感觉她经历了这么多之后，变成那个极其紧张但依然可爱的人。

我们之间的对话，更确切地说，是她的自我揭露让她慢慢平静下来。我只是静静地聆听并表示理解，没有做任何分析。但现在我感觉她开始需要我的回应。

"帮助你找回卡琳或感觉有个自我能够回去需要花点时间。你在表演上确实很有天赋，但我知道这个天赋可能吓到你了。你不仅具备很强的感知力，而且能辨识与同理他人，所以你能演好很多角色。你需要做的是与扮演的角色保持距离。"

"大家称赞我是好演员时，我当然感觉很好。但我感觉自己更像一个怪胎，每当扮演一个角色时，我就变成了那个角色。"

"你可能会认同上周你所扮演的那个女孩或教师，或任何你曾扮演的角色的某些特征，但这些角色只是触碰到了你的某个面向而已，并非全部。专业演员扮演角色时，都会找到自己的某些方面与角色或情绪之间的联系。"

她仔细聆听。

"或许过一段时间，通过完整地扮演很多角色，你感到自己被不断放大，而不是场景结束时感觉自己被掏空。从这些角色中，你会更加了解卡琳究竟是谁，演绎许多角色最终会帮助你建立自我。因此，卡琳会慢慢演活角色而非被角色消遣。"

我说的话偏离重点了，这些说法都是假设，根本不符合她现在的感受。任何关于未来的想法似乎都是在否定她退出团体的决定。

目前有很多问题亟须解决：首先，她的自我界限比较薄弱，难以自我定位。对于缺乏自我意识的人来说，表演就会具有威胁性，因为每个戏剧角色都大于成员本身。如果自我变成了清晰可辨的整体，那情况就会逆转：自我大于角色，因而能包含角色。与这个问题相关的是过渡，她不仅要从角色变回自己，而且还要从具结构性与互动性的治疗环境过渡回她的公寓。

可是现在最重要的问题是她对表演的恐惧感以及暴食和滥用毒品。根据她的逻辑，只要退出团体就能避免面对恐惧。但我意识到这个团体的意义在于帮助成员维持承诺，而且我相信这最终让他们受益。

我试探性地询问："如果我们的团体变成工作坊，不用公开演出，会改变你的决定吗？"

"这还是会很难，但我应该做得到。"

"你真的很害怕演出。"

"假如我现在身材苗条，就不会害怕了。我苗条的时候，可以做任何事，甚至很疯狂。我曾经患上厌食症多年，然后体重不断下降，甚至比你还瘦。"她看我没有任何反应，接着说，"我当时都不到90磅，感觉棒极了。但当我很胖，就像现在，丑死了，我不想被别人看到我现在的样子。"她的话让我想到了象人（Elephant Man），但事实上坐在我对面的是一位美丽的女性。虽然她微胖，但丝毫未能掩盖她轮廓分明的五官、略黑但完美无瑕的肤色、大而有神的淡褐色眼睛和一头乌黑亮丽的长发组合而成的标致脸庞。我想我最不该说的是："卡琳，你看起来好看极了！"

"我的父母都苗条而且好看。我的母亲是白皮肤、金发碧眼美女，曾是一名模特。

她希望她的孩子苗条而得体，能够成为芭蕾舞蹈者。但我和姐姐都微胖，而且看起来很像亚洲人。她都不知道该怎么办，她因为我们而感到羞愧。"

"我从没告诉过任何人这些事，我的意思是没人知道我感觉自己像个怪胎。如果我告诉别人，他们会觉得我只是想减重而已，不会意识到我感觉自己像个怪胎。他们只会说，'但你好看极了，卡琳'，那让我想尖叫。因为这意味着我要一直留长发、保持苗条，否则我就不漂亮了！没有人真的看见我、了解我！"

我感觉自己陷入了注定失败的情况。假如我说："如果你觉得要留在团体里就必须减重的话，那为何不试试达到这个目标呢？"那她会认为我认同她对自己的看法；而假如我说："卡琳，你应该单独看待减重的问题，不应该让它影响你对'超越分析'剧团的承诺。"那她就会感觉我不了解情况。她具有强迫症的想法导致这件事无解——不减重意味着不能表演与表演意味着不能减重之间的矛盾，让她逃避挑战，逃避让自己拥有积极的经历。我要尝试打开她的这个心结。

"如果你不去担心演出，只是专注于参与治疗过程，你觉得怎么样呢？"我问道，也想知道她一开始的立场是否动摇了。

"不行，我不能在任何舞台上被别人看见。"

"如果要是你可以不被别人看到呢？"

她疑惑地看着我。

"假如我们用幕布挡住你，没有人能认出你呢？或者你只用声音表演，观众并不能看到你呢？"

她看起来十分惊喜，而且消除了戒备。

"那还能算演出吗？"

"我并没有预设演出的形式。我们的戏剧可以是任何形式，也不需要取悦剧作家，完全取决于我们。或许它可以是通过声音、影子、回声或面具演绎呢。"我诚恳地说出这些话时，自己也被吓了一跳。很显然，适应这七个人的现实情况的过程不断扩展我对演戏的理解。

"那我可以扮演象人！"

我们终于找到了解决方法！

"就像电影里那样？或是其他版本？"

"那部电影我看了两遍。我非常认同象人的感受，以至于好几天我都不确定自己是谁。因此，我可以演这个角色。"

"那确实是一部充满力量的电影。"

"我只是不想让任何人看到我表演而已。"

我终于找到问题的症结所在：她不但害怕被负面眼光看待，也害怕被正面眼光看到她的成功。

"假如你伪装起来，没有人会认出你。"

"那我可以做到。我以前并不知道还可以这样做。"

"卡琳，我很喜欢你，而且喜欢跟你一起工作，"我说得很慢，就像我的语速会影响她消化这些话似的，"你为团体贡献很多，而且看起来你也很享受团体的过程。对我来说最重要的是过程，而不是演出。最后我们会有演出，但那是之后的事，而且它会根据你是谁、大家的需求以及能否做到而改变。我们会在这个过程中一起工作，即使是在最困难的时期。"

她仔细聆听，她的表情慢慢变得柔和，她终于放心了。

"你会带我回去吗？"

"当然！"

她终于笑了："如果我有其他问题或再次感到焦虑的时候，可以跟你聊聊吗？"她的语气认真却也带点调皮。

我点头。"重要的是你愿意这样做。只要你留下，我们可以互相理解，一起面对困难，而不是你一遇到不可逾越的困难就要退出团体。这是承诺的真正含义，即使是最艰难的时期，我们也要一直坚持下去。"

"我会试试看。真的！"

她沉默片刻。

"但我已经告诉治疗师我要退出团体了。她什么都没说，她看起来一点不惊讶，好像已经习惯了我无论做什么都无法坚持。"

"或许这次会不同。"我温柔地说。

"我不明白为什么你要花这么多时间与精力跟我谈话，忘记我会更容易，对吗？"

"我不想忘记你。"

她再次沉默。

"我感觉你相信我，但我不明白为什么。"

与卡琳的会面让我更加确定每月和成员单独会面的重要性。有些成员所分享的挣扎与矛盾可以在团体过程（团体月讨论会）中一起解决，但仍然有许多个别成员在团体单元中面临不可克服的事情。如果我要跟每位成员一起完成团体过程，那么把精力与时间分配给每位成员是我的工作之一。

承诺与健康
的挑战

（1）团体进入第三阶段

团体成员见到卡琳和斯泰西从医院出来时都松了一口气。斯泰西述说导致她再次入院的压力以及她现在的承诺是"不再假装"："即使我不知道自己是谁，我也不会再去假装别人了。"大家似乎立即明白她在说什么，尤其是卡琳。她一直紧紧盯着斯泰西，我看到她正游离于同理与融合之间那条细微的界限。

为了增强成员对戏剧的兴趣，并加强成员之间以及和社区之间的联结，我们会定期一起观看演出。我们第一次外出看演出时，卡琳惊喜地发现其中一位女演员身材壮硕。"她很棒！"演出结束后她称赞道，"她的身材一点儿都不影响演戏！"

接下来的治疗单元中，我介绍了计划内的即兴创作，让成员根据我们观看过的演出，围绕一对古怪且患有恐旷症夫妻进行即兴表演。每组中有两人扮演那对古怪的夫妻，另一人扮演家访的义工。亚历克斯和苏珊扮演那对贫困夫妻，依靠猫粮生存。拉里则扮演要确认社会福利金是否发放的一位正直的社会义工，却被自己看到的情景吓到——这是他在即兴演出中多次扮演的角色。亚历克斯和苏珊把处于疯狂边缘且多年来像猫一样生活的夫妻演绎得入木三分。他们抓挠、舔舐并像猫一样互相交流，在娱乐性与侵略性之间转换自如，而他们的狗——由卡琳传神地扮演——则在公寓里跟着他们。

当团体称赞他们四个人的表演非常逼真时，卡琳说她仍然感觉自己还是那条狗。这时，团体哄然大笑，我在治疗单元结束后找她谈话。我认真审视她与"狗"这个角色之间的联系。我询问她的哪个部分通过狗的角色表达以及她扮演这个角色之前的感觉如何。终于，我发现她成功去除角色。我意识到在之后的治疗单元中需要缩短她角色扮演的时间并限制其充分发展角色。在她离开之前，我们做了一个支持她的活动来帮助她真正回到公寓。

各种形式的热身活动都是强调团体的娱乐性互动。其中一个游戏是我用皱纸做成彩色项链并分发给成员：他们要把项链挂在尽可能多的其他成员的脖子上，同时尽力避免被"戴上"项链。与此同时，成员通过使用鸡毛掸子进行击剑游戏而表现出侵略性。此类聚会通常被用来帮助成员进行非正式的互动，但成员在现实生活中仍然会感觉不自在。有一次，成员在聚会中进行互动时，我指定规则——每人不准做一件事情（如不准笑、不准对视等），但同时要尽量表现自然。还有一次聚会即将结束时，我把装满果汁的塑料杯分发给成员，每个纸杯底部分别有一个成员的名字。进行下个治疗单元时，成员要装入一个简单的礼物，并送给对应的成员。

当团体感觉融为一体，所有人都出席治疗单元时，斯泰西再次入院。她的再次入院是对成员随时可能面临状况倒退的痛苦提醒，他们都经历过旧病复发，杰米和拉里明显地在微微颤抖。通常沉默不语的拉里突然开口："我要告诉你们，因为我早上起不来，没有坚持志愿者工作，所以我刚被中途之家辞退。既然现在一切都充满未知，我不确定是否能坚持参加这个团体。"

所有成员都意识到一种动态联结：一旦团体中有一件事出问题，其他事情就必然会受到影响，但他们不会再让这件事发生在任何人身上。

"拉里，你对我们做出过承诺，而且你得坚持下去，这对我们都很重要。"

"你搞砸了一件事不代表你要搞砸你的人生！"

"让我们一起演戏吧！"

卡琳扮演试图说服拉里起床的管理员，之后他们互换角色。在扮演管理员之后，拉里以替身形式扮演自己，表达自己拒绝面对新一天的内心想法。通过角色接替，所有成员对拉里所处的困境表示感同身受、理解他的感受并提出建议。这时进入第三阶段是合适的，而且我们很快就要根据真实的生活经历开始发展戏剧表演了。

（2）斯泰西的事实

我去医院看望斯泰西，她特别害怕我会把她逐出团体。当我再三确认会让她回来时，她的精神状态变得很好，并积极参加医院里的所有活动。斯泰西非常依赖规律性，没有规律的生活会让她崩溃。除了"超越分析"剧团以外，她的生活缺乏规律，再加上要搬出公寓以及近来看望家人的压力，导致她再次入院。紧急救护之家成为她的第二个家（或更准确而不幸地说，这里才是她的第一个家）。

几天后，斯泰西出院了，但她并未出席接下来的治疗单元。一天后，我接到她的电话，她提到哭泣的婴儿、死亡与逃离星球，胡乱的比喻让我深知她仍然处于危险状态。她的语言混乱让我难以判断哪些是幻想，哪些是真实。我试图理清思路，大体情况是她出院后没有按照规定去中途之家和就业计划处进行面试，而是搬去跟养父母住在一起。我知道平时的斯泰西是多么的意识清晰与富有责任心，这让我更加担心她现在的情况。

考虑到斯泰西的情绪状态不稳定以及她没有车的情况，我开车到她养父母家接她，并带她到附近的咖啡厅。我再一次深深感受到这个项目所包含的承诺——为精神脆弱的成员在医院之外创作戏剧是多么的困难重重。我仔细聆听她的胡言乱语，关于婴儿需要照顾、此起彼伏的电话铃声以及需要承担更多的责任，并意识到她在此刻正慢慢找回自我以及与我之间的关系。她的胡言乱语中有两件重要而扰人的事实：第一，她家里有个婴儿。原来她在医院里与一位年轻女性成为朋友，并承诺如果自己先出院，就帮助照顾婴儿直到朋友出院。事实上。当斯泰西是个婴儿时，她不但常常被忽略，有时还被祖父母虐待。因此，我不仅被她的同情心所感动，也意识到她这个行为的移情作用。另一个事实是她再次注射毒品了。

当我暗自考虑要将她送回医院时，她说："以前每当我说实话，他们都会把我送回医院。"从幻想或伪装中理出事实是斯泰西的中心主题。她话里的意象既揭露又隐藏她的真实内心。她可以与自己沟通，但当她对其他人揭露自己的真实想法时，她就会感到危险。毫无疑问，她进行自我启示表演的内容便与此有关。帮助她渡过这次危机的益处似乎远胜于再次送她回医院的风险。于是，我们一起想办法。我们首先把婴儿送回她祖父母家里，然后处理斯泰西滥用毒品的问题。我们在停车场的黑暗角落里，她在我面前具有仪式性地销毁注射针筒。

斯泰西同意坚持出院时所许下的承诺，我通过医学处方的形式写下她的承诺，并让她签字。之后，为了让她回到现实，我开始谈论团体现在的情况。在她眼睛放光的一瞬间，我捕捉到与我去年一起工作的那位轻松活泼且精神充沛的年轻女性，但她那种沉稳清晰的状态非常短暂。由于她正处于危险边缘，我让她接下来每天都给我打电话。

她坚持计划，并向我报告："一切似乎都是虚假的。我感觉自己就是装装样子而已。"在第三天的团体单元结束后，转机终于出现。她宣称："看望我的家人是我的过错，我要跟他们断绝关系！"以前许多治疗师都建议过她做此决定，但她从不赞成。她总是想再多回家一次，从而找回自己从未得到的东西，但都徒劳而返。"我昨晚梦见你了，"她继续说，"我因为发烧处于半睡半醒的状态，你当时就坐在我的病床旁，并帮我避开消极思想。我不停地问你是不是还醒着，你都回答'是'。"

不可否认，和斯泰西以及其他成员之间的关系对我产生越来越大的影响。就像是成员正在努力攀登危险的悬崖峭壁，而我是他们唯一抓住的绳索。如此重要的角色引发我对临床与道德的思考。我的重要任务是帮助他们独立，而不是依赖；我的角色应当是帮助者，而不是拯救者。成员自己要承担保持健康的最终责任。然而，我相信他们在童年时期未得到满足的需求应该得到重视，他们也应该有获得补偿的经验。[1]此外，一旦来访者渡过危机，他们就有能力获得健康。所以我觉得帮助成员避免倒退是值得的。我跟顾问讨论过这些问题，并通过临床督导的方式检视与分析我的本能选择，这是我与团体的治疗过程中非常重要的部分。

住院治疗：虚构与真实

（1）医院与治疗场景

圣诞佳节的即将来临对团体成员产生了负面影响。杰米的抑郁症变得越发严重。求爱被拒后，他产生自杀念头，并再次入院。

团体成员再一次笼罩在重返医院的恐惧之中。我建议在医院里表演一出戏剧，帮助大家更好地面对恐惧，而不是逃避它，并通过具有创造力的想象战胜它。

"让我们来建立一个很酷的医院！"卡琳调皮地说。

"让它变成一个让人放松的地方。"苏珊附议。

"马莲放松纪念医院。"斯泰西最喜欢讽刺口吻。

"让我入院，我需要这样的医院！"拉蒂莎自愿入院。大家都笑了，一部分原因是对拉蒂莎的表现感到放心了，因为她承认在最近几次的治疗单元中，感到退缩与焦虑。

拉蒂莎能轻松应对如此严肃的话题，拉里也不甘示弱，并以玩笑口吻回应她："好的。我请你入院，我是酷医生。"

酷医生接待新病人并帮助她进入放松状态。"甜心，你放松了吗？"他慵懒地问。"请不要叫我甜心！"拉蒂莎以角色身份反驳他。"好的，宝贝，告诉我你现在的感觉，现在跟着我进入团体治疗吧！"

"泡热水澡的地方在哪里？"斯泰西在舞台外面大喊。

四个人立即跑上舞台，进入想象的热水澡池。所有成员看起来都极度放松，尤其是卡琳懒洋洋地说："我已经入院两年了，这是我最喜欢的地方！"

亚历克斯以按摩师身份进场，准备在团体治疗后为新病人按摩。

---

1 温尼科特（Winnicott, 1958）将治疗看作是帮助来访者反转失败的早期环境经验的场所。满足来访者退化的需要（至少在治疗早期时），能够建设性地帮助其找出并修复婴幼儿期因缺乏照顾而导致的发展缺陷。

"服药时间到了！"苏珊在场外大喊。所有病人急冲冲地吞下马莲放松医院唯一提供的药剂：安定药。

团体完全投入讽刺表演中，发挥幽默机智，玩得不亦乐乎。他们的愉悦来自于相当熟悉却很少谈论的主题，以及戏谑地谈论并随心所欲地表演住院治疗：这不仅能帮助他们释放消极的情绪，而且还能驱散因为住院而感受到的神秘与耻辱。

这次，我们呈现一出关于真实医院的戏剧。团体似乎特别渴望演绎医院里的真实情况。亚历克斯自愿扮演新入院的病人，其余成员立即自发地扮演入院时所需的其他角色。扮演临床工作职员的成员开始测试亚历克斯的精神状况。

"医生，亚历克斯的病历表在哪里？"拉蒂莎越过亚历克斯问道。

"亚历克斯，这不是测试，请放松，"斯泰西开始询问，"你知道自己在哪里吗？"她几乎未等亚历克斯回答，又继续问："美国总统是谁？"

卡琳在确认新病人已经适应了时间与地点后，她继续询问："亚历克斯，接下来我会描述一些场景，请不要思考，直接告诉我你的感受。"她以具有权威性的口吻说："滚动的石头上没有青苔。玻璃房屋里的人不能扔石头。"

其他职员似乎有些无聊，有人说午餐时间快到了，并商议去哪里吃午餐。

"让我来收尾吧，"拉里接手询问亚历克斯，并加入讽刺基调，"我要对这位病人试试我著名的直角三角形斜边定理。艾伦先生，接下来的问题与几何图形有关。圆形、三角形或正方形中，哪个图形让你想到家？"他站立并稍作停顿，似乎为这个出色的问题自鸣得意："哪个图形又让你想到自己？""我绝对不是正方形！"亚历克斯回答后，大笑不止。

团体成员交错表演事实与讽刺的能力与进行共同即兴表演的技能让我刮目相看。我第一次看到了未来演出的雏形。

在接下来的治疗单元中，拉里扮演精神病医生，其他三位成员同时扮演一位病人。这个做法是团体所熟悉的讲故事技术的拓展，一人立即开始讲故事，另一人续接故事。在这个医生与病人的场景中，三人扮演同一个角色，每人根据前一位演员所说的内容与语气进行表演（以及拓展）。团体中每人轮流扮演病人（或病人的某部分），要仔细聆听，并以语言与非语言方式回应其他人。

拉蒂莎："我很难相信别人。我不知道能否相信你或电视……"

卡琳："或上帝，或自己的想法，而且我的这些感受……"

苏珊（情绪开始高涨）："如此难以表达，但如果我再不说出来的话，我就要爆炸了！"

拉蒂莎："所以我要告诉你我所感受到的一切……"

卡琳（下定决心）："现在，我要告诉你我此刻所感受到的一切。"

苏珊："终于，我准备好要对你敞开心扉了。"

拉里（看了一眼手表，然后沉稳地说）："好了，我们这周的治疗到此结束。请记住你的感受，下周回来我们从这个感受继续治疗。"

观看这些演出时，我对团体关于精神健康及其系统的洞察力感到震惊。这些洞察力来自广泛的个人经验，包括深刻的幽默感、细微互动以及强烈情绪。围绕这个主题创作一出戏剧的想法让我兴奋不已。但我也清楚认识到这出戏剧不仅要与医院有关，也应该与成员离开医院后所进入的外界与环境相关，这才能促进成员的个人成长。

杰米从医院回来后，团体成员在接下来的单元中更加情绪高涨。拉里之前对杰米的抑郁症感同身受，也因为他的回归而充满活力。值得一提的是拉里不再只是扮演典型的控制欲较强的权威人士，而是扮演了一个目中无人的六岁的调皮小男孩，硬要妈妈给他买西装。这个角色所呈现的幼稚且叛逆的行为让我想起拉里抗议管理员而拒绝起床的那出戏剧。

在这个场景的后续讨论中，成员分享童年时期要以不自然方式表现自己的经历，就像穿着不合身的衣服。成员根据这个主题来创作让人印象深刻的相关戏剧场景，尤其是卡琳的记忆场景。卡琳从小就热爱动物，但她的父亲是一名捕猎者。在这个场景中，她晚餐时被迫吃下父亲捕杀的动物，她说："感觉就像在吃小孩。"我发现团体已经进入另一个阶段：成员不仅有能力紧急处理与社交有关的问题，而且还能讨论现在与过去的个人问题。

（2）杰米的痛苦

圣诞节前第四天，杰米再次入院。他在与酒吧邂逅的男人发生了不愉快的经历后（他们到达聚会时，那个男人就甩了他）服用了过量药物，因为他"不想再经历那种痛苦"。这次自杀虽然没有生命危险，但结果是他重返精神病院，也因为违反不自杀的规则而被中途之家逐出。他接下来（因为有可能还会自杀）要长期住在州立医院。

我想知道这次杰米遭受拒绝的经历背后究竟隐藏着怎样更深层的痛苦，以及过去怎样的经历导致他如此脆弱，以致无法承受任何来自爱人，甚至陌生人的拒绝。与此同时，我也开始思考我的期望是否不切实际：或许为这群人创作一场公众演出的想法根本行不通。如果我都不能指望演员不用住院，甚至活下去，这件事怎么可能实现呢？

杰米知道自己的出席对团体的重要性，竭尽全力让医院给了他一张通行证。他不想被逐出团体，也不想让团体失望。当他告诉团体这个消息时，大家都沉默不语。我几乎能感知到弥漫在黑暗戏剧空间里的各种想法："我们能相信杰米吗？他会不会最终因我们而死？我们还能相信团体里的任何人吗？我能相信自己吗？杰米因为一个难过的周末自杀，那我呢？我的周末也很难过啊，说不定下个周末更糟糕。"我们像往常一样围成圈，给予对方界限与安全感。

拉里打破沉默，用带有权威与不耐烦的语气对杰米说教："杰米，你应该停下来认真看看自己的问题，你总归要开始处理它们。"这个角色有点像老师，让拉里保持安全距离。

无论如何，拉里至少引发了大家的讨论。"我真的很开心你人没事，而且今晚能来。"拉蒂莎说完，其他人纷纷表示支持。大家都很担心杰米不能再回到中途之家——过去几年对他来说像家一样的地方。

当其他人都在关心杰米的现实困境时，卡琳目光凛冽地看着他，仿佛要看穿他内心深处受伤的部分。"杰米，"她最终温柔而真诚地开口，"下次你感觉痛苦的时候，请打电话给我。不论是凌晨三点或四点，请一定打电话给我。"

"是啊，杰米，你任何时候都可以打电话给我，跟我聊天。你有朋友呢。"

团体再次陷入沉默。此刻我感觉团体处于一种边缘：如果团体吸纳杰米的沮丧并承担起这份重量，那就意味着大家可能都会淹没其中；而如果与他保持一定距离，则意味着大家可以在表面上漂浮。

吸纳的力量非常强大，大家都很熟悉杰米目前所处的状态，并且以前都曾经历过。这种状态既令人害怕，又具有诱惑性：一方面渴望生命，继续活下去，另一方面又向往麻木与死亡；一方面要保持自我与他人的界限，另一方面又要保持分离与完整，让人挣扎不已。

我说话时大家都转向我："我知道听到别人述说你曾经的真实经历，或理解他的痛苦感受都是很难的事情。你们即使深知那种经历的可怕，却仍然愿意给他提供帮助。你们不但能帮助别人，而且能照顾好自己，这真的令我十分感动。"

或许是因为意识到自己可以既表示认同，又保持距离，大家都松一口气，说话的语气与讨论的内容转变到另一种层次。在接下来的对话中，我只是个听众，侥幸而且谦卑地聆听大家在经历过极端的阴暗面之后，还能以一种即便是我或者其他任何专业人士都无法做到的方式给杰米提出建议。我虽然经历过痛苦，也经历过很多事情，但从未真的经历过如此绝望的情绪，乃至要结束生命。现在轮到他们互相帮助彼此了。

卡琳首先开口："杰米，我曾经也试图自杀，让自己永远沉睡。我几乎成功了，但他们救了我。我现在很开心他们把我带回来。有时我会想如果当时我真的死了，我肯定会错过一切。虽然生命中有痛苦，但也有快乐，就像那些简单珍贵的东西，比如大自然或美景。我们需要勇气活下去，但这一切真的都是值得的。"

"我真的能够感同身受，杰米，"斯泰西沉默了很久，终于开口，"我曾经也尝试结束生命，很多次。但我选择坚持活下去是因为我知道努力最终一定会有回报，一切都会是值得的，而且我相信一路上都会有惊喜，比如新朋友。有时候朋友不在你身边，你很容易就忘记他们的存在。我也相信生命中的一切都是有目的与意义的，但我们需要找到它。"

苏珊说："我曾经也试图结束生命，一次服了药、一次割腕，还有一次我跑到正在行驶的汽车前面，我真的知道那是种什么感受。每当这时，我都努力记住，生活不会一直这样，事情都会改变的。"

之后，一位成员也揭露了自己的自杀经历。杰米凝视着每位说话的成员。

拉里语气强烈但很温柔地说："我的父亲自杀了，杰米。我当时就站在那里，但我现在努力做些不同的事情，我感觉自己在慢慢变得更加坚强。坚持活下去是一种挑战。大多数时候我就想，去他的，我绝对不会步其后尘！"

"我想我们可以互相帮助，绝不放弃。"拉蒂莎说，大家都默默点头。

该是进行下一阶段的时候了。

我展开一张能够铺满半个房间的厚纸，拿出彩笔和马克笔。大家围绕厚纸坐下，每人占据一部分。我让大家以填充题的方式填满空格并进行反思：这个团体是___；成员的名字是___；我希望我可以___；我们的表演会___。我以不具有威胁性的方式提出一个几乎从未被提及的主题（在疗程开始前，我只与个别成员聊过，之后再未提及）：表演。但我清楚地知道活动的过程比内容更重要。所以我继续大喊："现在占据更大纸张，写得更大一些！扩展你的部分。你很贪婪，想要更多地方写字。"

我在活动中加入了魔法元素——互动，团体成员充满了笑声与活力。每人都享受着不带有侵略性地充分表达自己的观点。这个活动不是事先设计的，而是我即兴创作的。"现在，请围绕整张纸走动，像阅读卫生间墙上的涂鸦一样，你可以对阅读到的部分表达自己的观点。"每个人四处溜达，随意伸展身体，以及在纸上乱涂乱画。涂鸦这个意象能够让成员匿名地表达自己的观点，从而激发成员自由创作。我看到很多语句充满了诗意、幽默与智慧，最重要的是成员对彼此的赞美：杰米是彻头彻尾的好人；卡琳才华横溢；斯泰西重获新生。很快，成员互相之间的回应形成了完整的对话，整张纸上填满了色彩与对话，仿佛被成员赋予了情绪与灵魂。

圣诞节前两天，我们决定到斯泰西的新公寓举行百乐餐。尽管成员离开剧场时精神抖擞，到了斯泰西家里时却十分退缩。拉里独自躲在角落；卡琳拒绝吃东西与拍团体合照；拉蒂莎一直在抽烟，神情十分紧张，或许是因为她想到了杰米，又或许是因为她害怕由于团体中的某个人重返医院，团体的状态会改变：这个团体就不能称为前精神病人团体了！

晚餐后，所有人都躲在客厅的角落里，中央空无一人。亚历克斯带了香槟，我提议大家到房间中央一起举杯祝酒。我说："为七位出色的人干杯！"酒杯互碰发出清脆的响声时，大家终于有了眼神交流。我突然意识到这是个提醒大家过去十二周所取得成就的重要时刻。我再次举杯："恭喜你们每个人——大家都已完成整个过程的一半！成功地履行自己的承诺！大家都做得太棒了！"这种说法帮助大家扭转自己的想法：从"我能坚持到底吗？"转变为"我已经完成一半啦！"

终于，大家开始自发地互相祝酒。每个人轮流提议祝酒语，然后大家互相碰杯，因而房间里的气氛变得轻松愉快而且充满游戏性。

"表演"虽然依然神秘而且抽象，但已变成大家可以讨论的概念。我提议再次举杯："为了'超越分析'剧团即将到来的最激动人心的、最独具创意的、最令人感动的、最激励人心的、最好玩的、最有力量的……（我每添加一个形容词，大家就笑得越大声）的演出干杯！"同时，大家热烈鼓掌。

在大家谈论关于演出的恐惧、希望与想法后，斯泰西告诉大家她会作曲，并愿意跟大家分享她最近创作的一首歌曲。她颤抖着双手拿起吉他，优美的旋律伴随着下面的歌词缓缓响起：

朋友，我向你走来

你说我们要举行派对

但你的聚会欢迎这种感觉吗？

朋友，我喊你的名字

但我再次发现自己只是在做梦

我似乎永远都在做梦

天色渐晚，为了完结这个聚会，我让大家聚集成一个小圆圈，杰米躺在中间的地板上。我们缓缓地把他抬起来（团体举高），然后托住并摇晃他的身体，团体成员的热情与亲密又回来了。

我送杰米回医院的路上，他一直沉默不语。我们在宵禁之前赶回医院。他即将下车时，突然拥抱我并说："这是我有生以来第一次跟家人一起庆祝圣诞节！"

（3）分享经验

每逢佳节，团体成员都会变得特别脆弱，所以我带着大家进行一些有规律的活动。例如，增加与个别成员的单独会面、一起观看即兴剧场演出并给大家布置作业——包括为排演曾公开演出的剧本（有必要让大家聚到一起）或根据自己乘坐火车时的内心想法，写一段独白。

苏珊告诉大家，她搭乘公交时，写下了一段内心独白。我们将这段独白发展成一个戏剧场景：包括苏珊在内的所有成员都扮演公交车里安静的乘客，但她的内心想法被录音带播放出来。她汹涌澎湃的内在状态与平静如水的外在表现（以及她周围的安宁）之间的鲜明对比形成了一种戏剧张力。

"我是这群人中的一员吗？我看起来像是他们中的一员吗？每个人都隔开而坐，没人跟我说话，我感觉好孤单。我不属于这里。我是个外星人。不对，大家都在注意我，因为我与众不同，所以他们都不喜欢我。"

"放轻松！忽略这群人，等着下车好了。看看广告吧！（她往上看）今——年——每——七——个——人——中——就——有————人——被——送——进——医——院！噢，天呐！放轻松！"

独白还在继续，反映出苏珊被淹没在紧张、不安与妄想中的感受。这个场景意义重大，因为成员经常谈起乘坐公交时的创伤经历，以及在公众场合感觉与他人格格不入。

团体成员继续讨论，呈现引发释然与幽默感的共同经历，并开始自嘲所处的文化环境。在一个讽刺团体治疗的场景中，苏珊再次扮演治疗师，站在舞台中央面对一群深受情绪困扰的成员，她挣扎不已。这时，我加入召唤情绪，包括扮演治疗师在内的全体成员立即演绎我喊出的任何情绪。同往常一样，成员利用自己的情绪与神经质演绎这个场景。当我喊出最后一种情绪"恐惧"时，每个人都很开心能够夸张地表达自己熟悉的感受。这个场景中最诙谐的部分是听到苏珊以恐慌的语气回应混乱："这么多人都依赖我……去带领这个团体……但我根本不知道怎么做……"

有一次，当我要开始治疗单元时，我发现每个人都在讲述自己入院的故事。斯泰西的故事特别具有戏剧效果。那天，她总觉得有一个灯柱侧歪而且要掉下来了，她努力用手托住它好几个小时，直到警察到达她家。因为无法让她相信灯柱不会掉下来，好心的警察最终只能帮她托住它。当她确认灯柱回到原来的位置时，才肯放手，警察将她送进医院。

团体成员顺畅自然地从讲故事直接过渡到戏剧表演。我们开始演绎这个场景：亚历克斯与杰米扮演的警察表演假装用手托住要掉下来的灯柱，既搞笑又令人感动。他们借由这个做法进入斯泰西的世界与她产生亲密与友好。

当我试图评估哪些场景适合演出以及哪些场景互相关联时，主题浮现了，我要指导团体深入探索这些主题。虽然成员所分享的共同住院经历具有导泄作用（对外界观众有潜在教育意义），但过去的经历不该被过分强调；成员能够从治疗与戏剧双重角度处理当下的问题才是至关重要的。接下来的治疗单元中，成员（分成两组）互相讨论并围绕离开医院时所面临的挑战创作一出戏剧。

亚历克斯演出一场拜访老友（由苏珊和拉蒂莎扮演）的戏剧。这些朋友不知道他曾精神崩溃并入院治疗。很长一段时间里，他拒绝回答任何有关他去了哪里的问题，每次都机智幽默地绕过去。直到最后，他虽然很害怕朋友们的异样眼光，但还是说出了实情。

斯泰西演绎自己住在亲戚（由卡琳和拉里扮演）家里的情景。亲戚们生怕她随时会再次精神崩溃。斯泰西在整个场景中表现得十分退缩。当我建议她重演这个场景，并展现她如何应付这些亲戚时，她感到很迷茫。此时，团体成员建议斯泰西尝试不同的回应方式，有些甚至是她在现实生活中未曾试过的方法。在大家的鼓励下，她尝试采取更积极主动的方式重演这个场景。首先，她跟家人解释不需要小心翼翼地对待她。然后，当她独自一人待在房间里时，她大声地告诉自己："虽然她们很担心我随时又会'崩溃'，但我已经不再是三个月前入院时那个脆弱的自己了；即使他们看不到我的改变，这些改变却依然存在，我不需要'活得不好'去满足别人的期望与想法！"

我邀请黑人话剧团（Black Repertory Theatre Company）的嘉宾来教导大家如何制作

面具（我们很快就会去观看他们的演出）。成员第一次对"外来者"表现出热情，一部分原因是这位导师敏感而且暖心，更多的原因是大家越发准备好去接触外界、面对社区，以及对发展自身戏剧技能的兴趣与日俱增。此外，从文化角度而言，在不同种族的带领者与演员面前揭露自己并被认可对成员来说也很重要。

我们已经处理了如此多的内在文化素材，是时候面向社区了。我们不定期邀请这位导师，或其他来自不同文化并擅长不同剧场方法的戏剧艺术家。他们不仅传授成员新的技能，也对我们重新演绎的一些场景提出批判性建议。

我很感恩大家在一段时间内没有出现任何混乱或危机，甚至还传来了一些好消息：拉里和斯泰西找到兼职工作，亚历克斯在黑人话剧团自愿帮忙，斯泰西和亚历克斯开始对表演感到兴奋。我尤其欣赏亚历克斯，他每次都出席排练，并成为最稳定可靠的成员。我们接受卡琳的"自我"后，她减少了对扮演角色的恐惧，并已准备好"经历"表演。

我终于开始将自己的精力转移到建构演出，但好景不长，我的注意力不得不再次回到成员身上，因为拉蒂莎突然变得沮丧而且退缩；苏珊极其嫉妒斯泰西与卡琳之间日渐亲密的关系，不但打骚扰电话恐吓她们，而且还做出自残行为。我为她们三个进行了调停治疗单元，也跟苏珊单独会面；杰米又开始听到奇怪的声音。为了不让自己感到泄气，我努力关注积极的一面：不管任何情绪或危机，至少每个人都出席治疗单元，而且没有人重返医院。此外，我感觉到每个人的心里似乎都有一个共识：不论发生什么，演出都会继续。

痛苦转化成艺术：演出高峰

（1）杰米的挑战

杰米将他的幻听称为"洛奇"，并说洛奇让他去自杀。幻听的人格化让我想尝试一个小实验。在与杰米的个人治疗单元中，我带了录音机，并建议录下洛奇的信息。

杰米扮演洛奇，开始说话："来吧，去自杀吧，一切都会结束，没有更多的痛苦。看到上面的洒水装置了吗？你要做的就是挂上一张床单，然后吊上去。来吧，结束它。我会帮助你、陪着你。你不会孤单的。"

几分钟之后，杰米想要重播录音。当我们一起聆听录音带时，杰米阴沉着脸，显得退缩不前，好像要被洛奇"吞没"了。

我建议他回应洛奇，而不只是被动地聆听。

我们录下更多洛奇的内心独白，并重播录音带。正当杰米试图回应洛奇时，他变得有些活跃，但仍然没有说出任何话。他被洛奇的话深深吸引以至于不能做出任何回复。

一周之后，杰米交给我一个剧本，并说："那出戏剧的剧本。"很显然洛奇那天晚上又来了，杰米录下了洛奇所说的话以及自己犹豫不决的回答。

在演绎杰米那出戏剧的前一个治疗单元中，我提前告诉团体："我们即将演绎一些情绪激烈的戏剧，关于难以面对但很重要的主题——自杀。"

"那个东西啊，自杀和幻听，没什么大不了，"他们立即戏谑地回应，"我们每天都要和它打交道！""司空见惯啦！"团体目前已经发展出面对生命中隐藏而黑暗部分的能力。

我让杰米思考能够让洛奇出现的场景。他选择拉蒂莎来扮演医院里的护士，护士通知他已被逐出中途之家的消息。

拉蒂莎即兴开场："杰米，中途之家打来电话，因为你违反不能自杀的规则，他们不让你再回去了。我很抱歉。"

杰米沮丧透顶，并拿出电话，打了一通长途电话给母亲。

"你好，妈妈。"

片刻之后。

"妈妈？"

还是没有回应。

"妈妈，你在吗？我是杰米。"

杰米颤抖地缓慢挂上电话："她挂了电话。"他自言自语："每个人都把我拒之门外。"

我开始播放录音。

"来吧，结束一切。看到上面的洒水装置了吗？你要做的就是挂上一张床单，然后吊上去……"

杰米沉默不语。录音带里他扮演洛奇的声音继续："你不会再孤单一人。"

"你要不要试试在水里割腕？你以前服用过药物，但你知道那不会成功。所以按照我说的，跟我走吧。"

"跟我走吧"和"你不会再孤单一人"这两句话让我感到震惊，我想起杰米的孪生兄弟八年前死于车祸。

"来吧，结束吧。只要一下子，一切就都结束了。没有担心，更没有关心。"

杰米专心聆听着，他唯一的回应是偶尔虚弱地说"不要"或"让我一个人待着"，我要求他更大声地用力反驳洛奇。

当我观察杰米时，我也用眼角余光扫视了正紧盯着杰米的其他成员。我发现成员开始将注意力转向内在，我不得不在这时介入场景，防止他们变得退缩。我终止杰米的戏剧并询问大家的意见，但每个人都沉默不语。不仅成员需要克服无力感与吞没感，而且杰米需要得到大家的支持。然而，杰米与团体之间存在距离过远或过近的问题。这时，我想起几周前的那次讨论，所以我要求团体进入舞台。我提醒成员杰米出院后来参加治疗单元时大家支持他的场景，并让大家以"我"开头创作一或两句台词，再次给予他支持。

成员在空旷的舞台互相靠拢，试图找回自身的力量并回想自己的生命中处于自杀边缘的经历，然后进行讨论。大家从痛苦与绝望中衍生出表现坚韧与信念的台词，通过合唱形式向杰米述说，并希望他能接收到。杰米认真聆听，好像要吸收成员所说的每一个字。讨论的神奇力量与潜力将成员带回了生命，或更确切地说，剧场。

如果杰米不会为了感觉不孤单而依赖洛奇或死亡，或许他就能反驳回去。

团体仍然站在一起，安静地等待，我再次播放录音带。

"闭嘴！"杰米大喊，"我不想自杀！"这时，他说出了一句超越剧本的台词："你只是我身体里的一部分，一小部分而已！"这句话第一次表明了他是声音的主宰，而不是任何外在因素。他不仅可以克服这一部分，而且还可利用自己的其他部分来回应洛奇。

杰米说出更多的台词，终于开始与洛奇对话。我指导拉蒂莎进入场景：一边是她让杰米去参加团体治疗；另一边是洛奇具有诱惑性的声音还在继续，杰米在两边之间挣扎不已。我告诉杰米他能以任何一种他所希望的方式结束场景。

"别走，"洛奇继续说，"跟我一起结束这一切。"

杰米以我从未听过的声音大喊："不！"尽管只有一个字，却充满了力量与信念，"我要活下去！我会做到！"

"杰米，再大声一点，更坚强一些！"我在舞台外大喊。

"我会做到！我会活下去！"他咆哮道，"我想要活着！护士……我来了！"

杰米的这出戏剧恰恰强调了戏剧与治疗相结合的作用。演出场景（详见第二章）的戏剧目标与治疗目标是一致的：杰米需要找到对这些声音的回应并以信念与力量表达出这些回应。这个场景对杰米此时的人生旅程有益，并会成为演出的一部分。它不只反映了杰米的极度挣扎，还影射了团体正在经历的挣扎。更重要的是，它还代表一种普遍存在的挣扎——究竟放弃还是坚持？

我开始思考，如果这出戏剧能成为演出的一部分，那其他人的演出高峰为什么不能呢？演出的第一幕戏剧可以是关于成员如何进入精神病医院、住院的经历以及出院时成员所面临的问题；第二幕戏剧则可更深入地探索成员的个人问题。

在与成员的单独会面时，我开始帮助他们回顾生命中的挣扎，检视哪些挣扎可用作演出的潜在素材。我这样做并不只是作为导演，只关心演出的发展，同时也是作为治疗师，相信帮助成员掌控痛苦，将其重塑并转变为可讨论的艺术这个过程具有疗愈作用。

（2）虐待与否认事实：毁灭性的二重唱

卡琳告诉我她与父亲之间的危机。他要求卡琳回家"回答关于她未来人生方向的问题"。她拒绝了，她父亲生气地不再承认她这个女儿。

在一些指导下，卡琳将这个生活场景转变成一出戏剧，并根据真实的电话对话写了一个剧本。她让拉里扮演她的父亲，并用录音机录下他的声音。在这出戏剧里，观众会听到她与父亲之间的对话。

她决定在父亲来电后不久，将母亲打来的电话也加入其中。母亲并未提及任何刚刚发生在卡琳与父亲之间的争执。剧本也描述了母亲否定事实的情节，并被录音机录下来。

在这出戏剧中，我们第一次听到卡琳与父亲之间的对话。

"你母亲和我一整天都在思考你的未来。我们看了加州大学伯克利分校提供的课程，你为什么不注册科学课程呢？我们告诉过你我们很高兴帮你付学费。"

"我就是不感兴趣而已，这不是我现在想做的事情。"

"那你想做什么呢？你没有工作，也没有计划。我们想让你回得克萨斯一段时间，回答我们一些问题。我们会负责机票和狗的寄养费。"

"不要，这不是我现在想做的事情，也不是对我最有利的。"

"如果你是这个态度的话，我们就不会再给你任何资金支持了。"

"好吧，父亲，如果你想这么做，那就这么做好了。"

突然，她父亲毫无预警地怒吼："你再也不是我的女儿，我也不再是你的父亲！我就当你死了！我再也不想知道你的任何消息！"

卡琳沉默不语，她父亲继续说："每天我都后悔生了你！""嘭！"父亲挂断电话。

卡琳站在舞台上一动不动，表演引发了她的真实感受。我让她尝试大声说出自己的感受。

"爸爸……为什么？天啊，我要自杀！"她颤抖地说，"不，我需要注射毒品！我要疯了！我要去医院。去它的，我什么都不想干！"她抱着自己，仿佛在安抚自己："太痛苦了，就像流产一样痛苦。"

这出戏剧的目的显然与杰米的戏相同——帮助卡琳找到与痛苦共处的力量，掌控并战胜它。

对卡琳的挑战越来越艰巨：电话又响了，我们听到她与母亲的对话。她母亲以不想"增加电话费"为由挂断电话。卡琳独自面对想要自残的冲动。

她自言自语："他们是疯子！"

然后，她开始号啕大哭："去死吧，为什么他们不爱我？我还不够好吗？"她愤怒地踢翻了椅子，不停击打自己的手臂，并大声尖叫："去死，去死，去死！"

团体开始变得紧张不安、沉默不语。

卡琳停止踢打之后，她又环抱并安抚自己。

我站在她旁边，静静等待，我相信她知道自己该怎么做——无论是为了戏剧，还是为了她自己。

"这不是他们的错，也不是我的错。这是我们的错。但我不会活在他们的幻想中。我不要疯掉，也不要去医院。"这时，她站起来，开始踱步。

"我会变得坚强。我不会活在他们的幻想中。这是我的人生。"

团体成员见证着卡琳通过即兴形式将自己与父母分开，将自己与家庭分裂，并做出新的选择："我会变坚强。我会与痛苦共存。我不会变得麻木或者失去控制。我会感觉到痛苦并与之共存。我会为了自己活下去。"她的声音平静而略带犹豫。

我让她重复这句话。

"我会为了自己活下去。"她的声音变得更有力而且确信，"我会为了自己活下去！"

团体报以热烈掌声。

在治疗单元的尾声，卡琳要求把录音带拿回家，继续练习自己做出回答的时间点。我担心她独自一人在家里反复听他父亲暴跳如雷的拒绝，可能会发生什么事，因而我有些犹豫。当我跟她解释我犹豫的原因时，她说："事实上，当我将这些经历表演出来时，它们对我来说就不再是致命的，好像我对痛苦产生免疫力了一样。"我震撼于戏剧治疗所包含的美学距离的强大，它帮助卡琳控制好自己的角色，她再也不是无力的受害者。创作过程也能帮助卡琳更好地把握角色，最后我把录音带给她了。

为了进一步强调卡琳的戏剧里所提及的虐待与否认事实这一主题，这次我们创作与童年记忆有关的戏剧。

"妈妈，我们可以现在就走吗？"卡琳扮演儿童时期的自己，颤抖着说，"你说说过，如果爸爸再伤害你的话，我们就去汽车旅馆。"

"卡琳，准备好去上学。"她母亲由拉蒂莎扮演，机械地回答卡琳。

"学校？我不能去学校！"她大哭，惊慌失措地说，"他杀了我的狗！他老是喝醉酒，还打我们。求你了，妈妈，我们去汽车旅馆吧？你说过……"

"你爸爸道歉了，他以后会是一个好爸爸，"母亲打断她，"所以准备好去上学。卡琳，记住，我们是一个幸福的家庭。"

斯泰西强烈认同卡琳的戏，因为她的家庭也有虐待、酗酒与否认事实的问题。否认事实这一问题对她伤害最大，导致她一直怀疑自己。斯泰西受到卡琳的鼓舞，她决定演有关自己真实人生的一出戏。根据卡琳的戏剧形式，斯泰西的戏剧内容也与童年创伤有关。

卡琳扮演斯泰西的母亲说："多么美好的家庭出游最后竟然变成这样！你又喝醉了！还把孩子在鳄鱼玩具上摇来摇去！你让我感到丢脸！"

"你能不能闭嘴？"拉里扮演斯泰西的父亲，反驳道，"我在跟孩子玩耍。"

"你那叫跟孩子玩耍？"卡琳嘲讽道。

父母之间的争吵越来越激烈，这时斯泰西跑向妈妈寻求安慰，但父亲却用力把她推倒在地，然后气呼呼地离开。

"你知道爸爸不是故意伤害你的，"她母亲一边跪着检查斯泰西的擦伤，一边说，"你流血了！我们得去医院包扎一下。我需要你记住自己是怎么受伤的。"

斯泰西躺在地上号啕大哭，完全不理解她母亲说的话。

"你刚刚在跟姐姐玩耍。"

"可是姐姐不在这里。"斯泰西不停啜泣。

"没关系，这就是个故事，就像我每天给你讲的睡前故事一样。你跟姐姐在楼梯顶上玩耍。"

"我们家没有楼梯。"

"然后你不小心从楼梯上滚下来。要是你能把这个故事讲得跟妈妈一样好，妈妈就会很爱你。"

"你会吗？"

"是的，我会。那我们来练习一下这个故事……"

几分钟后，她们来到医生办公室。亚历克斯扮演医生，询问小斯泰西是如何受伤的。在她母亲的监视下，小斯泰西试图开口，但却说不出任何话："嗯……嗯……"

医生看向她母亲，疑惑地问："她不能说话吗？"

我在此刻终止这出戏剧。

在现实生活中，斯泰西会选择性地变成哑巴。

接下来是与现在有关的戏剧场景。斯泰西给她母亲的两位朋友倒咖啡时，她们问斯泰西最近怎么样，她母亲立即替她做出回答。斯泰西被母亲打断好几次之后，她就不想再说话了。

"斯泰西，你现在做什么工作呀？"母亲的朋友提问，她母亲立即回答："她现在是个职业治疗师。"听到母亲的回答时，斯泰西十分吃惊。

她母亲的朋友离开后（讽刺性地告诉斯泰西，跟她聊天真愉快），斯泰西质问母亲："你为什么撒谎说我是职业治疗师呢？"

"斯泰西，你这么长时间都是职业治疗的病人，我想你也只能聊聊这个吧！"她母亲不假思索地反驳她。

（1）期盼已久的演出

演出过程

第四个月的排演接近尾声。戏剧场景日益增加的情绪强度让团体越来越期待演出。我能感觉到大家对演出架构的渴望，所以我设计了"剧本"，勾勒出演出的基本框架。剧本的目的是让演出越发切实存在，并激发成员提出自己的想法。

我没有郑重其事地把剧本分发给大家，而是跟团体做了一个游戏。每人试图抢到尽可能多的剧本，最终拿到写有自己名字的剧本。这个轻松而互动的热身活动帮助成员避免过度焦虑，并为重要的时刻营造活跃氛围。之后，我使用背靠背技术进一步缓解成员的焦虑情绪。但当我们坐下来回顾剧本时，拉里和拉蒂莎明显地情绪紧张；卡琳突然说自己"焦虑情绪发作"，在我做出反应之前，她跑出了房间。我让大家休息15分钟。

休息后，我对大家说："让我们围成圈站立吧！"在杰米和苏珊的支持下，卡琳慢慢放松下来。然后，我加入大家熟悉的团体模仿，说："跟着我做。"

我一边跑，一边大喊："我好害怕呀！"团体七人立即模仿我的话语与动作。我们的害怕慢慢变成恐惧，直到最后我们疯狂地跑离彼此。

我接着说："我们取消演出吧！"每个人加入不同话语，大家十分享受这个游戏，"取消演出！""再也进行不下去了！""没有演出！"

大家从一开始的释然转变成失望与后悔，因此我们重演这个场景。"我们一起表演吧！""我们将要演出！"大家的焦虑情绪慢慢被兴奋取代。

团体模仿练习之后，我要求拉蒂莎和拉里坐在观众席，假装正在观看"超越分析"剧团的演出。

拉里扮演一位来自美国中西部的保守男性，他跟拉蒂莎嘟囔："我听说这个演出里的人都是疯子，是吗？"

拉蒂莎平静地解释："我听说表演团队所有人都经历过情感压抑并曾住院接受治疗。但是他们现在都出院了，而且越来越健康，他们不应该被看成怪物。"

"我说，你要知道'一日疯狂，终身疯狂！'"

"我是来看我妹妹表演的。"拉蒂莎礼貌地回话。

拉里大为吃惊："你认识这个演出团队里的人？你妹妹是疯子？"

"那是以前，"拉蒂莎以姐姐身份回答他，"她现在很好，不管怎么样，演出快开始了。看演出吧，看了你就明白了！"

我们继续即兴场景，团体里的其他人轮流扮演观众，有些扮演熟识的人，而有些则扮演陌生人。

这个治疗单元中的三个部分在处理成员面对两个月后公开演出的焦虑情绪十分有效：①集体休息（团体称之为"焦虑情绪发作期"）；②模仿技术能帮助成员表达恐惧；③即兴场景中演员扮演观众。这个技术不仅能探索演员被（某些人或观众）观看时的焦虑，而且能增强美学艺术以及团体的沟通意识。

接下来的几个单元中，团体成员再次演绎这些剧本中的场景，互相提出建议。这一过程发展了团体从美学角度检视情景的能力，并提高成员对批判性反馈的容忍度。

团体成员从戏剧角度发展并润饰演出，以及专门设定最后的台词，并将治疗问题一一具体化：斯泰西和卡琳进一步意识到童年时收到的双重信息对自己影响很大；杰米将自杀想法与被抛弃和拒绝的感受相关联；拉里意识到自己对充分参与生活的恐惧。戏剧与治疗目标之间的自然交融仍然让我感到惊讶。

（2）排演过程

当我们通过排演方式进行治疗单元时，拉蒂莎变得愈加退缩与抗拒。当我们进行讨论时，她闭上眼睛；当别人在排练时，她坐在一旁看书；当我邀请她加入时，她满怀敌意。

在我们的下一个月讨论会中，卡琳表示她思念以前的拉蒂莎。考虑到拉蒂莎无法忍受直面表演，我告诉大家演出团体的焦虑不可避免，但需要正常看待这些情绪。因此，我让每个人回想自己表现焦虑的方式，分析导致焦虑的原因以及如何正确处理焦虑情绪。当每个人都分享自己如何应对焦虑情绪时，拉蒂莎的紧张面容终于放松下来，说："我被演出吓坏了！当我感到焦虑时，我需要很多空间。这时，最好不要入侵我的空间。只要让我知道我还可以就好。"

接下来的单元中，拉蒂莎终于准备探索发展一出戏剧的可能性。团体提醒她是工作导致了她的精神崩溃。她承认自己即使只是听到"工作"这两个字，都会胆战心惊。她说："压力能够击垮我。"她说的话让我想到拉蒂莎无法处理演出压力。因此，我说："但是你回到工作岗位意味着你在变好，证明你出院后变得正常。"

团体站成一条直线，面对拉蒂莎。我让他们以一次一字讲故事的方式大喊："拉—蒂—莎—你—真—应—该—想—想—出—去—工—作！"

拉蒂莎虽然笑了，但这无法掩饰她内心的恐慌。团体准备一出有关拉蒂莎开始新工作的戏剧场景。拉蒂莎扮演办公室的接待员，电话响个不停，同时她不断地收到新的任务——复印、打字、归档。三位同事不约而同地告知她要在午餐前完成所有工作，拉蒂莎所面临的压力不断增加。最终她毫无预警地把电话摔在地上，非常气愤地离开了。

"我知道自己那样做不对，或许下次我就不会那样做了。"当拉蒂莎安静地说出这句话时，团体成员感到安心了，因为知道拉蒂莎的失控只是演戏。我建议她重演她所说的"下次"。

团体重演这个场景。当其他三个人把工作都交给她时，她站起来面对她们，平静而坚定地说："对不起，现在是午休时间，我午餐后会把这些工作做完。"她抬头挺胸地走出去，团体给予她喝彩和掌声。

即使是在排演阶段，我们仍然照常在每个单元初期进行互动游戏。情人节那天，我要求每个人准备一份礼物，偷偷地交给另一人，但不让对方看到。在另一个单元中，团体的紧张与侵略性情绪通过泡沫战争得到释放。与此同时，我继续邀请嘉宾观看我们的排练，以及和成员一起观看当地的戏剧演出。

团体一起观看演出的经历不仅能丰富团体的戏剧经验，而且还能为大家提供进行非正式互动的机会。某个周日，观看完自传式表演后，我们一起步行到附近的公园。大家精力充沛而且充满活力。我看着他们一起轻松愉快地玩耍，为他们之间的轻松互动、亲密友谊与团体归属感深感欣慰。

"我们的演出一定富有力量。我们演出的主题是观众在其他演出中看不到的。"苏珊兴奋地说。

"当然，他们肯定会大吃一惊，"斯泰西笑着说，"因为这是'超越分析'剧团的恐怖片表演！"大家哄堂大笑。

"我都能想象那个画面：蕾妮平静地告诉观众演出将要晚几分钟开始后，她飞奔到金门大桥接我们。"杰米一边开玩笑，一边看我的反应。众所周知，金门大桥是著名的自杀地点。

"今天来剧场的路上，"卡琳继续（对我和团体）开玩笑，就我如何要求他们坚持承诺而取笑我，"斯泰西和我一路狂奔，最后幸亏没迟到。坐在车里时，我们在想：如果我们出车祸了怎么办？我们想象那时蕾妮会这样对大家说：'卡琳和斯泰西出车祸了，这是他们今天缺席的借口。但我不希望你们认为这是个好借口，都出车祸。虽然她们现在仍然处于昏迷状态，但我已经与医院联系好，让她们能回来进行周二的排演。'"

成员又嘻笑打闹了一会儿后，我们的讨论慢慢变得严肃。我们开始考虑用前精神病患者的身份进行表演的优点与缺点，以及通过这个演出我们希望传达什么样的信息。例如，关于精神健康与疾病、精神健康体系、成员的生活或人性的挣扎等。"演出应当展示制度内的真实。"亚历克斯说。这时，斯泰西和拉蒂莎分别插话，一人说："和离开的感受……"；而另一人则说："以及进入外界的感觉。"苏珊继续说："还有表达每个人的内在感受。"卡琳进一步解释："我们通过自我启示，把内在感受传递到外界，从而面对他人。"

这番讨论引出我们演出的题目：《由内而外》

下一个治疗单元时，卡琳带来了一首诗。因为她不希望我们的演出让观众觉得一切的过错与责任都归咎于过去，尤其是父母。于是她以优美而有力的语言写了一首诗给她的父母，有关虐待会代代相传。

……我已承担无爱的包袱如此之久……

这就是我的遗产？

纠缠的绳索如同永无休止的双螺旋

细长发光的链条缠绕着我们

将我们连接在一起

如同项链？

还是圈套？

我知道你从未了解过你的父母

他们也不了解自己……

　　除了卡琳的诗是提前准备的以外，其他所有场景都允许成员随时在表演中加入新台词——营造一种即兴氛围，这不但让戏剧表演引人入胜，也让我们的治疗过程更加深入。然而，每出戏剧的框架和最后一句台词会被设定。

　　演出的整体框架越来越清晰。第一幕戏剧关于成员进入精神病院。在第一个场景中，团体扮演治疗师团队，一起评估亚历克斯的精神健康状况。在第二个场景中，警察帮忙托住灯柱后，将斯泰西送进医院。接下来的场景进一步阐述内在情况，包括医院的内部制度与病人的内心想法。第三个场景是关于一个团体戏剧治疗单元，由苏珊扮演治疗师。当观众喊出情绪时，所有演员一起表演那种情绪。第四个场景中，在去见精神病医生的公交车上，苏珊扮演自己，并处理自己波涛汹涌般的内心情绪。之后，演出自然过渡到第五个场景——医生与病人，拉里扮演精神病医生；苏珊、拉蒂莎与卡琳扮演病人。当演员处理出院所面临的问题时，第一幕戏达到高潮。第六个场景是关于亚历克斯直面朋友关于他之前究竟去了哪里的询问。第七个场景中，斯泰西演绎回家后面对家人的小心翼翼。

　　第二幕戏剧则深入探索个人的挣扎，每个场景都有一个主角。斯泰西负责第一幕戏剧的完结，也为第二幕戏剧开场。第二幕戏的主题是她一直深受双重信息的影响：首先，母亲要求童年时的斯泰西就自己如何受伤撒谎；然后，母亲代替她回答任何问题。在下一个场景中，卡琳分享处理双重信息与虐待时所面临的挣扎：一开始，母亲在她童年时否认自己被严重虐待；然后，她接到来自父母的充满拒绝与困扰的电话。之后的场景加入了更加深刻的情绪张力，杰米演绎一出直面自杀幻听的戏剧。随后，当卡琳朗读一首诗时，成员通过她身后的投影播放她和其他成员童年时期与成年之后的照片。接着是拉里的戏剧，其中他以幽默方式演绎自己抗拒管理员的要求而赖床不起。这出戏剧最终慢慢探索他内心的挣扎——不愿面对人生。拉蒂莎的戏则是关于她难以面对新工作，以及如何应对生活压力。

在第二幕戏的每个场景中，演员不仅要演绎自己生命中的挣扎，而且还要在舞台上与这些挣扎搏斗。他们要以一种新颖且健康的方式面对痛苦与自我毁灭，并做出回应。这些回应即使不是他们真实生活的蓝图，也会是预演。

在《由内而外》的尾声中，演员挨个儿走上舞台，并重复场景中最有力量的台词（大多是最后一句台词），从而表达他们战胜一切的意愿。当第一位演员开始说出台词时，其他演员一起重复，并模仿其手势与表情，从而达到和谐。拉蒂莎最后进入舞台，并大声宣告："下次一定会不同！"其他演员一起重复这句台词，每一次重复的声音更大、感情更深。与此同时，他们彼此靠近并环绕胳膊。演员们面对观众时最后一次一起大声喊出那句台词，鞠躬谢幕。

第二幕的每个场景在团体单元与个人单元中都排演过。在个人单元中，我们检视任何细节，并帮助成员发展情绪与增强洞察力；同时，我鼓励他们不但找出重要台词，也要自发地创作新台词。

我们还邀请戏剧界的著名导演来观看排演，他们不仅给予成员专业意见，而且帮助团体慢慢习惯被外来者观看。

除了跟成员排演以外，我不断寻找加强场景之间戏剧性联结的不同方法，让每个场景之间的过渡更加顺畅。我还尝试不同音乐、灯光与幻灯片来增强戏剧效果。在此期间，斯泰西积极参与演出制作的所有方面。我跟她一起挑选观众入场时以及中场休息时播放的音乐。

我为每位成员拍摄了照片。《由内而外》以每个人的特写照片作为开场，并配合播放吉米·克利夫（Jimmy Cliff）与基利·布莱特—普拉默（Guilly Bright-Plummer）的歌曲《坐在地狱的边缘》[1]。

　　　　坐在地狱的边缘

　　　　等待骰子转动

　　　　坐在地狱的边缘

　　　　我知道自己要离开

　　　　虽然他们千方百计阻止我

1　唱片版权由宝丽金国际有限公司所有，经授权使用。

但我知道信念会指引我前行

虽然我不知道生命将带领我去向何方

但我知道我曾经在哪里

我不敢说生命会展示什么

但我知道我曾经见过什么

小男孩一路前行……

第一个场景开始前的最后一张幻灯片是团体合照。

演出前的第三周，我聘请黑人话剧团的一位导师作为舞台总监，团体与他互动较好；同时，我还聘请了灯光师与音乐技师。我们的排演每周三至五天，每次长达三到四小时。大家的兴奋与紧张情绪与日俱增。我让团体成员帮忙处理许多制作方面的事务，包括印制场刊、票务、准备茶点与提供道具等。这些额外的任务有效地帮助大家疏解焦虑。

此时，我作为戏剧导演的身份更加明晰，因此愈加关心演出的制作。但我还有另一个角色——治疗师，我清楚知道团体成员在演出之前，很容易被推向情绪化的边缘。演出之前是诱发破坏与失败的黄金时期，所以我必须理解与避免团体成员潜在的情绪波动——被观众或外界拒绝的恐惧。与此同时，他们可能会渴望失败、重复过去的经历，以及停留在自己熟悉的情况。在以前的演出插曲中，"超越分析"剧团里扮演重要角色的成员突然离开。这一经验告诉我，制作建立于过程中，如果我不谨慎关注过程，那么演出失败的风险就会大大增加。所以现在即使我花再多的时间修饰作品，也绝不会忽视过程的重要性。

团体并未意识到自己最深的恐惧来自于成功。通过团体单元与额外的个人单元，我开始了解成员关于成功的想法：如果演出成功，那别人对我的期望是不是会不同呢？大家对我的期望如此之高，我会不会让他们失望呢？要是我的支持系统（support systems）认为我成功了，他们是不是就会抛弃我呢？如果我只是表面上成功了，但内在仍然感觉不足与痛苦，那又该怎么办呢？

我帮助团体成员一一检视、证实并演绎所有的恐惧，这不仅能减少其潜在的力量，还能使其更容易被掌控。成员在团体单元中演出恐惧情绪能减少自己冲动的风险。我们不只排练演出，也排练与表演相关的各种情绪，从而帮助成员为演出当天需要表达的情绪做好准备。我们根据时间节点排演（和处理）成员表演时可能产生的强烈情绪。演出最终变成了团体过程的一个部分——高潮，之后成员进行亲密分享、回顾与庆祝。

（3）表演日

演出终于到来！在演出之前，我们开展一系列的团体暖身活动，从而帮助成员通过声音、动作或话语来表达一切就绪的感觉。信任练习能够加强并反映团体之间的亲密感与互相支持。此时，我祝贺大家已经取得真正的成就——大家已经共同努力了这么久，不但经历了高度的团体亲密感，也做好了在外界观众面前进行表演的准备。我们安静地坐在一起片刻，然后拥抱彼此。他们看起来神采奕奕，我知道他们已准备好迎接成功了！

演出期间，舞台总监诺曼在后台监管演出，而我在灯光室里帮助技术人员调节声音与灯光。我知道这是我该放手的时候了；演出如何将取决于团体成员。我相信即使我不在后台，他们也能表演得非常出色。我也深信不论距离多远，他们都能感受到我的支持。我看着观众入场，座无虚席。接待员告诉我门票全部售罄。灯光慢慢暗下来，剧场一片寂静。这时，《坐在地狱的边缘》的音乐声响起，演出成员的特写照片同时被一一投射在剧场的黑色墙壁上，最后一张是团体合照。我突然能够听到自己的心跳声，其实我也很紧张。但随着灯光亮起，他们都在——我深切关心的七个人都站在舞台上。第一个场景由此开始。

他们台上的表演与台下观众的掌声与泪水让我长舒了一口气。每个场景完结时，观众都报以雷鸣般的掌声。演出的尾声最为激动人心。当演员最后一次喊出"下一次会不同！"并鞠躬谢幕时，所有观众起立鼓掌欢呼。

《坐在地狱的边缘》的音乐回荡在剧场时，观众依然站立，并鼓掌欢呼。

观众的掌声不只是给今晚的演出，也是给予在台上分享人生挣扎与成功的每个成员。

第十章
自我启示表演

在戏剧演出的尾声，所有演员走上舞台，接受观众对其创造性成就的热烈掌声。这个直接的认可环节仅限于表演艺术。在表演艺术中，艺术家与作品的同时存在消除了两者之间的潜在分离，通过身体创作的戏剧形式也拉近了人与作品之间的关系。而当观赏者或观众欣赏非表演艺术作品时，如画作、照片或诗歌等独立于创作者的艺术作品，艺术家却不必在场。

演员在观众的热烈掌声中卸下角色，并以真实自我向观众鞠躬谢幕。演员在自我启示表演或自传式演出中全程以真实自我进行表演，所以不必卸下任何角色。[1] 因此，观众的掌声更直接，艺术家与观众之间的界线也更模糊。此外，这些场景是没有剧本的，演员不仅是实现者，也是作品的创作者。所以观众的掌声不仅是给予演员极富创造力的作品，也是对其创作过程、自我揭露的勇气以及对演员的欣赏。

观众的回应让演员获得高度的成就感与认同感。演员以前经历过被贴上各种社会耻辱的标签（如精神病患者、残疾人、老年人、同性恋），而现在观众清楚知道这些身份标签后，仍旧报以热烈掌声，这更加强了演员所急需的认同感。事实上，演员过去的角色（标签身份）与现在的成功角色都来自观众，演员对观众的认可感到兴奋、自豪与自我肯定，演员团体共同分享的经历加深了这些感受。（Emunah & Johnson，1983）

这场演出不仅呈现了演员的个人成就，而且取得戏剧性形式的成功。"成功"并不意味着作品完美无瑕或满足传统戏剧演出的标准，但它的确意味着普遍美学观点的成功——艺术作品能够让观众交流思想、引发思考并投入其中。阿瑟·罗宾斯（Arthur

---

1 关于自我启示表演与自传式戏剧演出之间的区别，详见第七章。

Robbins, 1988）写道，"任何形式的完整作品能否成为艺术，取决于它是否真实地触动内心，交流是一个关键词……作品的象征形式能够包含各种层次的交流，并超越个人部分进而达到更大意义的交流，那它就达到美学交流的层次"（p.95）。

演出不应只得到理解演员所经历的困难的朋友的称赞，更应该得到外界评论家的赞赏。观众若不是从美学角度欣赏演出，其赞扬则只是出于对舞台演员的支持，而不是欣赏完演出后的真实反应。观众不论演出好或差，只关注演员本身的话，会让演员变得高傲自大或幼儿化。此外，这只会加强观众对特殊群体期望值较低的偏见，演出也不会改变观众先入为主的看法。观众礼貌的赞赏只会给演员带来短暂的愉悦；而从长远角度来看，这种影响通常是反治疗的，因为它不是成功的戏剧演出所产生的自尊与自我形象。

自我启示表演的核心在于消除了传统戏剧里演员与自我、演员与观众以及剧场与真实生活之间的界限，因此它所产生的真实感与即时性让戏剧演出变得更加引人入胜。当演员在台上表达痛苦并与真实生活中的挣扎搏斗时，剧场里充斥着紧张。在一般的剧场里，观众需要同理与认同演员所扮演的角色，这虽然能帮助观众达到净化与觉察，但两者之间仍然存在距离感。而自我启示表演则可以很大程度上减少这种距离感。因此，观众能同理与认同舞台上的真人，从而达到更直接的净化与更深入的自我分析。

相互的探索与净化让人不禁回忆起格洛托夫斯基的《神圣剧场》。在《神圣剧场》里，演员通过揭露"最深层的自我"邀请观众一起经历心理与灵魂的检视。格洛托夫斯基说过，即使不是自传式剧场，演员也必须"进行自我渗透"：卸下外在面具、抛弃社会角色，直到其达到真实的本质。格洛托夫斯基说："那是关于自我奉献的问题。每个人必须有信心与自己产生最深层的亲密感，就像给自己爱一样。"（Grotowski, 1968, p.38）根据他的观点，演员的工作不仅是给予，更是一种以转化为目的的牺牲。

自我启示表演不但是一种新的治疗方法，也是一种新颖的剧场形式。它建立于格洛托夫斯基、阿尔托与《生活剧场》的作品，以及其他致力于探索界限、演员自身的过程和观众与演员之间关系的实验性剧场导演与剧团。他们认为剧场的作用不是提供娱乐的场所，而是满足观众的情感与精神需求，从而提高其生活质量。鲁斯·伊万斯（Roose-Evans, 1970）在其著作《实验性剧场》（Experimental Theatre）的结尾写道："专业演员与业余演员之间的界限并非不可打破……剧场再也不只是少数人工作之余的消遣方式，而是对成千上万的悠闲人士有意义的活动……我认为戏剧与舞蹈不再只专属于专业人士，而是回归大众。"（p.153）

业余演员的自我启示表演与新现实主义电影中的以"真人"代替专业演员类似。在针对"超越分析"剧团的演出《由内而外》的评论中，剧评人迈克·格兰兹（Michael Gallantz, 1981）写道，"《由内而外》演出引起我们思考一个很少提及的问题：真实的生活何时变成了艺术？我们可能从未思考过这个问题，因为这个演出具备了剧场技术与创造力——故事快速展开、时间点恰到好处，整合了录音带、幻灯片、排练好的场景与即兴演出，以及避免（大部分时间）过于熟练的解决方法。有些演员的表演出类拔萃，尤其（举例）……但最让我情绪高涨的是舞台上的演员大部分讲述的是自己的真实故事。即使是在新现实主义电影中，观众也感受不到这种即时感……《由内而外》所呈现的不容置疑的真实是其生命力之所在"（p.28）。

过去十年中，戏剧界增加了很多自传式演出、根据真实经历发展而来的讲故事表演以及基于演员当下经验而来的表演艺术。越来越多的人（包括演员与观众）意识到真实生活素材的艺术性与治愈潜能，这很可能是受到了正在发展的戏剧治疗领域的影响。

以剧场或戏剧治疗为内容的自我启示表演潜在的最大问题是会让成员陷入自我陶醉中。因此，个性必须转化为共性，这意味着演员的经历必须能阐明更广泛的人类经历。演出不能只"为了演员的发展"，而且必须从不同层次角度地开导、感动并启发观众。如果演出只能满足演员的需要，那么治疗效果可能也会很有限。因此，演出的美学层次需要在过程中得到提升，包括挖掘内在素材、进行延伸并润饰与编辑、发展与改善新颖且潜在的交流模式，从而帮助演员认清与掌控自己。美学与治疗就像两根绳索交织在一起。

另一个相关的问题是会让成员陷入自我沉溺，即一味地重复现实生活，而并未升华真实生活。治疗师若要充分发挥自我启示表演的戏剧与治疗作用，演出内容则需具备移动性与转变性，并能迈向全新的领域或理解高度。此外，演员可通过广角镜与长镜头有意识地从不同的角度与意识层面回顾演出：从内而外、从外而内地检视自己。

幽默是一种帮助成员获得不同看法与达到共性的方法。充满情绪的故事加入幽默元素后能够达到美学平衡。这种幽默感能帮助演员与观众更好地承受自我启示表演所带来的紧张情绪。演出中的幽默不只是强烈情绪的缓冲时间，更重要的是让观众看到演员在面对挣扎时，能从痛苦中退一步进行自嘲或看到自己与他人的关联（只有当演员能够通过自身力量而不是防御机制来表现幽默感时，这种幽默感才能有效果）。詹姆斯·希尔曼（James Hillman, 1983）在《虚构疗愈》（*Healing Fiction*）一书中写道："进入不完美世界的最佳途径是幽默、自嘲与转化为笑声。如果人们能接受自嘲，那他们就完全不需要补偿。人类的共同感受是：一、不完美感；二、与生俱来的幽默感。"（p.109）

演出架构与即兴创作的结合有助于自我启示表演的发展。从美学角度来看，演出架构能够必要地组织与修饰戏剧场景，而即兴创作则会加强表演的即时感。演员在舞台上不只是通过语言方式表达情绪，更是活出真实生活中的挣扎。因此，观众会感到紧张不安。即兴表演能够帮助演员活在当下——这种状态对任何演出都很重要，尤其是自我启示表演。

即兴创作能够在演员与演出场景之间产生一种动态互动：演出会持续地影响并渗入演员的生活；而其生活的改变也会影响并渗入演出。本质上说，演出与表演者的个人历程共同发展。杰米的演出（见第九章）就是一个很好的例子。他在表演过程中不断创作新的台词。有一次，他突然对幻听大喊："我就是同性恋，那又怎么样呢？"他第一次同时直面来自母亲与社会对其同性恋身份的排斥。更重要的是新台词反映出杰米逐渐认可自己与自己的性取向，而在此之前，他一直隐瞒。当他准备好坦承自己的性取向时，他选择了终极形式：在舞台上向所有人公开承认。这一刻对他来说意义非凡。

尽管剧场是一个公众场合，所处其中的人与人之间却充满了亲密感。每一场演出中，演员与观众之间都有一种独特的互动。琼·路易斯·巴洛特（Jean-Louis Barrault）主张，"表演是一件正在发生的事。本质上，它是诗意的一刻：观众的存在贡献了最后一滴药水，从而促使化学作用出现。演出是爱的行动……"（in Aaron, 1986, p.104）在自我启示表演中，演员与观众之间的细微互动能够延伸为一种共存感。因此，在"超越分析"剧团的演出结束之后，我们邀请观众在剧场展区与演员进一步交流。观众最常表达自己对演员的亲切感，以及从未想到能如此认同演员的挣扎。很多人都以为自己是来看一群陌生人的演出——对演员的经历知之甚少——却从他们身上发现了自己的内在痛苦与喜悦。

尽管观众清楚自我启示剧场的素材都来自真实生活，他们却仍然会不断地询问舞台上所展现的是否是真实的。这个令人惊讶的问题源于长期以来剧场演出与虚构之间的密切关联。当剧场演出并非虚构时，剧场的情感净化作用得到强化，而不是约束。在黑暗、共融与神圣的剧场空间里，观众能够为舞台上的演员所承受的痛苦、自己的痛苦以及人类的痛苦而一起哭泣。很多精神病医生来观看《由内而外》，声称自己多年来对病人的痛苦产生免疫（这是长期处理病人问题的专业防御机制），但这场演出却让他们能够从全新角度看到演员（病人）的真实。他们多年来第一次为演员（病人）落泪。

对演员来说，与观众产生亲密感并分享情绪让他们感受到与外界之间的联结。这种联结对于曾经历过被看成特立独行或异类，与被送进医院或被隔离的人来说，尤为重要。演员所收获的联结、成就与认可，以及来自共同经历整个过程的演员与导演的爱，对他们来说是无可比拟的。当演员在观众雷鸣般的掌声中离开舞台时，他们会经历一种罕见而神圣的感觉：光荣。

但是这种光荣感是短暂的。当演员离开剧场舞台时，他们将进入一个未知而全新的治疗阶段。这个阶段给予成员更大的挑战：处理演后抑郁（post-performance depression）以及整合其所获得的成功。

第十一章
演后抑郁与成功整合

　　剧场演出是高潮，带给成员一种巨大的释放、兴奋与圆满之感。但极度兴奋之后，随之而来的却是令人无法忍受的空虚感。成员数月以来竭尽全力准备的表演在公开演出时达到高峰，之后成员回归正常生活。同样地，艺术家耗费心力完成作品后所面临的沮丧在某些方面与产后抑郁相似。一旦完成的艺术作品被展出，艺术家就会感到极度空虚，不得不再次面临"空白"的状态，也不知道创作灵感或机会是否会再次出现。演出的转瞬即逝性增强了这种空虚感：演出结束意味着作品不复存在，演员的成就感也会随之逝去。此外，演员在剧场中共同表演时，彼此之间所产生的亲密感与情感联结也随之结束。

　　自我启示表演的另一个元素会融入演后抑郁。因为通过戏剧形式所分享的真实生活能加强成员自身的掌控感与赋权感。成员不仅创造性地表达痛苦与挣扎，而且还借此过渡到全新的生活。此外，剧场演出帮助演员把过渡的情况具体化并加以整合，从而达到改变自我形象的目的。对于一些特殊群体来说，舞台上的生命过渡与演出成功相结合不是让成员稍稍修饰自我，而是戏剧性地改变自我形象。这种改变对具有负面自我形象与长期失败经历的人而言，意义深远。

　　自我形象的改变也来自成员引发观众强烈情绪的能力——引发观众的笑声、泪水与反思（Emunah&Johnson, 1983）。在舞台上，他们是演员，而不是旁观者；是行动者，而不是受害者。对于感觉自己软弱无能或者一直受人照顾的人来说，演员的角色极具力量。

　　然而，一旦演出结束，成员的积极自我形象就会受到威胁。事实上，"当舞台布景、道具与服装被撤走时，成员看着没有观众的舞台区域，感到自己所建立的新形象瞬间瓦解或者破碎"（Emunah&Johnson, p.237）。来访者因害怕失去新形象而产生的演后抑郁可能会导致社交退缩、药物滥用以及冲动行为。如果来访者曾有精神病史，那么他们很可能会再次入院甚至自杀（Johnson, 1980; Emunah & Johnson, 1983）。来访者意识到无论演出多么有力量，也无法改变成员的任何现实情况（如家庭、经济或住房等），这也会进一步加重演后抑郁。

成员的极度压力不只在于担心新的自我形象的瓦解，更复杂的是害怕旧的消极形象从此消失。成功既是与之前经历相矛盾的未知领域，又是已知的领域。通常，我们在潜意识里知道成功意味着某种负担，即别人会给予更高的期望。如果他们在一次演出中获得成功，那就意味着要一直保持成功。成员的内心会产生关于是否争取成功的挣扎。在演出前的几周（也就是接近成功或想破坏成功时）以及演出后的几周里，成员的内心挣扎通过最具戏剧性与潜在有害的形式呈现。演出结束之后，当成功已变为事实而非想象时，演员的旧形象就会重振旗鼓，因而演员不得不处理两个自我形象之间的迷茫。

戏剧治疗师必须高度关注演员所面临的演后抑郁与新形象整合之间的挣扎。演出必定被看作是整个治疗过程中的一部分——高峰，而不是完结。演员在演出之后需要得到肯定与认同。治疗师所给予的高度支持与清晰指示会降低成员进行自残的可能性。我建议在演出后安排密集的治疗单元，与演出前的排演阶段相呼应。演出后的治疗单元所强调的是让成员分享感受、忧虑与庆祝共同取得的成就。成员可通过语言与戏剧过程分享自己的感受；而庆祝活动则包括特别的出游与奖励，以及戏剧性仪式，从而记录演出高峰。我考虑到演出的本质是转瞬即逝的，因而我们通过具体形式来记录这一成就就相当重要，包括录影带、演出的照片、对演出的评论或文章以及与演出相关的戏剧重演等。最后，演后阶段的关键是帮助成员之间继续保持亲密联结。

演后阶段的核心在于完结与庆祝，与戏剧治疗过程的第五阶段相呼应，团体回顾与整理全部戏剧治疗过程。戏剧治疗师在这个过程中表扬来访者（演员）所经历的挑战与成长，同时关注成员的新、旧形象，并帮助他们完成整合。演员同时审视过去与全新的自我，进而不需要担心自己需要放弃任何一个自我。

演后阶段可能会逐渐减少演出。"超越分析"剧团的公开演出结束之后，成员还会在一些机构、节假日或研讨会中进行间断演出。从密集安排缓慢过渡到停止演出，有助于帮助成员应对演后抑郁与成功整合。从另一方面来说，如果延长演出或进行"巡回演出"，那么演员的责任与承诺没有逐步减少，反而逐步增加，这往往会产生反治疗的效果。延长演出的机会虽然能反映演出的成功，但通常会让来访者（演员）产生矛盾，因而导致戏剧治疗师在转换治疗师与导演之间的角色时产生冲突。对导演来说，他们能够有机会延长与修饰演出，并让更多的人看到自己的作品是非常有吸引力的；而对治疗师来说，他们则必须仔细考虑更多演出机会可能会给来访者（演员）带来的心理影响。对成功演出的期望会加重来访者（演员）的焦虑。成员担心别人认为他们"成功过"，就再也看不到他们内心是多么的脆弱；他们也害怕自己无法保持成功：演出越多，失败的几率就越高。只有当最后一次演出之后，他们才能肯定地说："我做到了！"

"我做到了！"这句话决定了演出的成功与完结，也预示着他们有能力开始新项目。最终，成员竭力取得的成功会给予自己信心与动力，进而尝试团体外的冒险。在公开演出之后，许多"超越分析"剧团的成员面试社区剧场的演出，并得到兼职机会。虽然演出本身没有改变成员的现实生活，但演后阶段的整合却会带给他们积极的生活改变。

总的来说，在进一步重演相同剧本之前，成员需要消化第一轮演出中的成功经验。团体成员需要时间享受演出的成功，包括完成演出的成就感、作为亲密团体中一部分的自豪感，以及个人场景的成功。此外，演员在舞台上所演绎的改变融入现实生活中。举个例子，在第九章《由内而外》的一个戏剧场景中，杰米与怂恿自己自杀的声音洛奇对抗。公开演出结束之后两个月左右的一个晚上，他再次被新情人拒绝，洛奇又回来了。杰米参加下一个治疗单元时，他带着胜利的表情报告："昨晚洛奇又回来了。但我假装自己还在场景中，他被吓得落荒而逃！"

"我在戏剧中的场景扮演比真实生活中的表现要好。"本书"前言"的第一句话出自杰米之口。六个月后，他告诉我："我在真实生活中的表现快赶上我在戏剧中的场景扮演了。"事实上，斯泰西与卡琳、克里斯汀与肖恩以及很多其他来访者所说的话都阐明了戏剧治疗的本质。杰米的舞台表演方式最终变成了他的生活方式，因而戏剧性表演引领他进入生命的下一个阶段。

中英文术语表

Abuse 虐待，滥用

Acting In 动作显露

Acting out 模仿表演

Action-oriented 行动为导向

Acting out adolescents 行为冲动的青少年

Aesthetic distance 美学距离

Aggression 攻击性

Alcoholism 酗酒

Anger 愤怒

Anxiety 焦虑

Art therapy 艺术治疗

Assertiveness 自信

Autistic children 自闭症儿童

Autobiographical theatre 自传式剧场

Behavior/al 行为（的）

Behavioral change 行为的改变

Behavioral patterns 行为模式

Behavioral practice 行为实践

Behavioral therapy 行为治疗

Behaviorism 行为主义

Brief therapy 短期治疗

Catharsis 宣泄

Character and role development 性格和角色发展

Characterization 特性描述

Child drama 儿童戏剧

Choice points 选择点

Closure 完结

Cognitive therapy 认知疗法

Commitment 承诺

Community 社区

Conflict 冲突

Connectedness 联结

Containment 包含

Creative arts therapy 创造性艺术治疗

Creative process 创造性过程

Creativity 创造性

Collective 集体的

Culminating enactment/scenes 高峰演出／场景

Dance/movement therapy 舞动治疗

Day treatment 日间治疗中心

Defense mechanisms 防御机制

Depression 抑郁

Developmentally disabled 发展型残疾

Developmental drama therapy 发展型戏剧治疗

Diagnosis 诊断

Director 主任

Disguise 伪装

Distancing 保持距离

Double messages 双重信息

"Doubling" 替身

Drama-in-education 教育戏剧

Drama therapy 戏剧治疗

Defined 定义的

Dramatic play 戏剧性游戏

Dramatic ritual 戏剧性仪式

Eating disorder 饮食紊乱

Educational settings 教育环境

Ego 自我

Emotional containment 情感的容器

Emotional distance 情感距离

Emotional expression 情感表达

Emotional expression exercises 情感表达练习

Emotionally disturbed adults
情绪紊乱的成年人

Empathy 移情作用

Encounter groups 会心团体

Existential therapy 存在疗法

Expansion 扩张

Experimental theatre 实验剧场

Family dynamics 家庭机制

Family sculpture 家庭雕塑

Family therapy 家庭疗法

Flow 流动

Free association 自由联想

Gestalt therapy 格式塔疗法

Gesture 姿势

Group collaboration 团体合作

Group dynamics 团体机制

Group interaction 团体互动

(intergroup)perceptions（团体间）视角

Group therapy 团体治疗

Healing Fiction 疗愈小说

Hearing Impaired 听力受损

Helplessness 无助

Holy theatre 神圣剧场

Humanism 人本主义

Humanistic approach 人本主义方法

Humanistic Psychology 人本主义心理学

Humor 幽默

Identification 认同

Identities and Interactions 身份和互动

Identity 身份

Imagery 意象

Imagination 想象力

Improvisation 即兴创作

Improvisational theatre 即兴剧场

Individuation 个人化

"Inner child" "内在的小孩"

Insight 洞察力

Integrative framework 整合框架

Interaction 互动

Internal nurturing parent 内在养育的父母

Interpersonal dynamics 人际机制

Interpretation 解读

Interventions 干预

Irony 讽刺

Living Theatre 生命剧场

Masks 面具

Mental health system 精神健康系统

Method acting 体验派表演方法

Mime 哑剧

Mirroring processes/techniques 镜像过程／技术

Monologue 独白

Multidisciplinary treatment 多学科治疗

Narrative Psychology 叙事心理学

National Association for Drama Therapy 国家
戏剧治疗协会

New Games Book 新游戏书

Object relations 物体关系

Observation and concentration 观察和集中精力

Observing ego 观察自我

Observing self 看顾自我

Organizational development 组织发展

Organizations 组织

Pacing 步调

Pantomime 哑剧

Performance anxiety 演出焦虑

Persona and Performance 角色和演出

Perspective 视角

Physical activation 身体激活

Physically disabled 身体残疾

Play 游戏

Playback Theatre 一人一故事剧场

Poetry 诗歌

Poetry therapy 诗歌治疗

Polish Laboratory Theatre 波兰实验室剧场

Post-performance depression 演后抑郁

Post-traumatic stress disorder 后创伤压力紊乱

Prison inmates 监狱同院病人

Process-oriented 过程导向的

Projection 投射

Projective techniques 投射的技术，

Props 道具

Protagonist 主角

Psychoanalysis 精神分析

Psychoanalytic drama therapy 精神分析戏剧治疗

Psychodrama 心理剧

Psychodynamic psychotherapy 心理动力学的
心理治疗

Psychotic clients 精神病患者

Puppetry 木偶戏

Recreation 消遣

Repression 抑制

Resistance 抵抗

Ritual 仪式的

Role 角色

Role distance 角色距离

Role dynamics 角色动力学

Role expansion 角色扩展

Role experimentation 角色实验

Role flexibility 角色灵活性

Role play 角色游戏

Role repertoire 角色资料库

Role reversal 角色反转

Role(and)self/self-image 角色（以及）自己／
自身形象

Role taking 角色承担

Role theory 角色理论

Role (of) therapist 治疗师（的）角色

Sandplay 沙盘游戏

Satire 讽刺

Scenes 场景

Schizophrenia 精神分裂

Scripts 剧本

Sculpture processes/techniques 雕塑过程／
技术

Self abuse 自我虐待

Self acceptance 自我接纳

Self actualization 自我实现

Self awareness 自我觉知

Self consciousness 自我意识

Self destructiveness 自我毁灭性

Self disclosure 自我揭露

Self esteem 自尊

Self expression 自我表达

Self hatred 自我仇恨

Self image 自我形象

Self mastery 自我掌控

Self observing 自我观察

Self revelation 自我启示

Self worth 自我价值

Self-revelatory performance 自我启示表演

Sensory awareness 感官觉知

Sexual identity 性别身份

Shadow 阴影

Shamanism 萨满主义

Short-term treatment 短期治疗

Social drama 社会戏剧

Social Psychology 社会心理学

Sociodrama 社会戏剧

Spirituality 精神性

Spontaneity 自发性

Storytelling 讲故事

Strategic approach 策略方法

Structure 结构

Substance abuse 药物滥用

Suicidal attempts ／ ideation 自杀尝试 ／ 念头

Symbolic meaning 象征性意义

Tele 心电感应

Telephone（processes and techniques using）
（使用）打电话（的过程和技术）

Termination（of treatment）（疗程的）终止

Theatre 剧场

Theatre games 剧场游戏

Theatre Unlimited 无限剧场

Therapeutic relationship 治疗关系

Transference 转移

Transformation 转化

Transitions 过渡

Trust 信任

Trust exercises 信任练习

Unconscious 无意识的

Universality 普遍性

Verbal processing/discussion 口头处理 ／ 讨论

Veterans 老兵

Video 视频

Voice 嗓音

Wounded child 受伤的小孩

后 记

　　本书聚焦于戏剧治疗的基本概念、过程和技术，并强调了其在精神病治疗与团体治疗中的应用方法。然而，戏剧治疗的应用和影响是更为广泛的，从个人到社区、从临床情境到真实世界中都有涉及。

与个人相关的戏剧治疗

　　虽然戏剧治疗通常是在团体中进行（戏剧作为一种艺术形式具有集体属性，创造性艺术疗法自身有团体治疗传统），但深度个人治疗和家庭治疗方面也对戏剧治疗有了越来越多的兴趣。戏剧治疗为个人的心理治疗提供了一种积极的、创造性的和有趣的方法，来访者在治疗过程中，其情感和身体的调动都和他的思维参与一样得到滋养。角色扮演和戏剧化过程可以与传统的口头疗法无缝整合；表演激发了讨论，讨论也促进了表演。两种模式相互放大了对方，两者的结合使来访者能够进入更深层次的感受和觉知领域。

　　从一种模式向另一种模式的转化可以很顺畅。例如，一名来访者开始描述他前一晚和父亲之间一场令人困扰的电话交谈，治疗师给了他一个话筒，并暗示他更多地去展现而不是讲述发生的事情。戏剧的模式将来访者带入展示的模式，并促进了他和自己情绪体验的联结。打电话或许是情景假设，而不是真实情况的重演；来访者向他的父亲表达了感受，而不是以口头讲述的形式与治疗师沟通。在两种方式中，戏剧治疗的过程将真实生活，或对真实生活的感受更多和充分地带入治疗单元中。戏剧治疗师则成为了观众，或是来访者生命戏剧中的一个演员，对他的病人产生了更深的共情，这成为了戏剧治疗重要的副产品。

　　与个人相关的戏剧治疗并不仅限于临床领域。儿童的本能和智慧，能够自发将戏剧游戏融入他们的生活，也提醒着我们这种平易近人的艺术形式所具有的价值。在生命周期当中，我们应该拥有尝试新角色的自由，能够设身处地地体会他人的境地，能够积极表达自己的感受，能够激活自我隐匿的部分，能够游戏和做梦，能够预览、回顾和演练我们的人生。

演员们都知道他们的技艺对于自己生活的疗愈作用。女演员杰拉尔丁·佩琦（Geraldine Page）接受心理学家布莱恩·贝茨（Brain Bates）采访时（1987）说道："表演是一种释放；它能够将愤怒变为美丽。"贝茨补充道："演员们在表演中自我恢复并对表演中的体验加以运用，而我们大多数人从来不会去与之对峙……不可避免地，演员们就允许了更多的自我面向进入他们有意识的生活当中——包括消极和积极的层面。"（Bates, p.66）贝茨阐述了表演对个人成长的重大意义，他说："仅仅像另一个人那样走路，你的世界就大不相同。而作为一个改变了的人和其他人进行互动——成为转化的角色——更加是一种给人启发的体验……个性的改变能够改变你的人生。"（Bates, p.94）

与家庭相关的戏剧治疗

许多家庭治疗师已经发现在家庭中使用戏剧治疗可以作为治疗方法的扩展——对于治疗的积极采用，在其中结合戏剧技术和角色扮演，能够引出重要的信息，并使治疗单元变得活泼。此外，非口头的、创造性的过程能够帮助家庭中的不同年龄段的成员拉近距离。

我们在原生家庭中形成的角色塑造了我们在生命中扮演的角色。当我们在家庭中扮演这些角色时如果能够对这些角色进行辨认，则对自我发展将产生深刻的影响。所有家庭成员对自我角色和无意识集体剧本的检验，包括对其不断修改，能够促成一种健康的成长方式。觉知、表达和灵活性——这些都是精神健康的关键因素——能够在临床环境以外，即在家里发展和培养。如果一对夫妻在吵架时互换角色会怎么样呢？或是重演他们初见时的场景？即兴演出未来的场景？如果孩子们扮演一天的家长、家长扮演他们的孩子会发生什么？或者如果所有的家庭成员都按照自己对于家庭机制的理解周期性地塑造每个人（像在雕塑中一样）？如果晚餐后举行看手势猜字游戏，家庭成员们不是表演电影场景而是用哑剧的形式演出自己当天最重要的感受和体验？或者扮演重要的世界事件？或者将布莱特内在《表演的艺术》（1988）中推荐的戏剧性仪式和庆祝仪式精心地构建和编织进家庭生活的网络中？

与社区相关的戏剧治疗

戏剧治疗不仅能应用到个人、家庭和团体中，也能够应用到社区中。当代社区通常是分裂的；社区中充满了恐惧、敌意和偏见。都市中弥漫着疏远感。少数青年群体因聚众斗殴或是毒品、群架而丧生。随着几代同堂的大家庭的数量减少，代际之间的差距越来越大，老年人被僵化和疏远。戏剧治疗提供了一种打破界限的方式，促进人与人之间的理解和尊重，并求同存异。

戏剧治疗从社会心理学家中吸取经验并进行扩展。社区中的群体不仅为了以心理剧的形式解决社会问题而聚到一起，同时也是单纯为了寻找新的互动方式，并找到表达他们问题的艺术的形式。通过表演的形式，团体成员之间开始互动和分享，继而扩展到公共领域。在旧金山湾区，戏剧治疗师阿曼德·沃卡斯（Armand Volkas）将大屠杀幸存的犹太人小孩和战后德国后代聚在一起；"青年发球剧团"（Teens Kick Off）表演的是青少年滥用药物的戏剧；"舞台桥梁戏剧公司"（Stagebridge Theater Company）创作的戏剧是关于老年化的成见——他们的演员年龄都在七十岁以上。

在一个无数小孩受到性骚扰、越来越多人死于艾滋病、成百上千万人无家可归且身无分文的时期，最重要的是要面对自我、揭露我们的秘密，当没有解决办法的时候，可以找到同情，这是极其重要的。在我们共享的戏剧社区空间中，社区成员能够成为他们自己的见证者，并被赋予改变的权利。

社会中的戏剧治疗—— 一个梦

戏剧治疗的应用和影响超越了社区范围。当今世界面临的最大挑战之一就是实现和平。想象一下国家内意见不同的各个分裂团体（或国与国之间）参加联合的戏剧治疗——从早年儿童时期到青少年。例如，团体内的成员由阿拉伯人和以色列人组成，他们会经常反转角色，表达他们自己和对方的痛苦，分享心愿和梦想，尝试解决途径，发展紧密的、关怀的彼此关系，共同基于现实生活中的素材创造戏剧演出。

具有攻击性的动机有时可用戏剧性的方式去演绎，从而避免它的现实发生。兰迪（1986）叙述过一个故事：一个男人试图设计一个全球戏剧，在其中创造性地演绎一场核战争，这样就防止了这场战争的真实发生。兰迪说："如果强行解除武装，之后毁灭性的行动仍然可能发生。如果枪炮和一面写着'砰！'的旗帜出现，这种暴力的冲动就会被解除，转变为笑声。如果我们都能在戏剧中表演个人的和政治的战争，那么我们也能够阻止这种毁灭性行为产生真实的后果。"（p.235）

戏剧治疗师或许永远不会被邀请去设计外交官之间的角色转换，或在一场军火谈判中大叫一声"定格！"但是他们或许仍然有一天能在政治领域中运用他们的技能和工具。虽然戏剧治疗师不是国际问题的专家，他们却是能帮助人们看到彼此的视角、发现行为模式、探索历史和展望未来、寻找对事件的不同的回应方法、从理性向情感联结或从情绪化向客观反思转化的专业人士。我相信这些方面的专业能力对个人和社会而言都是十分重要的。戏剧治疗不仅涉及个人的疗愈，也会有助于集体的转化。

有些人的生命角色已经固定，而有些人的角色永远在发展与延伸。那些具有活力、永远年轻的人在其生命中都在不断改变，允许自己的角色消解，然后重新塑造，体验自身经历对自己的影响，并且不断变化视角。"重要的是，"《马拉／萨德》（Weiss, 1970）一剧中的马拉说过，"……将你自己翻个底朝天，以全新的眼光看待这个世界。"（p.46）

无论是应用到个人、家庭、团体、社区或社会中，戏剧治疗都意味着松开约束和限制我们进化的束缚。戏剧治疗的核心是对获得解放、扩展自我和取得新视野的体验。戏剧治疗的根本是揭露和整合我们隐匿的自我面向，扩展我们对于自我认知的概念，并且找到自身固有的与他人的联结。

演出真实的生命并不是为了去娱乐、逃避或引起误导而进行表演；它是为了释放、发现和革新而表演。演出真实的生命意味着充分地、带有感受地、抱有觉知地进行表演——从我们宽广的人性中吸取灵感，并提升我们的高度，从戏剧治疗单元中提供的安全之地开始，最终延伸到宽广、开放的生命舞台之中。

参考文献

Aaron, S. *Stage fright: Its role in acting*. Chicago: University of Chicago Press. 1986.

Adler, A. Progress in individual psychology. *British Journal of Medical Psychology*, 4:22–31. 1924.

Adler, A. *Social interest: A challenge to mankind*. New York: Putnam. 1939.

Adler, A. *The practice and theory of individual psychology*. Paterson, New Jersey: Littlefield, Adams. 1963.

Adler, J. *Looking for me*. 16mm film. Distributer: Berkeley Extension Media Center, University of California, Berkeley, CA. 1969.

Alexander, F. & French, T. M. *Psychoanalytic therapy: Principles and applications*. New York: The Rothald Press. 1946.

Artaud, A. *The theatre and its double*. (M. C. Richards, Trans.). New York: Grove Press. 1958.

Barker, C. *Theatre games*. London: Methuen. 1977.

Barnett, M. *People not psychiatry*. London: Allen and Unwin. 1973.

Bates, B. *The Way of the actor: A path to knowledge and power*. Boston: Shambhala. 1987.

Beck, A. *Cognitive therapy and the emotional disorders*. New York: International Universities Press. 1976.

Blatner, A. *Acting in: Practical applications of psychodramatic methods* (2nd ed.). New York: Springer Publishing. 1988a.

Blatner, A. *Foundations of psychodrama: History, theory, and practice* (with A. Blatner) (3rd ed.). New York: Springer Publishing. 1988b.

Blatner, A. Role dynamics: A comprehensive theory of psychology. *Journal of Group Psychotherapy, Psychodrama, and Sociometry*, 44: 33–40. 1991.

Blatner, A. & Blatner, A. *The art of play: An adult's guide to reclaiming imagination and spontaneity*. New York: Human Sciences. 1988.

Blatner, A. & Blatner, A. Imaginative interviews: A psychodramatic warm-up for developing role-playing skills. *Journal of Group Psychotherapy, Psychodrama, and Sociometry*. 44:115–120.

1991.

Bradshaw, J. *Bradshaw on the family: A revolutionary way of self-discovery*. Pompano Beach, FL: Health Communications. 1988.

Brook, P. *The empty space*. London: MacGibbor and Kee. 1968.

Buhler, C. *Values in psychotherapy*. New York: Free Press of Glencoe. 1962.

Butler, L. & Allison, L. PlaySpace. Unpublished pamphlet. (Available from PlaySpace, Polytechnic of Central London, 309 Regent St., London W1R 8AL, England). 1978.

Campbell, J. *The power of myth* (with B. Moyers). New York: Doubleday. 1988.

Chaikin, J. *The presence of the actor*. New York: Antheum. 1984.

Cole, D. The *theatrical event: A mythos, a vocabulary, a perspective*. Middletown, CT: Wesleyan University Press. 1975.

Collomb, H. Psychosis in an African society. In C. Chailand (Ed.), *Long-term treatments of psychotic states*. New York: Human Sciences. 1977.

Corey, G. *Theory and practice of counseling and psychotherapy*. Monterey, CA: Brooks/Cole Pub. Co. 1986.

Corsini, R. & Wedding, D. *Current psychotherapies* (4th ed.). Itasca, IL: F. E. Peacock. 1989.

Courtney, R. *Drama for youth: A handbook for young people in youth clubs and schools*. London: Pitman. 1964.

Courtney, R. *The Drama studio: Architecture and equipment for dramatic education*. London: Pitman. 1967.

Courtney, R. *Play, drama, and thought: The intellectual background to drama in education*. London: Cassell. 1968.

Dass, R. *The listening heart*. Paper presented at the California School of Professional Psychology Colloquium Series, Alameda, CA. 1989.

Dayton, T. *Drama games: Techniques for self-development*. Deerfield Beach, Fl.: Health Communications, Inc. 1990.

Deikman, A. *The observing self: Mysticism and psychotherapy*. Boston: Beacon. 1982.

Dequine, E. & Pearson-Davis, S. Videotaped improvisational drama with emotionally disturbed adolescents. *The Arts in Psychotherapy*, 10: 15–21. 1983.

Ellmann, R. *The artist as critic: Critical writings of Oscar Wilde*. New York: Random House. 1969.

Emunah, R. Drama therapy with adult psychiatric patients. *The Arts in Psychotherapy*, 10: 77–84. 1983.

Emunah, R. Drama therapy and adolescent resistance. *The Arts in Psychotherapy*, 12: 71–80. 1985.

Emunah, R. The use of dramatic enactment in the training of drama therapists. *The Arts in Psychotherapy*, 16: 29–36. 1989.

Emunah, R. Expression and expansion in adolescence: The significance of creative arts therapy. *The Arts in Psychotherapy*, 17: 101–107. 1990.

Emunah, R. & Johnson, D. R. The impact of theatrical performance on the self images of psychiatric patients. *The Arts in Psychotherapy*, 10: 233–239. 1983.

Erikson, E. *Childhood and society*. New York: Norton. 1950.

Erikson, E. The nature of clinical evidence. In D. Lerner (Ed.), *Evidence and inference*. Glencoe, III.: The Free Press. 1958.

Fluegelman, A. *The new games book*. Garden Way, NY: Dolphin Book. 1976.

Ford, D. & Urban, H. *Systems of psychotherapy: A comparative study*. New York: Wiley. 1963.

Fox, J. Playback theatre: The community sees itself. In G. Schattner & R. Courtney (Eds.), *Drama in therapy, Vol. 2* (pp. 295–306). New York: Drama Book Specialists. 1981.

Fox, J. (Ed.). The essential Moreno: Writings on psychodrama, group method, and spontaneity. New York: Springer Publishing. 1987.

Freud, A. *Introduction to the technique of child analysis*. New York: Nervous and Mental Disease. 1928.

Gadon, E. *The once and future goddess: A symbol for our time*. New York: Harper & Row. 1989.

Gallantz, M. *ArtBeat Magazine*, p. 28. 1981, May–June.

Gardner, R. Dramatized storytelling in child psychotherapy. In G. Schattner & R. Courtney (Eds.), *Drama in Therapy, Vol. 1*. New York: Drama Book Specialists. 1981.

Gersie, A. *Storymaking in bereavement: Dragons fight in the meadow*. London: Jessica Kingsley. 1991.

Gersie, A. & King, N. *Storymaking in education and therapy*. London: Jessica Kingsley. 1990.

Goffman, E. *The presentation of self in everyday life*. Garden City, NY: Doubleday. 1959.

Goffman, E. *Encounters: Two studies in the sociology of interaction*. Indianapolis: Bobbs- Merrill. 1961.

Goffman, E. *Interaction ritual: Essays on face-to-face behavior*. Garden City, NY: Anchor Books. 1967.

Goldman, E. & Morrison, D. *Psychodrama: Experience and process*. Phoenix, AR: Eldemar Corp. 1984.

Grotowski, J. *Towards a poor theatre*. New York: Simon and Schuster. 1968.

Haley, J. *Uncommon therapy: The psychiatric techniques of Milton H. Erickson, M.D.* (1st ed.). New York: Norton. 1973.

Haley, J. *Leaving Home: The therapy of disturbed young people*. New York: McGraw-Hill. 1980.

Halifax, J. *Shaman, the wounded healer*. New York: Crossroad. 1982.

Hillman, J. *Healing fiction*. Barrytown, NY: Station Hill Press. 1983.

Hodgson, J. & Richards, E. *Improvisation*. London: Methuen. 1967.

Horney, K. *New ways in psychoanalysis*. New York: Norton. 1939.

Irwin, E. Play, fantasy, and symbols: Drama with emotionally disturbed children. In G. Schattner & R. Courtney (Eds.), *Drama in therapy, Vol. 1*. New York: Drama Book Specialists. 1981.

Irwin, E. The diagnostic and therapeutic use of pretend-play. In Schaefer, Charles, & K. O'Conner (Eds.), *Handbook of play therapy*. New York: Wiley. 1983.

Irwin, E. & Shapiro, M. Puppetry as a diagnostic and therapeutic technique. In I. Jakob (Ed.), *Transcultural aspects of psychiatric art*, Vol. 4. Basel, Kargero. 1975.

Jennings, S. Models of practice in dramatherapy. *Dramatherapy*, 7: #1: 3–8. 1983.

Jennings, S. (Ed.). *Dramatherapy: Theory and practice for teachers and clinicians*. Cambridge: Brookline Books. 1987.

Jennings, S. *Dramatherapy with families, groups, and individuals: Waiting in the wings*. London: Jessica Kingsley. 1990.

Johnson, D. R. Effects of a theatre experience on hospitalized psychiatric patients. *The Arts in Psychotherapy*, 7: 265–272. 1980.

Johnson, D. R. Some diagnostic implications of drama therapy. In G. Schattner & R. Courtney (Eds.), *Drama in therapy: Vol. 2*. New York: Drama Book Specialists. 1981.

Johnson, D. R. Principles and techniques of drama therapy. *The Arts in Psychotherapy*, 9: 83–90. 1982a.

Johnson, D. R. Developmental approaches to drama therapy. *The Arts in Psychotherapy*, 9: 183–189. 1982b.

Johnson, D. R. Representation of the internal world in catatonic schizophrenia. *Psychiatry*, 47: 299–314. 1984.

Johnson, D. R. The developmental method in drama therapy: Group treatment with the elderly. *The Arts in Psychotherapy*, 13: 17–33. 1986.

Johnson, D. R. The theory and technique of transformations in drama therapy. *The Arts in Psychotherapy*, 18: 285–300. 1991.

Johnson, D. R. Drama therapy in role. In S. Jennings (Ed.), *Drama therapy: Theory and practice. Vol. 2*. London: Routledge. 1992.

Johnson, D. R. & Munich, R. Increasing hospital-community contact through a theater program in a psychiatric hospital. *Hospital and Community Psychiatry*, 26: 435–438. 1975.

Johnson, L. Perspective: Creative arts therapies in the treatment of addictions: The art of transforming shame. *The Arts in Psychotherapy*, 17: 299–308. 1990.

Johnstone, K. *Impro*. London: Routledge. 1989.

Jung, C. *Man and his symbols*. Garden City, NY: Doubleday. 1964.

Kahn, M. *Between therapist and client: The new relationship*. New York: W. H. Freeman. 1991.

Keen, S. & Valley-Fox, A. *Your mythic journey: Finding meaning in your life through writing and storytelling*. Los Angeles: Jeremy P. Tarcher. 1989.

King, N. *Giving form to feeling*. New York: Drama Book Specialists. 1975.

Kipper, D. A. *Psychotherapy through clinical role playing*. New York: Brunner/Mazel. 1986.

Klein, M. *The psycho-analysis of children* (A. Strachey, Trans.). London: Hogarth Press. 1932.

Kohut, H. *The analysis of the self: A systematic approach to the psychoanalytic treatment of narcissistic personality disorders*. New York: International Universities Press. 1971.

Kohut, H. *How does analysis cure?* (A. Goldberg, Ed.). Chicago: University of Chicago Press. 1984.

Laplanche, J. & Pontalis, J. The language of psychoanalysis. New York: Norton. 1973.

LaBerge, S. *Lucid dreaming*. New York: Ballantine Books. 1985.

Landy, R. *Drama therapy: Concepts and practices*. Springfield, IL: C.C. Thomas. 1986.

Landy, R. The concept of role in drama therapy. *The Arts in Psychotherapy*, 17: 223–230. 1990.

Landy, R. *Persona and performance: The meaning of role in theatre, therapy, and everyday life*. New York: Guilford. 1993.

Langley, D. *Dramatherapy and psychiatry*. London: Croom Helm. 1983.

Leveton, E. *A clinician's guide to psychodrama* (2nd ed.). New York: Springer Publishing. 1991.

Lowenfeld, M. *Play in childhood*. London: V. Gollancz. 1935.

Mahler, M. *The psychological birth of the human infant: Symbiosis and individuation*. New York: Basic Books. 1975.

Mangham, I. *Interactions and interventions in organizations*. New York: Wiley. 1978.

Maslow, A. The creative attitude. In R. Mooney & T. Razik (Eds.), *Explorations in creativity*. New York: Harper and Row. 1967.

Maslow, A. *Toward a psychology of being* (2nd ed.). Princeton, NJ: Van Nostrand Reinhold. 1968.

Maslow, A. *The farther reaches of human nature*. New York: Viking Press. 1971.

May, R. *Existential psychology*. New York: Random House. 1961.

May, R. *The courage to create*. New York: Norton. 1975.

McCall, G. J. & Simmons, J. L. *Identities and interactions: An examination of human associations in everyday life*. (Rev. ed.). New York: Free Press. 1978.

McNiff, S. The shaman within. *The Arts in Psychotherapy*, 15: 285–291. 1988.

Mead, G. H. *Mind, self and society from the standpoint of a social science behaviorist*. Chicago, IL: University of Chicago Press. 1934.

Miller, A. *For your own good: Hidden cruelty in child-rearing and the roots of violence* (H. Hannum & H. Hannum, Trans.). New York: Farrer, Straus, Giroux. 1983.

Miller, A. *Thou shalt not be aware: Society's betrayal of the child*. New York: Meridian Books.

1986.

Minuchin, S. *Families and family therapy*. Cambridge, MA: Harvard University Press. 1974.

Moffett, L. & Bruto, L. Therapeutic theatre with personality-disordered substance abusers: Characters in search of different characters. *The Arts in Psychotherapy*, 17: 339–348. 1990.

Moreno, J. *The words of the father*. Beacon, NY: Beacon House. 1941.

Moreno, J. (Ed.) *Group psychotherapy: A symposium*. Beacon, NY: Beacon House. 1945.

Moreno, J. *Psychodrama: Vol. 1*. Beacon, NY: Beacon House. 1946.

Moreno, J. *Who shall survive? Foundations of sociometry, group psychotherapy and sociodrama* (2nd ed.). Beacon, NY: Beacon House. 1953.

Moreno, J. *Psychodrama: Vol. 2*. Beacon, NY: Beacon House. 1959.

Moreno, J. *Psychodrama, Vol. 3* (with Z. Moreno). Beacon, NY: Beacon House. 1969.

Moreno, J. In J. Hodgson (Ed.), *The uses of drama: Sources giving a background to acting as a social and educational force*. London: Methuen. 1972.

Moustakas. *Creativity and conformity*. Princeton, NJ: Van Nostrand. 1967.

Petitti, G. Video as an externalizing object in drama therapy. *The Arts in Psychotherapy*, 16: 121–126. 1989.

Piaget, J. *Play, dreams and imitation in childhood*. London: Routledge and Kegan Paul. 1962.

Pitzele, P. Adolescents inside out: Intrapsychic psychodrama. In P. Holmes & M. Karp (Eds.), *Psychodrama: Inspiration and technique*. London: Tavistock/Routledge. 1991.

Robbins, A. A psychoaesthetic perspective on creative arts therapy and training. *The Arts in Psychotherapy*, 15: 95–100. 1988.

Rogers, C. *Client-centered therapy: Its current practice, implications and theory*. Boston: Houghton Mifflin. 1951.

Rogers, C. *On becoming a person: A therapist's view of psychotherapy*. Boston: Houghton Mifflin. 1961.

Roose-Evans, J. *Experimental theatre from Stanislavski to today*. New York: Universe Books. 1970.

Rossi, E. *Dreams and the growth of personality: Expanding awareness in psychotherapy* (2nd ed). New York: Brunner/Mazel. 1985.

Russell, J. Personal growth through structured group exercises. In R. Suinn & R. Weigel (Eds.), *The innovative psychological therapies: Critical and creative contributions*. New York: Harper and Row. 1975.

Ryan, P. Theatre as prison therapy. *The Drama Review*. 20: 31–42. 1976.

Sarbin, T. (Ed.). *Narrative psychology*. New York: Praeger. 1986.

Sarbin, T. & Allen, V. Role theory. In G. Lindzey & E. Aronson (Eds.), *The handbook of social psychology* (2nd ed.). Reading, Mass: Addison-Wesley. 1968.

Satir, V. *The new peoplemaking*. Mountain View, CA: Science and Behavior Books. 1988.

Schattner, G. & Courtney, R. *Drama in therapy, Vols. 1 & 2*. New York: Drama Book Specialists. 1981.

Schechner, R. *Environmental theater*. New York: Hawthorn. 1973.

Scheff, T. The distancing of emotion in psychotherapy. *Psychotherapy: Theory, Research and Practice*, 18: 46–53. 1981.

Schön, D. *The reflective practitioner: How professionals think in action*. New York: Basic Books. 1983.

Schutz, W. *Joy: Expanding human awareness*. New York: Grove Press. 1967.

Seabourne, B. The action sociogram. *Group Psychotherapy*, 16: 145–155. 1963.

Slade, P. *Child drama*. London: University of London Press. 1954.

Spolin, V. *Theatre game file*. Evanston, IL: Northwestern University Press. 1982.

Spolin, V. *Improvisation for the theatre: A handbook of teaching and directing techniques*. Evanston, IL: Northwestern University Press. 1983.

Spolin, V. *Theatre games for rehearsal: A director's handbook*. Evanston, IL: Northwestern University Press. 1985.

Spolin, V. *Theatre games for the classroom: A teacher's handbook*. Evanston, IL: Northwestern University Press. 1986.

Stanislavski, C. *My life in art*. Boston: Little, Brown. 1924.

Stanislavski, C. *An actor prepares*. New York: Theatre Arts. 1936.

Sternberg, P. & Garcia, A. *Sociodrama: Who's in your shoes*. New York: Praeger. 1989.

Strauss, P. & Goldfischer, M. *Why me? Coping with grief, loss, and change*. New York: Bantam. 1988.

Wagner, B. *Dorothy Heathcote: Drama as a learning medium*. Washington, DC: National Education Association. 1976.

Ward, W. *Playmaking with children from kindergarten through junior high school* (2nd ed.). Englewood Cliffs, NJ: Prentice Hall. 1957.

Warren, B. Drama: Using imagination as a stepping-stone for personal growth. In B. Warren (Ed.), *Using the creative arts in therapy*. Cambridge, Mass.: Brookline Books. 1984.

Way, B. *Development through drama*. London: Longmans. 1967.

Weathers, L., Bedell, J., Marlowe, H., Gordon, R., Adams, J., Reed, V., Palmer, J., Gordon, K. Using psychotherapeutic games to train patients' skills. In R. Gordon & K. Gordon (Eds.), *Systems of treatment for the mentally ill*. New York: Grune and Stratton. 1981.

Weiss, P. *The persecution and assassination of Jean-Paul Marat as performed by the inmates of the asylum of Charenton under the direction of the Marquis de Sade*. (6th ed.). New York: Pocket

Books. 1970.

Wethered, A. *Drama and movement in therapy: The therapeutic use of movement, drama and music.* London: McDonald and Evans. 1973.

Willet, J. (Ed.). *Brecht on theatre.* New York: Hill and Wang. 1964.

Winnicott, D. W. *Collected papers, through paediatrics to psycho-analysis.* New York: Basic Books. 1958.

Winnicott, D. W. The theory of the parent-infant relationship. *Maturational Processes*, 37–55. 1960.

Yablonski, L. *Psychodrama: Resolving emotional problems through role-playing.* New York: Basic Books. 1975.

Yalom, I. *The theory and practice of group psychotherapy* (3rd ed.). New York: Basic Books. 1985.

Zweben, J. & Hammann, K. Prescribed games: A theoretical perspective on the use of group techniques. *Psychotherapy: Theory, Research, and Practice, 7* (1), 22–27. 1970.

图书在版编目（CIP）数据

演出真实的生命：戏剧治疗的过程、技术及展演/（美）蕾妮·伊姆娜著；徐琳，别士敏译. —北京：北京师范大学出版社，2018.6
（2023.6重印）
（艺术与心灵丛书）
ISBN 978-7-303-23617-6

Ⅰ.①演… Ⅱ.①蕾… ②徐… ③别… Ⅲ.①戏剧-应用-精神疗法
Ⅳ.①R749.055

中国版本图书馆 CIP 数据核字（2018）第 084142 号

北京市版权局著作权合同登记　图字：01-2016-7196

图 书 意 见 反 馈　gaozhifk@bnupg.com　010-58805079
营 销 中 心 电 话　010-58807651
北师大出版社高等教育分社微信公众号　新外大街拾玖号

YANCHU ZHENSHI DE SHENGMING
出版发行：北京师范大学出版社　www.bnup.com
　　　　　北京市西城区新街口外大街 12-3 号
　　　　　邮政编码：100088
印　　刷：北京虎彩文化传播有限公司
经　　销：全国新华书店
开　　本：787 mm×1092 mm　1/16
印　　张：19
字　　数：320 千字
版　　次：2018 年 6 月第 1 版
印　　次：2023 年 6 月第 3 次印刷
定　　价：79.00 元

策划编辑：周益群　　　　　责任编辑：王　宁
美术编辑：王齐云　李向昕　装帧设计：王齐云　李向昕
责任校对：段立超　　　　　责任印制：马　洁

Title：**Acting For Real：Drama Therapy Process，Technique，And Performance**

By Renée Emunah

ISBN：9780876307304

Copyright © 1994 by Renée Emunah